AF550504

Impressum

ISBN 978-3-903163-21-8

1. Auflage Mai 2024

Layout / Satz: © print-verlag.at
Illustration: © Alexander Stamenov
© Bilder Verzeichnis auf Seite 304/305

Lektorat: Mag.[a] Dr.[in] Helga Müllneritsch

Produktion: PrimeRate

Haftungsausschluss

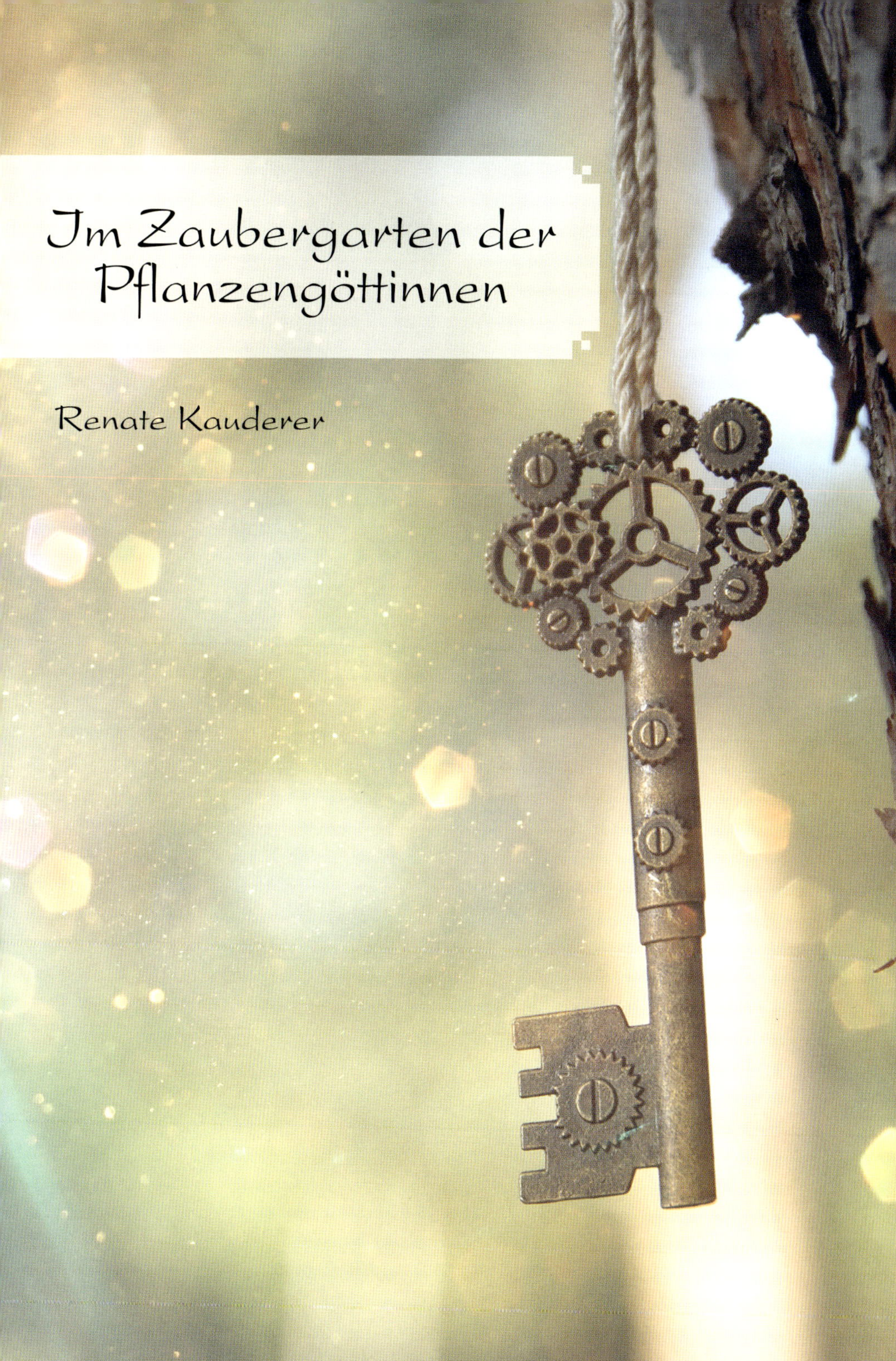

Im Zaubergarten der Pflanzengöttinnen
Renate Kauderer

INHALT

VORWORT

Mythen haben mich gefesselt und berührt, seit ich denken kann. Der Klang ihrer alten Sprachmelodie weckt etwas Vertrautes, das schwer in Worte zu fassen ist. Sie öffnen das Tor zum heidnischen Europa mit unerschrockenen Helden, tapferen Kriegern und Königen, die ebenso faszinierend wie oft auch abschreckend scheinen. In dieser abenteuerlichen mythischen Welt zogen mich vor allem die Göttinnen des alten Europas in ihren Bann.

Was für erfrischend unangepasste Frauengestalten hier ihre eigenen Wünsche hartnäckig in die Hand nehmen. Mit Mut, List und Verwegenheit kämpften sie für Liebe, beeinflussten Kriege und fielen unerschrocken in menschliche Abgründe. Sie waren wesentlich faszinierender als das Frauenbild, das meine Kindheit begleitete und viel anziehender als die christlichen Heiligen, die als Märtyrerinnen endeten.

Wie sehr die alten Göttinnen mit ihren archetypischen Kräften Menschen jeden Alters berühren, weiß ich aus meiner Seminartätigkeit. Die rituelle Arbeit mit ihnen und ihren Zauberpflanzen öffnet den Pfad zu ihren starken weiblichen Urbildern der Seele.

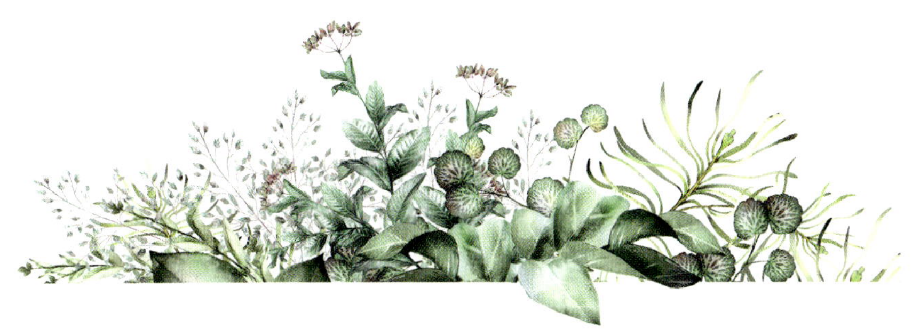

Pflanzenarbeit und altes Pflanzenwissen sind eng mit den Göttinnen und Göttern des heidnischen Europas verknüpft. Die Pflanzen unter der Obhut einer Göttin spiegeln Facetten ihres Wesens und ihrer Kräfte. Immer wieder wird mir die Frage gestellt, ob man die Geschichten über die Göttinnen und ihre Zauberpflanzen in gebündelter Form nachlesen kann. Meine Verbundenheit mit den uralten, zeitlosen weiblichen Archetypen der Göttinnen und die Faszination all der Menschen, die mit mir in diese Kräfte eintauchten, haben zu diesem Buch geführt.

Ich freue mich, dass dieses Buch Sie auf dem Weg zu diesen kraftvollen Archetypen mit ihren Zauberpflanzen begleiten darf.

Renate Kauderer, Mai 2024

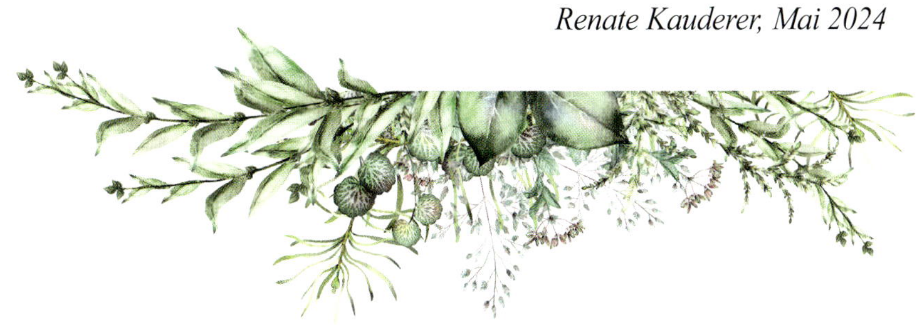

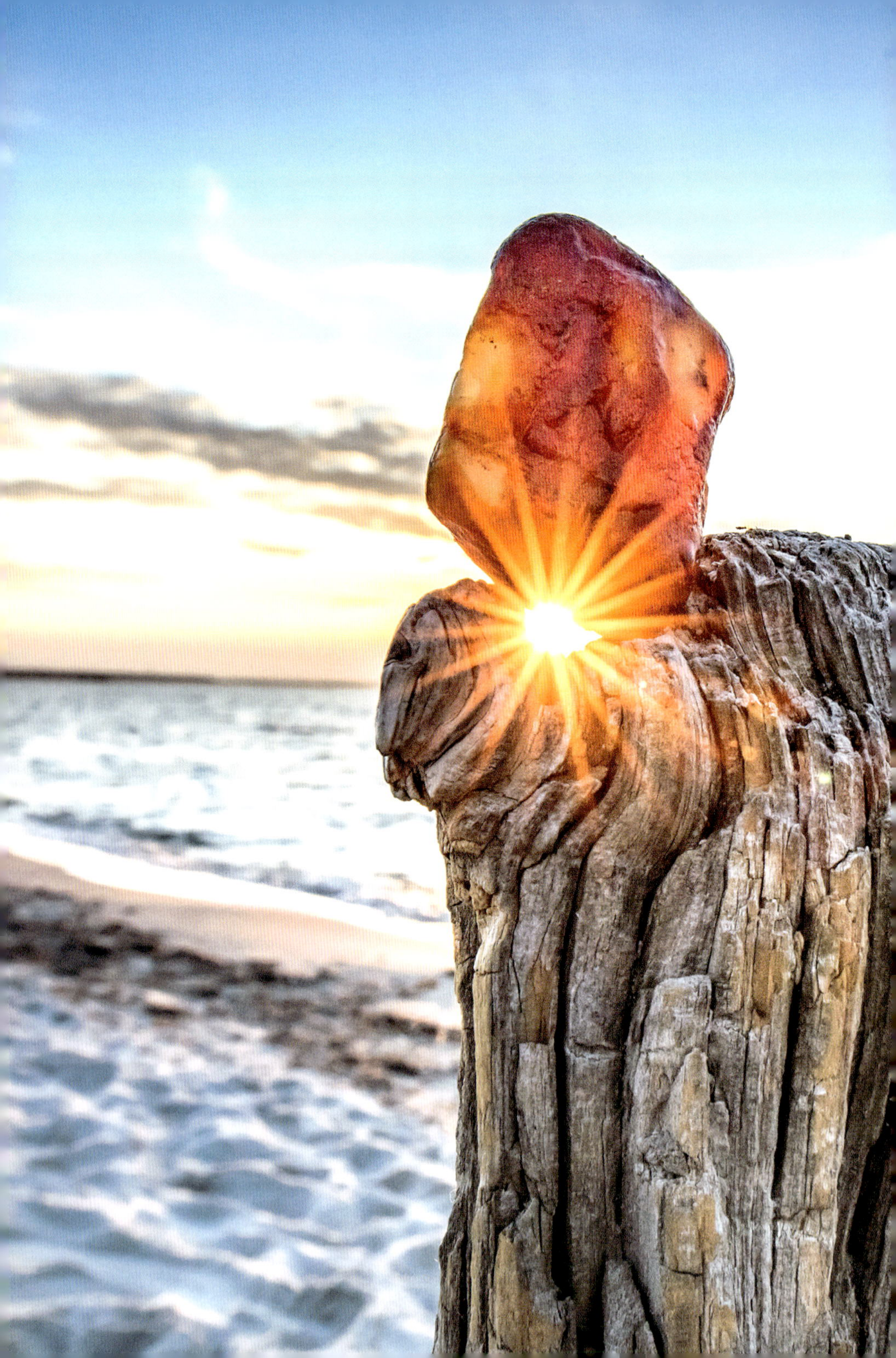

I

Heidnische Göttinnen wiederentdecken

Heidnische Göttinnen sind Bestandteil der spirituellen Tradition Europas. Sie sind der Spiegel ganzer Epochen und der Weltanschauung der Völker, die in diesen Abschnitten der Geschichte lebten. Die Beschäftigung mit ihnen geht Hand in Hand mit der Analyse des Vergangenen, die zum Verständnis der Gegenwart führt.

Abseits des geschichtlichen Blickwinkels, dem die Göttinnen vorchristlicher Zeit unterworfen werden können, sind sie jedoch Urbilder der Seele, die in jedem von uns angelegt sind. Die uralten Kräfte der Göttinnen haben zahllose Frauen und Männer vor uns gelebt. Sie sind ein Band, das uns über Generationen verbindet.

Die Kräfte der Göttinnen stehen nur allzu oft in erfrischendem Gegensatz zum christlichen Weltbild, das unseren Kulturraum seit Jahrhunderten prägt.

Die patriarchal ausgerichtete Kultur, die sich mit der Etablierung des Christentums durchsetzte, stand im Widerspruch zum Frauenbild, wie es die Keltinnen und Germaninnen lebten. Die dreifache Göttin wich der männlichen Dreifaltigkeit. Die selbstbewussten Frauen der

keltischen und germanischen Kultur machten für ein neues weibliches Rollenbild Platz, das Sanftmut, Häuslichkeit und Angepasstheit an die Wünsche des Mannes und an die der Familie vorgibt. Über Jahrhunderte wurden Frauen ihrer wilden weiblichen Kraft beraubt, die es ihnen erlaubt, selbstbestimmt, unangepasst und auch einmal wild zu sein.
In den Göttinnen finden wir machtvolle Archetypen unserer ureigensten weiblichen Kraft, die wir in uns wachrufen können.
Lange waren die Göttinnen in den Nebeln des Vergessens versunken. Holen wir uns diese Kräfte als Aspekte unserer eigenen Energie zurück.

Das duale göttliche Prinzip

Viele Göttinnen haben einen Gefährten an ihrer Seite. Oftmals zeigt er die Ergänzung oder das Spiegelbild ihrer Kräfte.
An der Seite der Sonnengöttin Saule ist der Mondgott Meness.
Die Korngöttin Sif ist mit Thor, dem Gott des Donners und der Blitze, verheiratet. Thor verkörpert die feurige kosmische Kraft, das zeugende männliche Prinzip. Diese Kraft erweckt die Pflanzenwelt nach der Erstarrung des Winters und treibt den Lauf von Befruchtung, Wachstum und Reife voran.
Die unbekümmerte Frühlingsgöttin Persephone findet in Hades, dem Herrscher des Totenreiches, ihren Partner. Der Bogen der Kräfte spannt sich vom Aufblühen der Wachstumskräfte bis zum Totenreich.
Venus und Mars oder Aphrodite und Ares verkörpern Liebe und Krieg.

Im Jahreskreis wird die Dualität von weiblich und männlich mit vier Mond- und vier Sonnenfesten gefeiert. Beide Kräfte begegnen uns in harmonischer, ausgewogener Form auf der Reise durch das Jahr als Grundlage allen Lebens.

Die Gleichwertigkeit von Göttinnen und Göttern, die uns in vorchristlichen Kulturen gezeigt wird, entspricht so gar nicht dem untergeordneten Frauenbild, dem sich Frauen seit Jahrhunderten mit mehr oder weniger Auflehnung unterwerfen.
In den heidnischen Göttinnen finden wir Aspekte weiblicher Kraft, die viele Frauen in sich stärken möchten, um aus dem gewachsenen, unliebsamen Frauenbild auszubrechen.
Männer entdecken in den ungezügelten wilden Kräften der alten Göttinnen Aspekte starker Frauen, die als Partnerinnen Last und Verantwortung des Alltags mittragen.

Göttinnen im Jahreslauf

Die Feste der Kelten im Jahreslauf spiegeln den zyklisch wiederkehrenden Rhythmus der Natur.
Jedes der acht Jahreskreisfeste markiert einen energetischen Umschwung im Jahr, den die Vegetationskräfte sichtbar ausdrücken.
Die Göttin, deren wechselnde Erscheinungsform ein Bild für die Erde selbst ist, regiert mit dem Sonnengott an ihrer Seite über das Jahr und die lebensspendenden Vegetationskräfte. Sie ist das weiblich empfangende und manifestierende Prinzip.
Der Sonnengott zeigt seine erstarkende und ermüdende Kraft mit dem Lauf der Sonne durch das Jahr. Er versinnbildlicht das männlich zeugende Prinzip.
In den Stationen des Jahreslaufes verkörpern Göttinnen und Götter bestimmte Qualitäten der Natur.
Die jungen Frühlingsgöttinnen erwecken die Natur nach den lebensfeindlichen Wintermonaten. Sie bringen Fruchtbarkeit und Wachstumskraft in ihrem Gabensack. In den Mairiten erleben wir die junge Göttin als Braut, die mit dem Lichtgott Hochzeit feiert. Die blüten-

schweren Maientage wecken die Sinnlichkeit und verbinden mit den Liebesgöttinnen.
Im Sommer bringt die Göttin als Matrone mit dem Füllhorn der Früchte und des Getreides ihren Segen über das Land. Die Korngöttinnen verkörpern die nährende Göttin, die für ihre Kinder sorgt. Wenn die Ernte wohlverwahrt in den Kellern und Speichern liegt, wird es Zeit, die Vegetation ruhen zu lassen.
Im schwindenden Licht der Spätherbsttage übernimmt die Wintergöttin das Zepter. Sie begegnet uns in greisen Göttinnen wie Perchta, die die Last und Zerbrechlichkeit des Alters auf ihren Schultern tragen. Sie hütet die Kräfte der Natur, bevor sie das Zepter wieder in die Hände der Frühlingsgöttinnen legt.
Als Totenmutter wacht sie über die Seelen in ihrem hellen verborgenen Reich.

Die magischen Zahlen Drei, Neun und Dreizehn

Die Zahl Drei war den vorchristlichen Völkern besonders heilig, denn sie birgt die dreifache Erscheinungsform der Göttin. Als mädchenhafte Frühlingsgöttin feiert sie in den Mairiten mit dem Lichtgott Hochzeit, um die Kraft der roten, lebensspendenden Göttin zu entfalten. Die weiße Frühlingsgöttin, die sich das Brautkleid der hellen Weißdornblüten umlegt, symbolisiert mädchenhafte Unberührtheit. Die rote Göttin birgt die Fruchtbarkeit der Erde selbst in sich. Die Farbe Rot symbolisiert den weiblichen Zyklus, der mit Menstruationsblut verbunden ist. Wenn die Herbstnebel das Land einhüllen und der Winter nah ist, begegnet uns die Göttin als Totenmutter, die über die Seelen in ihrem Reich wacht. Die magische Bedeutung der Drei ist in Reimen und Märchen erhalten geblieben. Wünsche und ihr dunkles Ebenbild, die Flüche, sind damit verbunden.

Die Zahl Neun taucht im überlieferten Pflanzenwissen vorchristlicher Kulturen auf. Sie repräsentiert die in vollendeter Harmonie ausgerichtete Kraft der alten Göttin. Im angelsächsischen Neun-Kräuter-Segen sind es neun Kräuter, denen man einen ganz besonderen Stellenwert einräumt. Hinter dem Begriff „Ach du grüne Neune“ verbirgt sich die lebensspendende Kräutersuppe aus vitalen, reinigenden Frühlingskräutern. Neun Walpurgisnächte bezeichnen eine magische Zeit rund um die Mairiten. Der nordische Schöpfungsmythos erzählt von der Weltenesche Yggdrasil, die neun Welten beherbergt.
Die potenzierte Kraft der dreifachen Göttin (also 3 x 3) wird mit sehr kraftvollen, mächtigen Frauen assoziiert. Diese besonders weibliche Kraft schreibt man Seherinnen, Zauberinnen und Hexen zu.

Die Zahl Dreizehn steht mit dem alten matriarchalen Jahreskalender von 13 Mondmonaten in Verbindung. Dreizehn Monate zu je 28 Tagen ergeben 364 Tage. Ergänzt um einen Tag entspricht das dem julianischen Sonnenkalender. Daher rührt auch der Ausspruch „Für ein Jahr und einen Tag“, mit dem so mancher überlieferte Brauch in Verbindung steht. Dreizehn war ursprünglich eine Zahl, die weibliche Kraft spiegelte. Im Zuge der Christianisierung wurde sie dämonisiert und damit zur Unglückszahl.

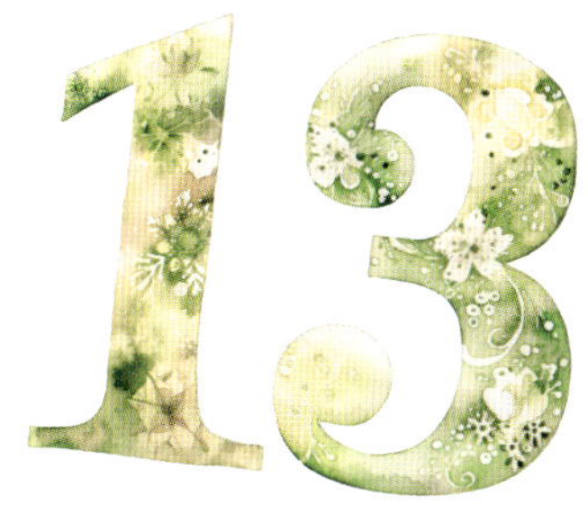

Magische Pflanzen im Garten der Göttinnen

Im Zaubergarten der Göttinnen wachsen heilkräftige Pflanzen und Vertreter der grünen Welt, deren mächtige Pflanzengeister den Tod bringen.

Nahezu alle Pflanzengeschöpfe standen unter der Schirmherrschaft von Göttinnen und Göttern. Sie sind Facetten ihrer Kräfte und Spiegel ihres Wesens.

Der heute übliche Zugang zur Pflanzenwelt beschränkt sich auf die Untersuchung und Extraktion ihrer Inhaltsstoffe. Vorchristliche Völker lebten hingegen im Bewusstsein einer beseelten Natur. Der Pflanzengeist oder geistige Anteil, der jedem Kraut innewohnt, war der Träger der verborgenen Kräfte der Kräuter, Bäume und Blumen. Ihn rief man im Kampf gegen Krankheitsdämonen oder destruktive Schadkräfte zu Hilfe.

Der Glaube an die magische Kraft der Pflanzen reicht bis in die Nebel der Zeit zurück und war bis ins 17. Jahrhundert Bestandteil des Alltagslebens.

Manche zauberkräftige Pflanzen waren Verbündete im Heilungszauber. Andere schützten mit ihren magischen Kräften Mutter und Kind bei der Geburt. Schamanenpflanzen lieferten den Zündstoff, um die Reiche der Andersweltlichen betreten zu können. Schutzmagische Pflanzen, die Mensch und Tier vor destruktiven Energien bewahren, sind heute noch bewährte Verbündete, wenn es gilt, Orte und Räume in Wohlfühloasen zu verwandeln. Liebes- und Geldzauber sowie Glücksbringer standen ganz oben auf der Liste der Begehrlichkeiten.

Vor allem jedoch galten manche Pflanzen als Inbegriff der Fruchtbarkeit und Lebenskraft, die mit ihrer Berührung auf Menschen, Tiere oder die Erde übertragen wurden.

Ein Spaziergang durch den Zaubergarten der jeweiligen Göttin erzählt uns nicht nur über die Pflanzen, die dort wachsen, sondern gibt auch tiefe Einblicke in die Kräfte der Göttin. Die Arbeit mit diesen Kräutern, Bäumen und Blumen schlägt eine Brücke über die Zeiten, um diese Kräfte in uns wachzurufen.

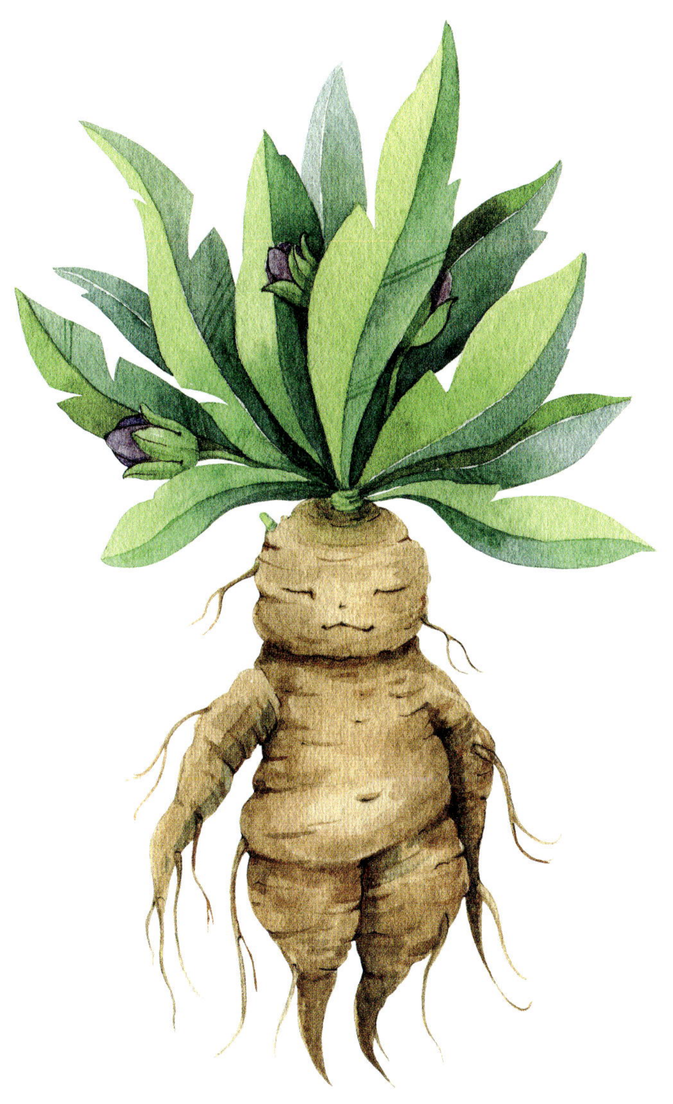

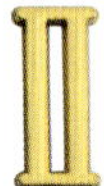

Mit Ritualen mit den Göttinnen in Resonanz gehen

Rituale, die auf das Wissen unserer Vorfahren zurückgreifen, verbinden uns mit unseren Wurzeln. Die Verbindung zu den uralten weiblichen Kräften der Göttinnen mithilfe von Ritualen sind viele Frauen und Männer vor uns eingegangen, und diese Kräfte klingen wie ein Lied in uns weiter. Mit ritueller Arbeit erhalten wir die Möglichkeit, verschiedene Facetten dieser Kräfte in uns wachzurufen.

Rituale schaffen einen Rückzugsort aus dem Alltag und ermöglichen uns einen klaren Blick auf unser Denken, Fühlen und Handeln. Sie schlagen eine Brücke zum Unbewussten mit seiner reichen Bildsprache und der Stimme der Intuition. Über rituelle Übungen wird nicht nur die Quelle unseres kreativen Potenzials zum Sprudeln gebracht, sondern auch die bewusste Selbstbeobachtung aktiviert. Daraus resultiert die Hinterfragung gewohnter Blickwinkel und eingefahrener Muster, um so Inspiration und Einsichten zu erhalten, die für die aktuelle Lebenssituation impulsgebend wirken.

Die Anleitungen, Übungen, Meditationen und Rituale in diesem Buch können über die Arbeit mit Karten und den damit verbundenen Botschaften vertieft werden.
Im Buch „Orakelbuch – Im Zaubergarten der Pflanzengöttinnen" haben Sie die Möglichkeit, mit 78 Göttinnen- und Pflanzenkarten Klarheit, Kraft und Vertrauen für Ihren Weg zu finden. Die jeweiligen Botschaften der Karten richten Ihren Blick auf Hintergründe hinter dem Offensichtlichen oder einen bestimmten Aspekt, den es zu stärken gilt. Als aufmunternder Impuls unterstützen Sie die Botschaften der Karten auf dem Weg zur weiblichen Kraft.

Göttinnenrituale als Frau zelebrieren

Wenn wir die Kräfte der Göttinnen mit ritueller Arbeit in uns wachrufen, so verbinden wir uns mit unserem weiblichen Wesensanteil oder der inneren Göttin. Wir dürfen uns aus dem engen Korsett weiblicher Rollenerwartung lösen und auch die wilden, ungezügelten Kräfte der alten Göttinnen ohne Vorurteile befreit annehmen.
Die angepasste, sanfte Frau erfährt in Verbindung zu Freyas Kraft die wilde Natur der selbstbestimmten Frau. Hekate öffnet den Weg für eigene Entscheidungen ohne Manipulation durch andere. Persephone führt uns auf den Weg von der behüteten Tochter zur Herrscherin. Sirona öffnet das Tor zur Heilerin. Die 13 Göttinnen helfen uns, die Quelle weiblicher Kraft zum Sprudeln zu bringen, um wild, frei und selbstbestimmt Frau zu sein.

Göttinnenrituale als Mann zelebrieren

Der weibliche Wesensanteil wird durch das männliche Rollenbild oft unterdrückt. Die Kräfte der Göttinnen sind Aspekte unserer eigenen Energie, die als Kraftquelle gelebt werden wollen. Die rituelle Verbindung zu den Göttinnen ermöglicht es, mit der inneren Göttin in Resonanz zu gehen und auf diese Weise Wesensanteile zu leben, die möglicherweise unterdrückt werden.

Die vorchristlichen Göttinnen wurden von Männern und Frauen gleichermaßen verehrt. Freya und Aphrodite wurden von beiden Geschlechtern um Beistand in Liebesangelegenheiten gebeten. Die Korngöttin Sif baten Männer wie Frauen um reiche Ernte. Sirona wurden von allen mit der Bitte um Heilung Opfergaben gebracht. Die Göttinnen wurden niemals nur von Frauen verehrt und um Hilfe gebeten. Ihre uralten Kräfte kann „Mann" in ritueller Arbeit mit den Göttinnen erschließen.

Räuchern als Ritualbegleitung

Über alle Zeiten hinweg war Räuchern ein selbstverständlicher Bestandteil religiöser und ritueller Praktiken.

Rituale helfen uns, aus dem Alltag auszusteigen, zur Ruhe zu kommen, uns zu zentrieren und wieder besser wahrzunehmen. Das Verglimmen von Kräutern und Harzen trägt wesentlich dazu bei, die Tore zum Unbewussten und zu neuen Ebenen der Weiterentwicklung zu öffnen. Räuchern fördert den Kontakt zur feinstofflichen Welt und verleiht dem Geist Flügel. Über den Informationskanal des duftenden Rauches tritt das Wesen der Pflanze mit uns in Verbindung und bereichert uns mit seiner heilsamen, ausgleichenden Kraft.

Das Bewusstsein öffnet sich für Eindrücke, die im lärmenden Alltag erstickt werden. Der Geist wird ruhig, um die Urbilder der Göttinnen wachzurufen.

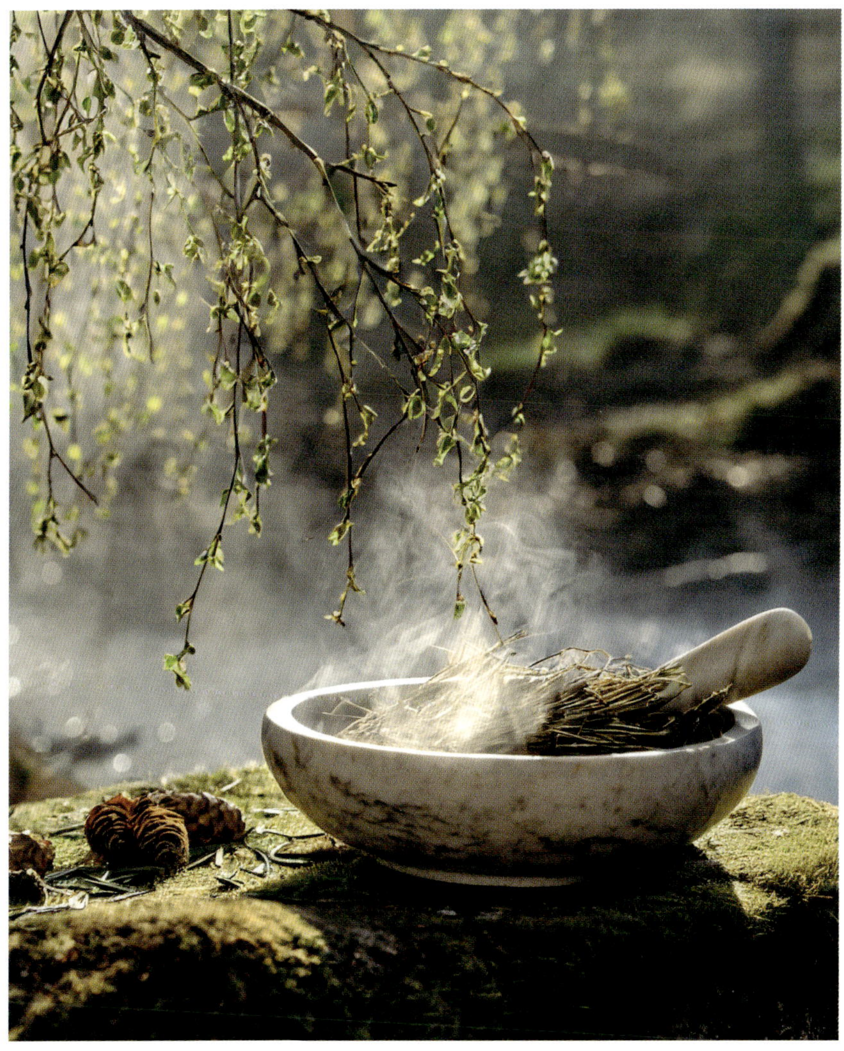

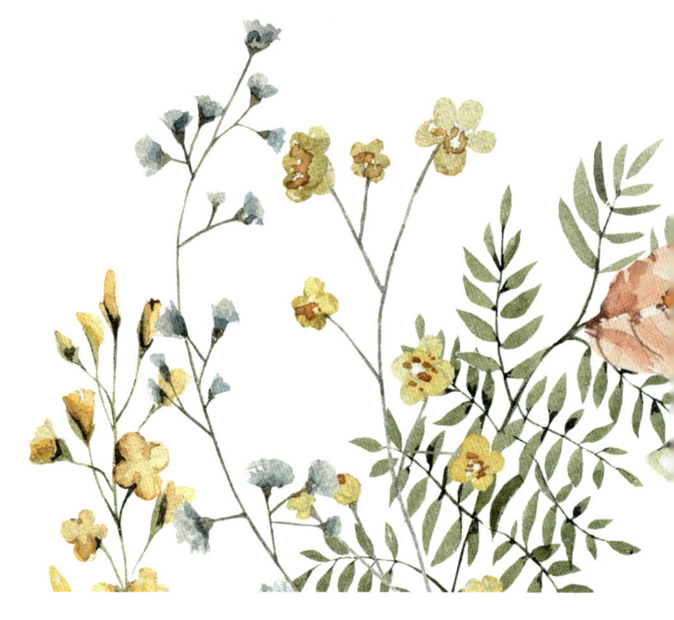

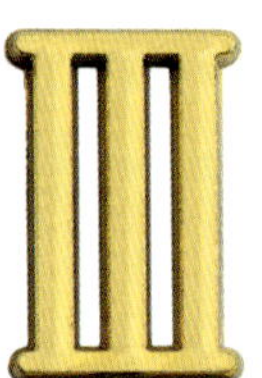

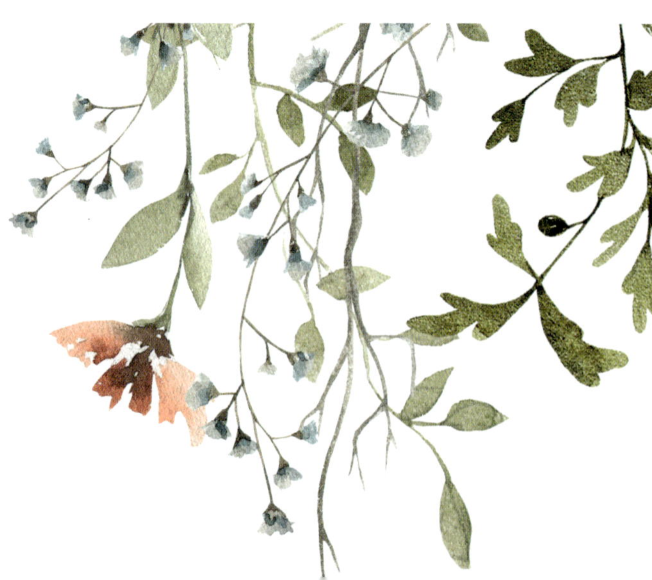

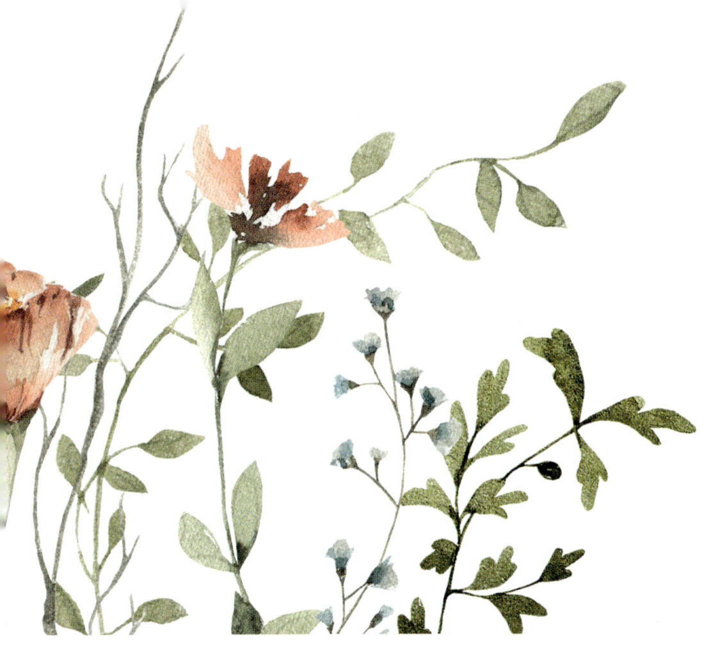

Die Göttinnen und die Pflanzen in ihrem Zaubergarten

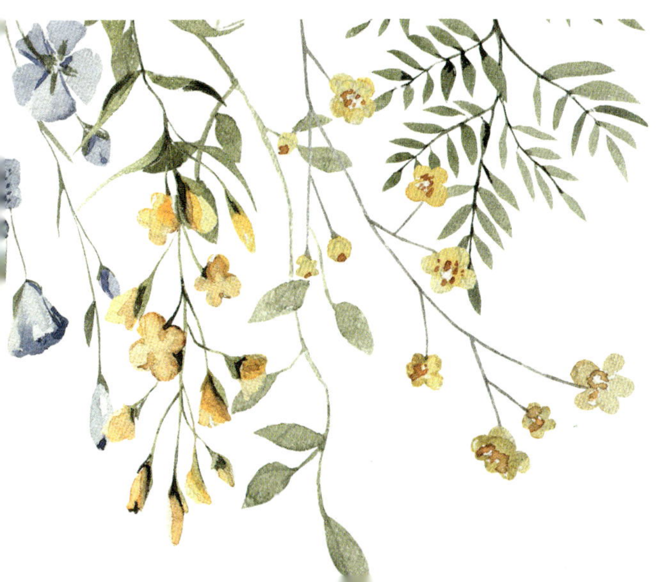

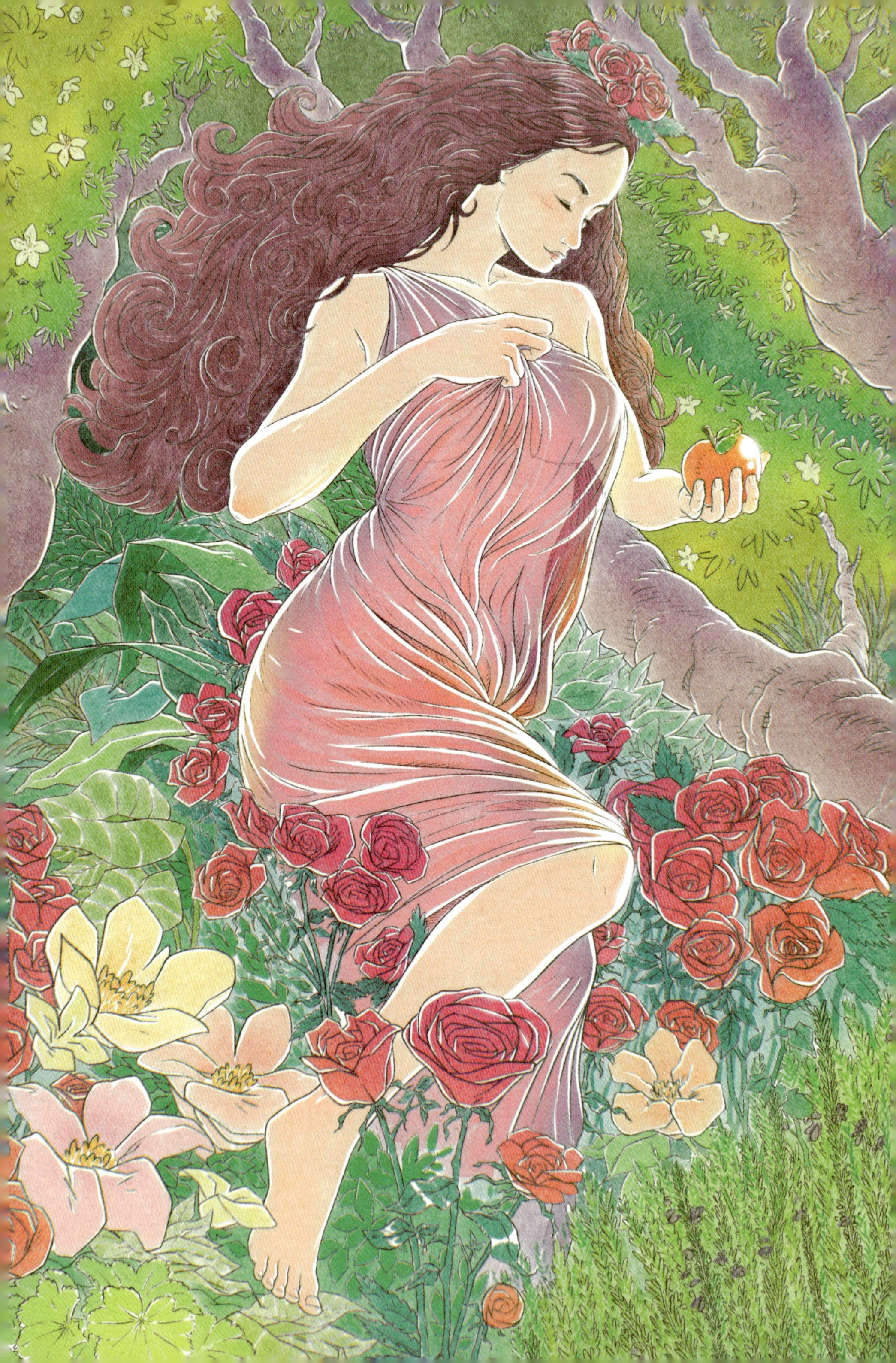

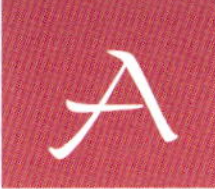

Aphrodite

Die unwiderstehliche Liebesgöttin

Auf den Spuren der Göttin Aphrodite

Aphrodites Geschichte beginnt mit einem barbarischen Akt. Uranos, der Erstgeborene der Erdgöttin Gaia und gleichzeitig ihr Gemahl, hatte die gemeinsamen Kinder in die Abgründe der Erde, den Tartaros, verbannt. Einer seiner Söhne, der Titan Kronos, übernahm dem Rat seiner Mutter Gaia folgend die Aufgabe, Uranos zu entmachten, um auf diese Weise das Entkommen aus dem Tartaros zu ermöglichen. Mit dem Hieb einer Sichel entmannte und entmachtete er Uranos. Die Geschlechtsorgane fielen ins Meer, das wild aufschäumte. Aus eben diesem Schaum tauchte Aphrodite, „die Schaumgeborene", nackt und wunderschön auf. Auf einer Muschelschale trieb sie auf den Wellen, bis sie an der Küste Zyperns an Land ging.

Homer verleiht der schönen Liebesgöttin einen anderen Geburtsmythos, demzufolge Aphrodite die Tochter von Zeus und Dione war. Vermutlich jedoch war Aphrodite weit vor den olympischen Göttern als Göttin Aphrodite Urania, als uralte Schöpfergöttin, bekannt. Ein anderer ihrer vorolympischen Namen war Moira, womit eine Verbindung zu den griechischen Schicksalsgöttinnen, den Moiren, zutage tritt.

Wer auf den Spuren Aphrodites wandelt, begegnet ihren heiligen Tieren: dem Delphin, der Taube, der Schwalbe, dem Schwan, dem Sperling, der Schildkröte und dem Hasen. Überdies zählen ihr berühmter magischer Gürtel und, wie es sich für die Göttin der Schönheit geziemt, ein Spiegel zu ihren Attributen. Pflanzen der Liebe und Leidenschaft tragen als Aphrodisiaka den Namen der Göttin.

Eine jungfräuliche Liebesgöttin

Liebe, Erotik, Fruchtbarkeit und erfüllte Sexualität sind Aphrodites göttliche Gaben, mit denen sie nicht nur die Menschen, sondern auch die Tiere beschenkt. Selbst die Fruchtbarkeit des Landes hängt von ihr ab.

Ihr Gürtel aus Gold und Edelsteinen, von ihrem Ehemann Hephaistos gefertigt, verlieh ihr unwiderstehlichen Liebreiz.

Wie der Gottesmutter der Christenheit, so wird auch Aphrodite Jungfräulichkeit zugestanden. Nach jedem erotischen Akt soll sie ins Wasser getaucht sein, um auf diese Weise an den Beginn ihrer jungfräulichen Geburt aus dem Meer zurückzukehren.

Das wichtigste Zentrum von Aphrodites Verehrung war Paphos auf Zypern, was ihr die Namen „die Zyprische" oder „die Paphische" eintrug. Nach der Christianisierung wurde Aphrodites Kultstätte auf Zypern zum Tempel der Gottesmutter Maria.

Unter Aphrodites zahlreichen Tempeln befindet sich auch das große Heiligtum in der antiken Stadt Aphrodisias in Kleinasien, das vormals der Göttin Ishtar geweiht war.

Die Schirmherrin der Seefahrt

Die „Schaumgeborene" hatte eine besonders innige Verbindung zum Meer. Sie war die Schirmherrin der Seefahrt und der Seeleute. Als

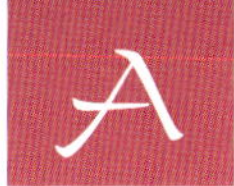

Göttin des Meeres mit dem Namen Aphrodite Euploia wurde sie in Tempeln, die an exponierten Orten das Meer überblickten, verehrt. Die heiligste Kultstätte, die ihr als Schutzpatronin der Schifffahrt geweiht war, befindet sich weithin sichtbar auf den zerklüfteten Felsen der Insel Kythera. Jedes Schiff, das in den Hafen von Skandeia einfuhr, hatte es im Blick und konnte der Göttin ein Dankesgebet für eine gut überstandene Reise schicken. An der felsigen, von kleinen Inseln zerrissenen Ostküste Zyperns, die von Stürmen aus nördlicher und südlicher Richtung heimgesucht wird, thront Aphrodites Tempel von Idalion hoch über dem Meer. Von dort aus sah die Herrin der Wellen alle Schiffe, ob sie nun ruhig segelten oder in Not waren.

Der Delphin zählt zu Aphrodites besonderen Schützlingen. Seeleute wissen, dass ihr Auftauchen ruhiges Meer ankündigt. Oftmals zeigen Darstellungen Aphrodites sie zusammen mit ihrem heiligen Tier, dem Delphin.

Die Urmutter der Venetier

Die römische Entsprechung Aphrodites trägt den Namen Venus. Sie gilt als Urmutter der Venetier, deren Hauptstadt Venedig war.

Als Abendstern trug Venus den Namen „Stella Maris“, Stern des Meeres. Der Herzog von Venedig feierte alljährlich bis in die Zeit der Renaissance am Himmelfahrtstag (15. August) Hochzeit mit der Göttin, indem er einen Ehering ins Meer warf. Im Zuge der Christianisierung wurde die Gottesmutter zum Abendstern „Stella Maris“.

April, launenhaft wie die Göttin

Wie es sich für eine mächtige Göttin gehört, war Aphrodite ein Monat im Jahreslauf geweiht. *April* soll sich vom lateinischen *Aphrilis* ableiten und eben dieser Monat war, wie der Name bereits nahelegt,

Aphrodite geweiht. Im römischen Imperium richteten die Frauen Venus, der Entsprechung Aphrodites, am 1. April ein Fest aus, das als Veneralia bekannt ist und erotische Freuden zelebrierte. Ausgelassene Sinnesfreuden, bisweilen auch ungezügelte Orgien, spiegeln die wilde Natur der Göttin, die sich nicht in gesellschaftliche Normen pressen lässt. Sie nimmt sich, was sie möchte und genießt, wen und was sie will. Jedes Mal, wenn die wilde Göttin für einen neuen Liebhaber entbrannte, ließ Vulkanos (griechisch Hephaistos) unbändig vor Wut einen Vulkan ausbrechen.

Im April öffnen sich die Knospen der Obstbäume und versprechen reiche Ernte. Ganz so, wie Frauen sich für die Freuden der Liebe öffnen, um ihren Körper zu zelebrieren und ihre eigenen Tiefen auszuloten.

Ein antiker Schönheitswettbewerb

Ein Zankapfel, drei strahlend schöne Göttinnen und ein junger Königssohn entfachten jenen Krieg, der seit Jahrhunderten Geschichtsbücher füllt und epische Filme inspiriert.
Als Eris, die Göttin der Zwietracht, nicht zur Hochzeit von Thetis und Peleus eingeladen wird, wirft sie voll Zorn einen Apfel mit der Inschrift „Der Schönsten" unter die Schar der geladenen Gäste. Der Streit, der um den Apfel zwischen Hera, Athene und Aphrodite entsteht, soll vom jungen Paris, dem Sohn des Königs von Troja geschlichtet werden. Athene und Hera bitten Aphrodite, ihren Gürtel, der sie unwiderstehlich macht, abzulegen, damit ein fairer Ausgang des Streits möglich ist. Aphrodite kommt der Bitte nach, verspricht dem jungen Paris jedoch als Lohn für ihren Sieg die schönste Frau auf Erden und im Himmel, Helena von Sparta. Paris spricht Aphrodite den Sieg zu, entführt Helena und löst damit den trojanischen Krieg aus.

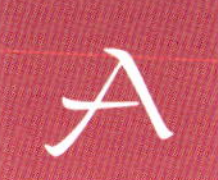

Aphrodites berühmter Sohn

Aphrodites unbekümmerte Freizügigkeit in der Wahl ihrer Partner bleibt in der patriarchalen Welt der olympischen Götter nicht ohne Folgen. Zeus ist erbost über Aphrodites Liebschaften und beschließt, die schöne Göttin zu zügeln, indem er ihre Leidenschaft für Anchises, den König von Dardanos, weckt. Obwohl Anchises einem angesehenen Königsgeschlecht von Troja entstammte, schämte sich Aphrodite ihrer Liebe zu einem Sterblichen. Da die Macht der Liebe jedoch unbezwingbar ist, verwandelte sich die Göttin in eine Sterbliche und gab vor, von Hermes geraubt und gezwungen worden zu sein, die Frau des Anchises zu werden. Es kam, wie es kommen sollte, Anchises konnte Aphrodite nicht widerstehen.

Äneas, der Sohn aus dieser Verbindung, war einer der herausragendsten und tapfersten Krieger der Trojaner im Kampf gegen die Griechen. Als einer der wenigen Helden überlebte er, als Troja in Schutt und Asche zerfiel. In mythischen Erzählungen ist Äneas einer der Gründer Roms.

Die Gefährten der Göttin

Aphrodite und Hephaistos

Verheiratet war die Göttin der Schönheit und Liebe mit Hephaistos, dem Gott des Feuers, der Schmiedekunst und der Vulkane, der so hässlich gewesen sein soll, dass sogar seine Mutter Hera ihn nach seiner Geburt verstieß und aus den Höhen des Olymp hinab auf die Erde warf. Hephaistos fiel nahe der Insel Lemnos ins Meer. Er wäre unweigerlich ertrunken, hätten ihn nicht die Meernymphen Metis und Eurynome gerettet. Sie zogen ihn auf. Hephaistos hinkte als Folge des

Sturzes schwer. Er vergab nicht und er vergaß nicht. Er wollte Rache und seinen Status als Gott wiedererlangen. Der Gott der Schmiedekunst war klug, findig und der Schöpfer all jener Wunderwaffen, die für die Götter und auch Halbgötter unverzichtbar waren.

Der goldene Thron, den er für seine Mutter Hera herstellte, war ein Meisterwerk seiner Handwerkskunst. Die Göttin konnte nicht widerstehen. Geschmeichelt über das kostbare Geschenk nahm sie auf dem Thronsessel Platz, um sogleich entsetzt festzustellen, dass unsichtbare Fesseln sie an Ort und Stelle hielten. All ihre Bitten nützten nichts, Hephaistos weigerte sich nicht nur, Heras Fesseln zu lösen, vielmehr verließ er den Olymp. Als er nicht zu bewegen war, auf den Berg der Götter zurückzukehren, um die wütende, verzweifelte und gedemütigte Hera zu befreien, berauschte Dionysos ihn, um ihn hernach, auf einen Esel gebunden, in den Olymp zu transportieren. Erst als ihm Zeus als Geste der Versöhnung Aphrodite zur Frau gab und seinen göttlichen Status bestätigte, ließ Hephaistos Hera frei. So kam es, dass eine Ehe unter dem Motto „Die Schöne und das Biest“ geschlossen wurde.

In dieser mythischen Erzählung ordnet sich Aphrodite in ein patriarchales Weltbild ein. Sie beugt sich dem Willen von Zeus und wird in die Ehe „gegeben“. Allerdings dachte Aphrodite nicht daran, ihrem auferzwungenen Ehemann treu zu sein. Sie verschenkte ihre Gunst oft und gerne. Hephaistos ist als einziger Gott überliefert, der arbeitet. Seine Werkstatt lag unter den Vulkanen auf Lemnos. Die Römer verehrten ihn unter dem Namen Vulcanos und wähnten seine Schmiede unter dem Ätna.

Aus der Werkstatt des Gottes der Schmiedekunst stammten herausragende Waffen, Geschmeide und Kunstobjekte. Der Sonnengott Helios verdankte seinen Wagen Hephaistos. Zeus erhielt aus seiner Hand Zepter und Donnerkeil. Der berühmte Bogen der Artemis wurde ebenso von Hephaistos geschmiedet wie die Rüstung des Kriegsgottes

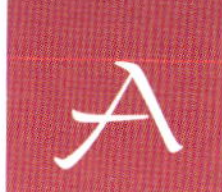

Ares, der Zweizack des Hades, der Dreizack des Neptun und Waffen und Schild, mit denen Achilles im trojanischen Krieg Ruhm erlangte. Keines dieser Meisterwerke lag Hephaistos vermutlich so sehr am Herzen wie der Gürtel, den er für Aphrodite herstellte. Er machte seine Frau so anziehend und unwiderstehlich, dass sie zahlreiche göttliche und menschliche Herzen brach. Die Treue seiner Frau erhielt Hephaistos damit jedoch nicht.

Aphrodite und Ares

Wie so viele andere auch war der Sohn von Hera und Zeus, der Kriegsgott Ares, von Aphrodites Schönheit hingerissen. Er warb so lange und unnachgiebig um sie, bis sie ihn erhörte.

Noch mehr als sein römisches Pendant Mars war Ares allseits unbeliebt. Menschen wie Götter fühlten sich von ihm abgestoßen, denn das Handwerk des Kriegsgottes war auf Zerstörung ausgerichtet. Selbst sein Vater Zeus verachtete ihn.

Ares fand Gefallen an Gewalt, Plünderungen und blutrünstigen Schlachten. Im Krieg um Troja stand er auf Seiten der Trojaner, während Athene, die kluge Kriegsstrategin, auf Seiten der Griechen war.

Trotz seines unbändigen, rohen Charakters galt Ares als Sinnbild männlicher Kraft und Schönheit. Aphrodite erlag dem „Bad Boy" des griechischen Götterhimmels. Ihrer Beziehung entstammen mehrere Kinder, während die Ehe mit Hephaistos kinderlos blieb. Der Liebesgott Eros ist der bekannteste Sohn von Aphrodite und Ares. Sein Pfeil entfacht die Liebe, der man nicht widerstehen kann. Sein Gegenspieler ist sein Bruder Anteros, der verschmähte Liebe rächt. Die Brüder Phobos (Angst) und Deimos (Schrecken) ziehen mit Ares in den Kampf. Die Tochter Harmonia (Eintracht) scheint die Ideale ihres Vaters nicht geteilt zu haben.

Der Sonnengott Helios berichtete Hephaistos vom Ehebruch seiner Frau.
Gedemütigt und wutentbrannt bot der betrogene Ehemann all seine Kunstfertigkeit auf, um ein Meisterwerk zu kreieren. Ein Netz, unsichtbar und unzerreißbar, sollte Aphrodite und Ares zum Verhängnis werden. Als Hephaistos die beiden in flagranti überraschte, warf er das Netz über die Liebenden und gab sie dem Gelächter der Götter preis. Jeder der Götter wäre vermutlich gerne unter diesem unsichtbaren Netz gefangen gewesen, um die Liebe der schönen Aphrodite zu gewinnen.
Ares war Aphrodite ebenso wenig treu wie sie ihm. Ihm werden zahlreiche Affären mit Sterblichen und Unsterblichen nachgesagt.

Aphrodite und Adonis

Adonis war der Sohn der schönen Prinzessin Smyrna (Myrrhe). Weil sie Aphrodite nicht genügend Verehrung erwies und überdies behauptete, schöner als die Liebesgöttin zu sein, strafte Aphrodite Smyrna mit krankhafter Liebe zu ihrem eigenen Vater. Als König Kinyras von Assyrien erkannte, dass seine eigene Tochter ihn verführt hatte, wollte er sie töten. Die Götter jedoch verwandelten Smyrna in einen Myrrhebaum. Aus eben diesem Baum wurde Adonis geboren, ein Kind von außergewöhnlicher Schönheit.
Aphrodite war überaus von ihm angetan. Sie verbarg ihn in der Unterwelt und gab ihn in die Obhut von Persephone. Da beide Göttinnen Adonis liebten, entbrannte alsbald ein Streit um ihn. Ein Göttergericht entschied, dass Adonis den Sommer über bei Aphrodite bleiben sollte, den Winter jedoch sollte er mit Persephone verbringen.
Adonis war der Inbegriff von Schönheit und Aphrodite überaus in ihn verliebt. Ares raste vor Eifersucht. Als Adonis jagte, zerriss Ares den schönen Jüngling in Gestalt eines Ebers vor den Augen

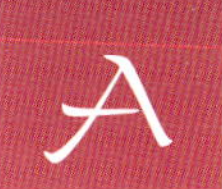

Aphrodites. Dort, wo Adonis' Blut auf die Erde fiel, entsprossen dem Boden Anemonen.

Aphrodite war untröstlich. Ihre Tränen blieben nicht ohne Wirkung auf Zeus. Er erlaubte Adonis, im folgenden Sommer wieder aus der Unterwelt emporzusteigen und bei Aphrodite zu bleiben.

Aphrodite im Spiegel der Natur

Wie bereits erwähnt, war der schönen Liebesgöttin der Monat April (Aphrilis) geweiht. Im April beherrscht Mars/Ares im Tierkreiszeichen Widder die kosmische Bühne. Seine archetypische Energie des Eroberers und Pioniers spiegelt sich in der Natur als zielgerichtete Kraft, die als Fundament der Wachstumsenergie in Erscheinung tritt. Er ebnet den Weg zu den Mairiten, in denen Aphrodite als junge Liebesgöttin bereit zur Hochzeit ist. Das zweite Mondfest im Jahreszyklus steht unter der Schirmherrschaft dieser göttlich weiblichen Kraft. Venus/Aphrodite herrscht über das Tierkreiszeichen Stier. Die erdhafte Sinnlichkeit der Göttin prägt diesen Jahresabschnitt, in dem die Hormone Verliebtheit und Partnerglück einfordern. Die Natur zeigt sich von üppiger Farbenpracht, durchflutet von Licht und Düften. Bis zur Sommersonnenwende hält Aphrodite das Zepter fest in der Hand und verströmt ihren Zauber.

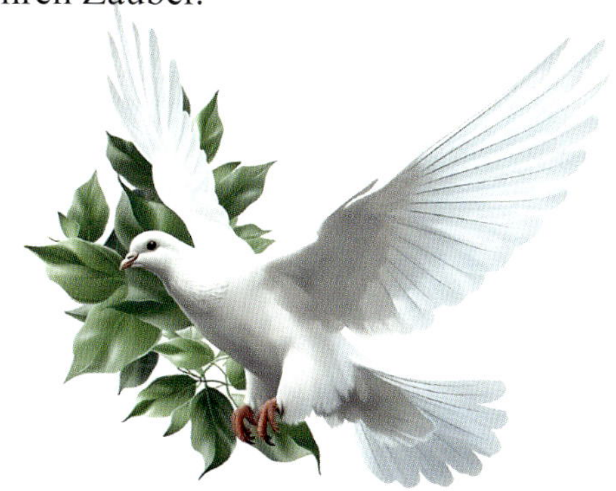

Die Pflanzen der Göttin Aphrodite

Die betörende Liebesgöttin war die Schirmherrin der anregenden, erotisierenden Duftpflanzen. Aphrodisiaka nennt man diese Pflanzen, die als Geschenk der wohlmeinenden Göttin die Sinne und die Liebe beflügeln. Die Griechen bezeichneten diese stimulierenden Kräuter als „Reigen der Liebespflanzen“, für die Römer waren sie schlicht „Venera – Mittel der Venus“. In kundigen Händen sind Aphrodites Pflanzen dazu angetan, Liebe, Romantik, Erotik und lebensfrohe Sinneslust anzuregen und bis zu mystischen Erfahrungen zu steigern.

Apfel

Man vermutet, dass der Apfelbaum den Weg aus seiner asiatischen Heimat über die Seidenstraße zu uns genommen hat. Für die Kelten war der Holzapfel ein wichtiger Vitaminspender, der ihnen half, den Winter zu überstehen. Mittlerweile gibt es unzählige Kultursorten, die in unserem Kulturraum das wichtigste Winterobst stellen. Das Holz des Apfelbaumes hat dagegen kaum wirtschaftlichen Nutzen. Wenn ein Apfelbaum nach seinem Gutdünken wachsen darf, so wie sein Umfeld und Wettereinflüsse es ihm erlauben, steht er als ausdrucksstarker Kämpfer vor uns, der nicht nur schmackhafte Früchte trägt, sondern großzügig tierischen Untermietern Unterschlupf gewährt.

Apfelpektin wird als natürliches Geliermittel verwendet. Die wertvollen Inhaltsstoffe des Apfels sind ein Gesundheitselixier. Je nach Handhabung hilft er gegen Verstopfung oder Durchfall. Er wirkt aktivierend auf Niere und Blase, entschlackt und regt zudem die Blutbildung an. Er liefert Most und Essig. Die Kelten vergoren den Saft zu Met.

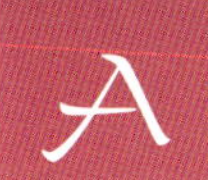

Als Symbol der Fruchtbarkeit banden sie den Apfel in die rituellen Abläufe rund um die Wintersonnenwende ein. Der Wintergott trug in seinem Gabensack fruchtbarkeitsspendende Äpfel. Was die Lebenden so reich beschenkte, sollte auch den Toten dienen. Die Kelten versorgten die Toten mit Apfel und Haselnuss, die ihnen als Wegzehrung auf der Reise ins Jenseits dienten. Doch vorrangig war der Apfel in allen Kulturen ein Symbol für die Liebe, ein Bote im Werben um die geliebte Person, die man an sich binden wollte. Er war den Liebesgöttinnen geweiht, wie sie in Aphrodite sinnlich und strahlend schön in Erscheinung treten. In den heiligen Hainen der Göttin standen schattenspendende Apfelbäume, beladen mit den Liebesäpfeln Aphrodites. Als Zankapfel entfachte die Frucht den trojanischen Krieg. In der christlichen Betrachtungsweise wurde das Symbol der Liebe, der Fruchtbarkeit und der ewigen Jugend zum Sinnbild des Verfalls und der Erbsünde. Eva verführte Adam mit einem Apfel dazu, vom Baum der Erkenntnis zu essen. Die Folgen sind jedem bekannt. Im Mittelalter wurde der Reichsapfel zum Bild für weltliche Macht und gottgewolltes Herrschertum.

Frauenmantel

Bereits im Volksnamen „Venusmantel“ erkennt man die Nähe dieses Pflanzengeschöpfes zur Liebesgöttin Aphrodite, denn ihre römische Entsprechung ist die Göttin Venus. Frauenmantel wächst häufig auf Wiesen, an Waldrändern und in feuchten Gräben. Auch im Garten fühlt sich die hübsche Pflanze, die nur aus Blättern zu bestehen scheint, sehr wohl. Wie ein Becher wölben sie sich empfangend nach oben. Am Grunde des Kelches wird ein Tautropfen, den die Pflanze mittels ihrer

Wimpernhaare selbst bildet, schützend geborgen. Der Name „Taubecher“ deutet auf dieses Phänomen hin. Die empfangende Kraft, die sich im umhüllenden Blättermantel ausdrückt, findet ihr Spiegelbild im weiblichen Schoß. Aphrodites Gaben wirken in dieser Heilpflanze und schenken ihr Kräfte zur Behandlung von Frauenkrankheiten. Venus/Aphrodite herrscht über die Gebärmutter. Frauenmantel unterstützt die Empfängnis und kräftigt die Gebärmutter. Die Volksnamen „Allerfrauenheil“, „Frauentrost“ und „Jungfernkraut“ erzählen von der großen Wertschätzung, die man dieser Pflanze seit Jahrhunderten entgegenbringt. Als Rosengewächs ist der Frauenmantel auch eine Seelenheilpflanze, die Stimmungsschwankungen ausgleicht.
„Liebfrauenmantel“, „Venusmantel“ und „Marienmantel“ deuten auf den Schutz, Trost und die Geborgenheit hin, die Aphrodites Pflanze für alle Facetten des Frauseins zu spenden scheint.
Als zarter Räucherduft fördert der Frauenmantel mit feinen Impulsen die Fähigkeit der Hingabe und der Kreativität als geistigen Ausdruck der Fruchtbarkeit. Der einhüllende, schützende Aspekt dieses Pflanzenverbündeten schenkt Geborgenheit und führt in den eigenen Rhythmus zurück, wenn man sich zu sehr für andere aufopfert.

Myrte

Das Bäumchen der Liebe und Reinheit war der sinnlichen, schönen Göttin der Liebe geweiht. Aphrodite, „die Schaumgeborene“, entstieg den Mythen nach mit einem weißen Rosenstrauch und einem Myrtenzweig in der Hand dem Meer.
In der Ursprungsheimat der Myrte, dem Mittelmeerraum, werden die Blätter zur Aromatisierung von Fleisch verwendet. Dazu werden Bratenstücke mit Myrten-

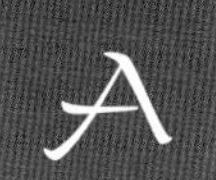

blättern umwickelt und anschließend vorzugsweise gegrillt. Vor dem Genuss des Bratens werden die Blätter entfernt, denn sie schmecken bitter. Die Beeren des Myrtenbaumes werden in getrockneter Form als pfefferähnliches Gewürz verwendet. Hauptsächlich sind sie allerdings die Grundlage für Gelees und Liköre. Der bekannte süße Likör „Mirto" prägt die kulinarische Kultur der Mittelmeerinsel Sardinien. Die Beeren werden auch medizinisch seit alters her bei Husten und Bronchitis eingesetzt. Dazu verkocht man sie zu einem schleimlösenden, desinfizierenden Sirup.

Die Myrte wird bereits in den frühen Schriften des Gilgameschepos' erwähnt. In der Antike galt der Baum mit den wohlriechenden Blüten im arabischen Raum als Friedenssymbol. Als Zeichen des Friedens trugen römische Generäle bei ihrer Heimkehr aus dem Krieg einen Myrtenkranz.

Aphrodites Baum fand alsbald Eingang in die Hochzeitsriten. 1583 ist die Sitte, die Braut am Hochzeitstag mit Myrtenzweigen zu schmücken, erstmals in Deutschland belegt. Eine junge Braut aus der reichen Kaufmannsfamilie der Fugger trat mit Myrte geschmückt vor den Altar. Entgegen ihrer Symbolik der Reinheit deutet die Myrte als Brautschmuck auf die kommenden Liebesfreuden der Hochzeitsnacht. Als Aphrodite kaum geboren den Boden der Küste betrat, versuchte sie ihre Nacktheit in einem Myrtengebüsch zu verbergen. Adonis entdeckte sie dort und die beiden wurden ein Liebespaar. Seitdem sind beide mit Myrtenkränzen geschmückt. Wie es sich für Aphrodites Baum geziemt, ist Myrtenwasser ein altbekanntes Schönheitsmittel, das sich bei Akne und fettiger Haut bewährt hat. Es wird durch Destillation gewonnen und ist Bestandteil des Eau d' Anges, des sogenannten Engelswassers.

Räucherfans wissen den Duft der zart verglimmenden Blätter sehr zu schätzen. Das frische, herbe Aroma bringt die Klarheit der Myrte in unser Gemüt. Unter diesem Dufteindruck lösen sich belastende Disharmonien und Vergangenes kann leichter losgelassen werden.

Rose

Die Rose soll aus der ersten Morgenröte geboren worden sein. Als Aphrodite aus dem Meer geboren den Wellen entstieg, verwandelte sich der Meerschaum um ihren Leib in weiße Rosen. In allen Kulturen war und ist die Rose ein Symbol für die Liebe. Ihr Duft betört die Sinne und öffnet die Herzen. Ihre vielfältigen Farbschattierungen schaffen ein romantisches Ambiente.

Die Urform aller bekannten Rosen entstand vor rund 30 Millionen Jahren. Die Wiege unserer Gartenrose stand in Zentralasien und im Vorderen Orient. Mittlerweile erfreuen unzählige Züchtungen sowohl unser Auge als auch unser Herz. Rosen kommen nie aus der Mode und ihre Botschaft hat zeitlosen Charakter. Die Vereinigung von Aphrodite/Venus (Blüte) und Ares/Mars (Dornen) gedeiht hier in vollendeter Symbolik. Über keine andere Blume wurde so viel geschrieben und keine ist so untrennbar mit der Liebe verbunden wie die Rose. Die erotischen Rituale aller Kulturen wählten die Rose als duftenden Begleiter für die Verehrung des Weiblichen. Als Aphrodisiakum berührt sie all unsere Sinne, als Heilmittel wird sie seit Jahrtausenden geschätzt. Die Königin der Blumen wurde von den Ägyptern als Universalheilmittel gepriesen. Die ägyptische Herrscherin Kleopatra wusste um die erotische Macht der Düfte und band damit ihre Liebhaber geschickt mit unsichtbaren Fesseln. Als der römische Feldherr Marcus Antonius sie an das Ufer des Tiber befahl, wo sie ihn empfangen und ihre Huldigung darbringen sollte, tränkte sie die Segel ihres Bootes mit verheißungsvollem Jasmin- und Rosenduft. Die erste gemeinsame Liebesnacht

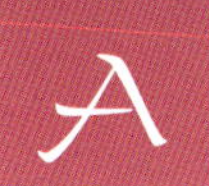

verbrachten die beiden auf einem Bett aus Rosenblüten. Wie die Geschichte uns zeigt, verfiel Marcus Antonius der legendären Königin rettungslos.

Die kostbaren Inhaltsstoffe der Rose sind wertvolle Heilmittel. Die Ärzte der Antike schätzten die Heilkräfte der Rose ebenso wie Hildegard von Bingen und Paracelsus. Rosenessenz wirkt wundheilend, reinigend, entzündungswidrig, adstringierend und antiallergisch. Ungeachtet dieser vielfältigen Heilkräfte wird die Rose heute fast ausschließlich für kosmetische Zwecke verwendet. Rosenöl, Rosenwasser und Rosencremes erfreuen sich seit Jahrtausenden ungebrochener Beliebtheit.

In Teemischungen sind die Blütenblätter nicht nur eine lebensfrohe Komponente, sondern sie wirken auch entwässernd und mild fiebersenkend.

Während rote Rosen ein Symbol der Liebe in allen zwischenmenschlichen Beziehungen sind, bedeuten weiße Rosen Reinheit und Unschuld. In der islamischen Kultur sind vor allem weiße Rosen ein Symbol für die geistige Entfaltung oder für ein Leben im Einklang mit dem Höheren Selbst.

Im Zuge der Christianisierung wurde Aphrodites Symbol der Liebe zum Ausdruck der innigen Verehrung der Mutter Gottes.

Verräuchert man die zarten Blüten am Randes des Siebes auf einem Räucherstövchen, so wirkt der feine Duft stark auf die emotionale Ebene ein. Güte, Freundlichkeit, Sanftmut, Liebe und Verständnis füreinander werden in uns berührt. Die Rose tröstet ein trauriges Herz und führt sanft durch Gefühlsturbulenzen.

Die aphrodisierende Wirkung eignet sich sehr gut für Liebesräucherungen, um Sinnlichkeit und Lebensfreude zu zelebrieren.

Rosmarin

Rosmarin stammt ursprünglich aus dem Mittelmeerraum. Karl dem Großen ist es zu verdanken, dass die duftende Gewürzpflanze schon vor langer Zeit ihren Weg in unsere Klostergärten und schließlich auch in die Hausgärten gefunden hat. Er beauftragte Mönche damit, Heil- und Gewürzpflanzen aus dem Mittelmeerraum in den Klostergärten anzubauen, um damit kostbare Nutzpflanzen und Heilkräuter bei uns heimisch zu machen.

Leider ist der aromatische Lippenblütler nicht an unsere teilweise rauen klimatischen Bedingungen angepasst und überwintert daher im Allgemeinen nicht im Freien. Die harzigen Blätter, die wie kleine spitze Nadeln geformt sind, bersten nahezu vor ätherischem Öl. Die Sonnenkraft, die Rosmarin in den glutheißen Sommertagen nachhaltig zu speichern scheint, gibt die Pflanze als wärmendes Prinzip weiter. Rosmarin regt die Durchblutung, das Herz und den Kreislauf an und wirkt erwärmend auf alle schmerzvollen Bewegungsprozesse.

„Die Rose des Meeres" war Aphrodite geweiht, deren Statuen man häufig mit Rosmarinkränzen schmückte. Die Sonnenkraft der Pflanze beflügelt mit ihrer Feuerenergie offenbar auch die Sinne.

Verräuchert man Rosmarin auf dem Sieb des Stövchens, so vitalisiert der intensive krautige, leicht harzige Duft den Geist. Erschöpfte, müde Stagnation erfährt durch die feurige Impulsgebung dieser Pflanze Tatkraft und wache Aufmerksamkeit.

Rosmarin durchflutet auch die Gefühlswelt mit Sonnenkraft und fördert die Freude am Leben.

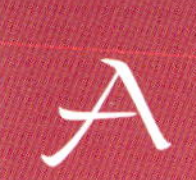

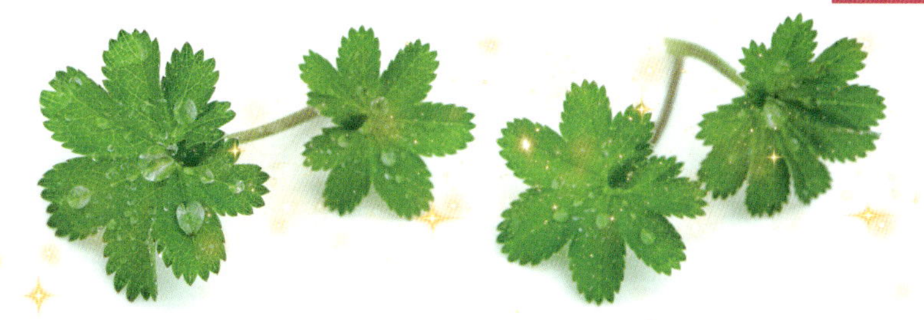

Aphrodites Pflanzenmagie

Aphrodites Pflanzen finden im Liebes- und Fruchtbarkeitszauber magische Anwendung. Als Symbol für die immerwährende Liebe, die über die Schwelle des Todes fortwährt, finden sie auch Eingang in den Totenkult. Die Alchimisten vergangener Epochen versprachen sich vom Zauber der Pflanzen aus Aphrodites Garten Lebenselixiere.

Der Apfelbaum war einer der heiligen Bäume der keltischen Kultur. Man maß ihm magische Kräfte zu, die ewige Jugend verliehen, Fruchtbarkeit spendeten und die sagenumwobene Insel Avalon, das Apfelland, zum Paradies erhoben.
Aphrodites Symbol der Liebe wies dem Apfel bis ins Mittelalter in Hochzeitsbräuchen und Liebesorakeln einen Platz zu. Ein solches Apfel-Liebesorakel ist in unseren Raunachtsbräuchen überliefert.
Will ein junger Mann wissen, ob er im nächsten Jahr seine Liebe findet, so stellt er sich in der Wintersonnenwendnacht mit dem Rücken zu einem Apfelbaum und wirft einen Schuh über seine Schulter. Bleibt der Schuh in den Zweigen des Baumes hängen, so gibt es im nächsten Jahr eine Hochzeit.

Der wundersame Tautropfen, den der Frauenmantel selbst bildet, war seit jeher eine mystische Substanz. Die Druiden verwendeten die kostbaren Tropfen in ihren Ritualen als Weihwasser und als reinigende Substanz. Die Alchimisten vergangener Zeiten vermuteten eine ganz besondere, magische Kraft in diesem Tau. Sie verwendeten ihn zur Herstellung von Lebenselixieren.

Die Myrte, Aphrodites Bäumchen, ist als Brautschmuck und Sinnbild der ewigen Liebe, die über den Tod hinaus währt, in magischer Verwendung.
Als Brautkranz sollen die Myrtenzweige die Reinheit und Unschuld der Braut symbolisieren, aber vor allem auf die Freuden der Hochzeitsnacht hinweisen. Als liebevoller Abschiedsgruß auf dem Grab erzählen die Zweige von ewiger Verbundenheit.
Beim Frühlingsfest zu Ehren der Göttin bekränzte man sich mit Myrte, die nicht nur als Liebes-, sondern auch als Mysterienpflanze galt. Ein eigener Altar der Venus Myrtea bezeugt die innige Verbindung der Liebesgöttin zu diesem Baum der Liebe und Reinheit mit den strahlend weißen Blüten.

Aphrodites Geschenk an die Menschen ist die sexuelle Ekstase, die man mit Liebespflanzen zu vertiefen versuchte. Die Rose, die auch den Namen „Venusblut" trägt, galt als besonders potentes Aphrodisiakum. In den römischen Tempeln verstreute man Rosenblüten als Ausdruck der Liebe und Ehrerbietung für die Götter. Der Brauch, bei Hochzeiten Rosenblüten und Konfetti zu verstreuen, geht auf die römische Tradition zurück, die Brautleute in der Hochzeitsnacht auf ein Lager aus Rosenblüten zu betten. Seit Jahrhunderten können sich Liebende der Magie der „Königin der Blumen" nicht entziehen und erfahren über ihren Duft das Wirken der Göttin der Liebe.

Rosmarin spiegelt Aphrodites Kraft in den Hochzeitsbräuchen. Die Braut trägt als Symbol der Liebe einen Kranz aus Rosmarin und steckt ihrem Bräutigam ein Zweiglein an, um sich seine Treue zu erhalten. Die am Hochzeitstag getragenen Rosmaringebinde pflanzt man

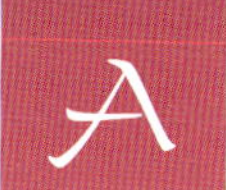

sorgsam in die Erde. Verwurzeln sie und wachsen weiter, so gilt das auch heute noch als glückliches Omen für die Ehe. Vom Mittelalter bis in die frühe Neuzeit wurde Rosmarin als „Kraut des Troubadours" für Fruchtbarkeits- und Liebeszauber verwendet.

Rosmarin fand jedoch auch Eingang in den Totenkult. Im Totenkranz ist die Pflanze ein Sinnbild für das ewige Leben und ein Zeichen der Erinnerung.

Die magische Verwendung des Krautes zeigt den ewigen Kreislauf von Leben und Tod, Liebe, Freude und Abschiednehmen, die man mit Rosmarin besiegeln möchte.

Aphrodite als Urbild der Seele

Aphrodite verkörpert die sinnliche, betörende Geliebte. Jede verliebte Frau fühlt sich schön und sinnlich wie die Göttin selbst. Hormone drängen zum Höhenflug der Gefühle. Dieser Archetyp ist alterslos und so reizvoll, dass viele dem Gefühl des Verliebtseins ein Leben lang hinterherjagen. Mit dem Urbild der Geliebten ist die Freude an der Liebe und Schönheit verbunden. Sinnlichkeit und Sexualität werden zelebriert und die Suche nach einem Partner, sofern man keinen hat, wird hartnäckig fortgesetzt.

In der heiligen Hochzeit der Mairiten vereinigen sich Gott und Göttin, Himmel und Erde zu einem vollkommenen Ganzen von männlichen und weiblichen Aspekten. Liebe fordert die Kunst der Hingabe ein. Aphrodite zeigt uns, wie wir unsere einzigartige Persönlichkeit dennoch nicht ablegen. Das Geschenk der heiligen Hochzeit der Mairiten ist die Fruchtbarkeit, die sich über das Land ergießt.

Die Geliebte lebt diese fruchtbare Energie auch als Kreativität, mit der sie ein Projekt blühen und gedeihen lässt.

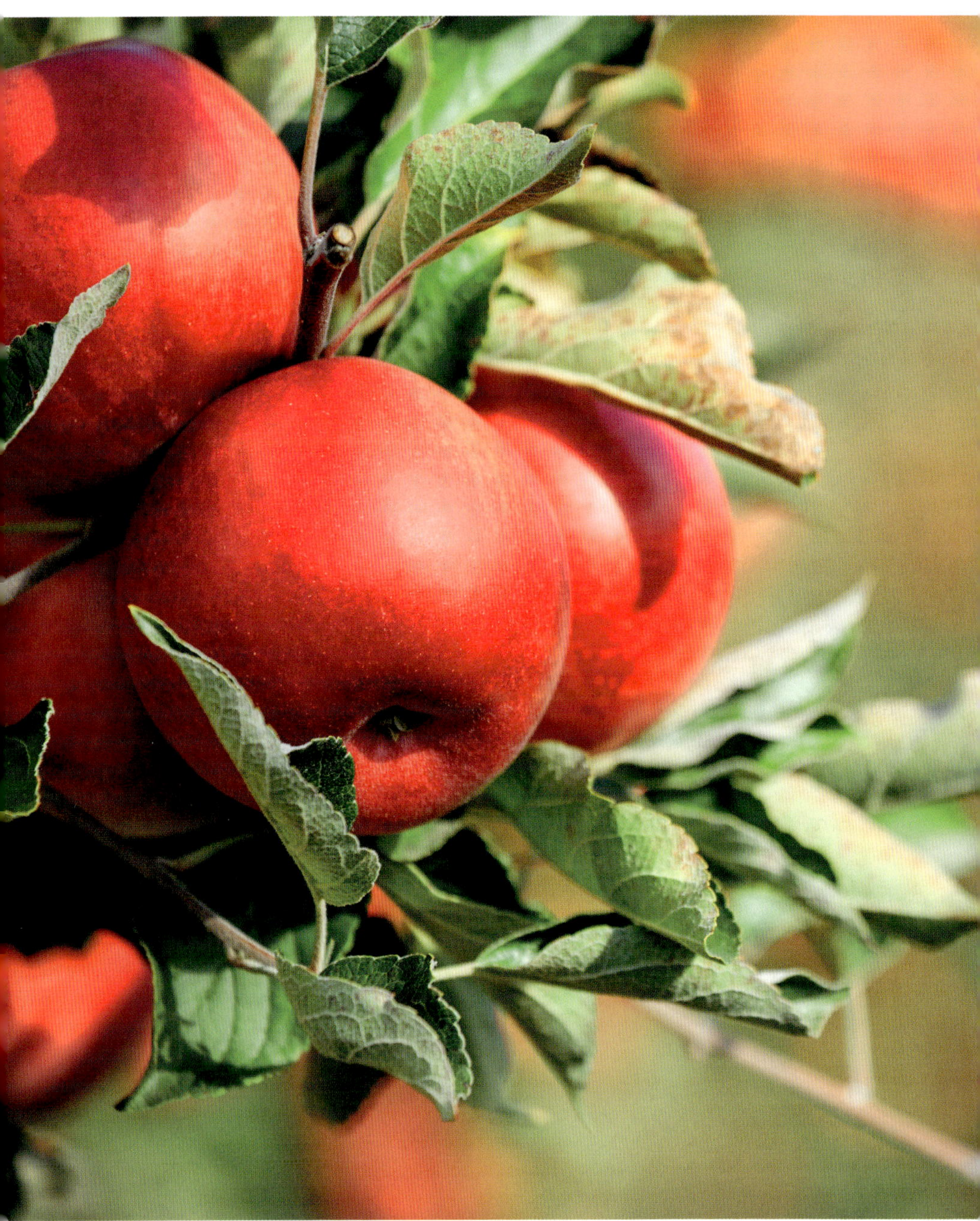

Mit Ritualen die Verbindung zur Kraft der Göttin Aphrodite knüpfen

Ritual: Das Geschenk meines Körpers feiern

Jeder Frauenkörper ist schön. Ein Satz, der bei vielen Frauen auf Widerstand stößt. Nahezu jede Frau wird beim Anblick ihres nackten Körpers im Spiegel vermeintliche Mängel entdecken.

Die Epoche des Malers Rubens schwelgte in der Schönheit eines kurvigen weiblichen Körpers. Das Modediktat des 19. Jahrhunderts gab Korsette vor, die das Atmen erschwerten, jedoch für eine schmale Taille sorgten.

In den Modemagazinen unserer Zeit sind weibliche Formen verpönt. Kindliche oder androgyn anmutende Körperformen füllen die Seiten. Als Vorbildfunktion öffnen sie einem falschen weiblichen Körperideal Tür und Tor.

Selbstbewusste Frauen lieben ihren Körper und versuchen, ihn gesund und vital zu erhalten.

Zelebriere auf den Spuren Aphrodites deinen Körper

- Ein Besuch in einer Wellnessoase mit Massage, Maniküre, Pediküre oder ein Besuch bei einer Kosmetikerin schenkt dir ein zufriedenes Körper- und Wohlgefühl.
- Wage einen neuen Haarschnitt, der dich nach deinen Wünschen ins Licht rückt.
- Gönne dir einen Einkaufsbummel und ein neues Outfit, in dem du dich schön findest.
- Betrachte dich im Spiegel und halte alles fest, was an dir schön, anziehend und wunderbar weiblich ist.
- Flirte, verliebe dich, denn Aphrodite würde dir raten, deine Weiblichkeit zu genießen.

Als Mann mit Aphrodite in Resonanz gehen

Da Aphrodite das Urbild der Geliebten ist, ermuntert sie dich, einen Blick auf die Frau in deinem Leben oder die, die du erobern möchtest, zu werfen. Es gibt viele Möglichkeiten, die Liebe zu feiern und neu zu entfachen.

- Überrasche deine Partnerin mit einem Abend zu zweit.
- Schenke ihr Blumen, spontan und ohne Anlass.
- Sage und zeige ihr, wie schön und begehrenswert du sie findest und wie sehr du sie in deinem Leben schätzt. Jede Liebe erlebt Phasen, in denen sie in den Anforderungen des Alltags zu ersticken droht. Wenn du dich mit Aphrodite verbindest, wirst du Möglichkeiten finden, um Inseln im Alltag zu schaffen, die eure Liebe lebendig halten.

Ritual: Sich für Sinnlichkeit und Liebe öffnen

Sinnlichkeit und Duft sind eng miteinander verwoben. Seit Urzeiten werden die Sinnlichkeit und das Lustempfinden subtil und offensichtlich vom ältesten unserer Sinne, dem Geruchssinn, gesteuert. Duft weckt unsere instinkt- und triebgesteuerte Seite, steigert die Wahrnehmungsfähigkeit und intensiviert die Gefühle. Aphrodites Pflanzenmagie öffnet das Tor zu Liebe, Erotik und einer Vertiefung der Vertrautheit mit dem Partner.

Für dieses Ritual brauchst du:

- Ein Räucherstövchen mit Sieb und Teelicht
- Räucherstoffe, die im Weiteren angeführt sind
- Zünder

Durchführung des Rituals

Wenn du mit deinem Partner eine Nacht mit Aphrodites Liebesmagie feiern möchtest, kannst du die Sinne mit einer Mischung aus folgenden Kräutern stimulieren:

Jasminblüten, Kardamom, Myrrhe, Rosenblüten, Styrax, Tonkabohne und Weihrauch.

Die Mischung wird auf dem Sieb eines Räucherstövchens verräuchert. Diese sanfte Art der Verglimmung von Kräutern und Harzen gewährleistet einen lange anhaltenden Duft, der in diesem Fall die Sinne beflügelt.

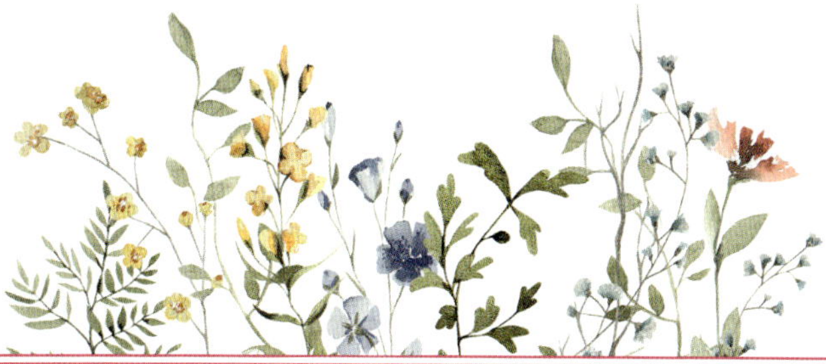

Meditatives Gedankenspinnen

- Liebe ich meinen Körper?
- Wie müsste mein Körper aussehen, damit ich mich weiblich, anziehend und schön finde?
- Wie sehr beeinflusst meine Umwelt meine Vorstellung von Schönheit?
- Mein Selbstbewusstsein als Frau macht mich schön.

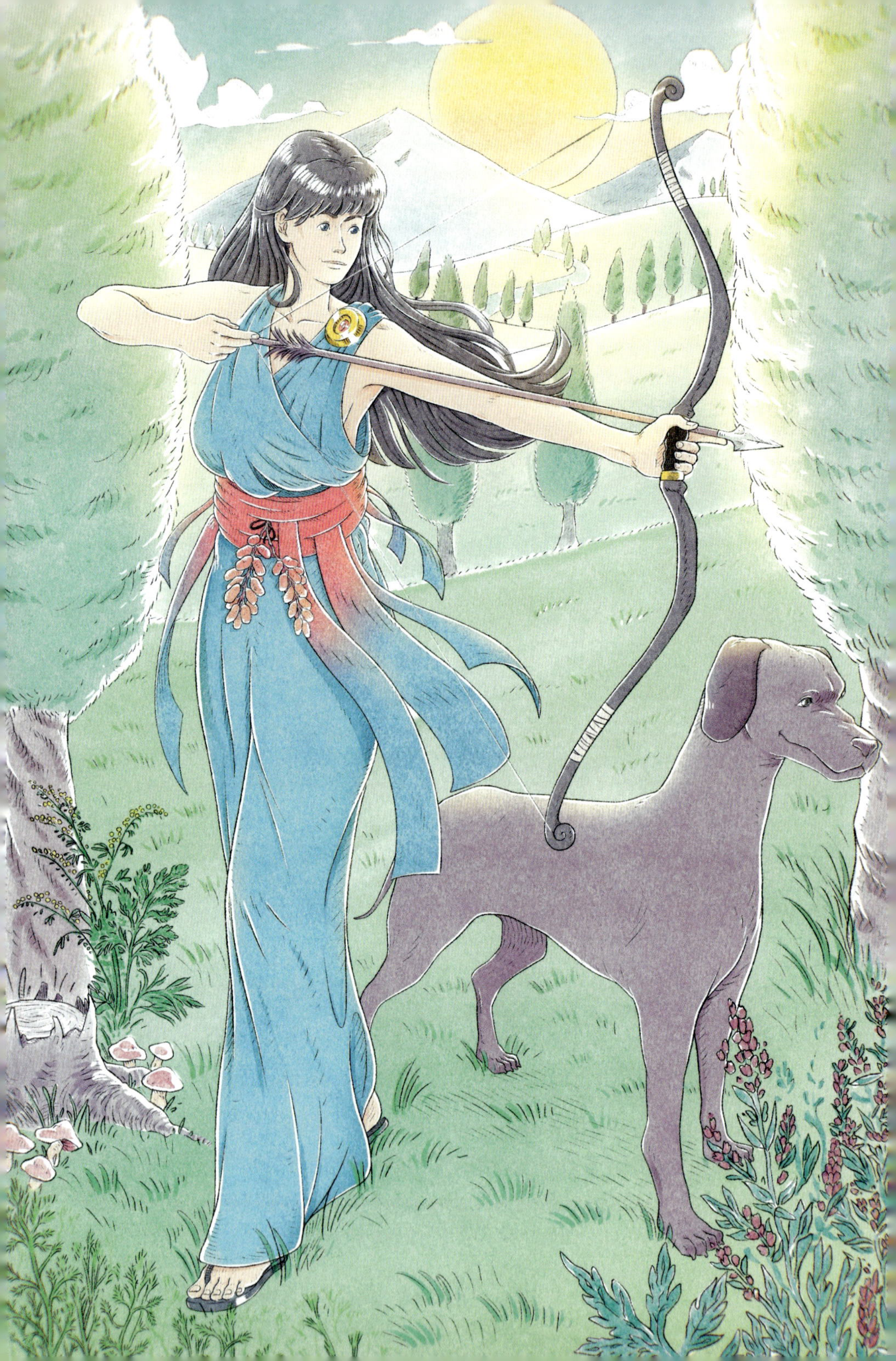

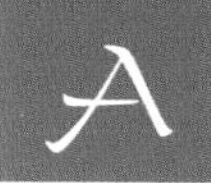

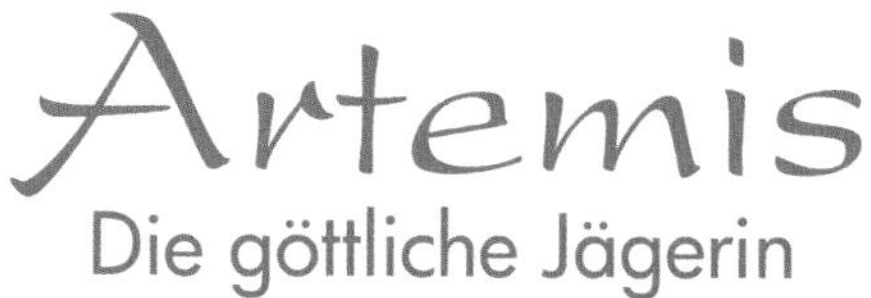

Artemis

Die göttliche Jägerin

Auf den Spuren der Göttin Artemis

Die griechische Göttin Artemis trat jenen, die sie verehrten und sie um Beistand anriefen, in vielen Facetten gegenüber. Die mythologischen Überlieferungen zeichnen in ihrer Figur die jungfräuliche Mondgöttin, die Schirmherrin der Geburt, die göttliche Jägerin, die Hüterin der Natur und der Tiere, aber auch die dunkle Göttin mit ihren vernichtenden Aspekten.

Eine ungewöhnliche Geburt

Göttervater Zeus, der für sein turbulentes Liebesleben berühmt war, verführte die schöne Titanin Leto. Hera, die betrogene Ehefrau, raste nicht nur vor Eifersucht, sondern fürchtete auch eine Prophezeiung ihrer Großmutter Gaia. Nach dieser Weissagung würden die Kinder von Zeus und Leto mächtiger werden als ihre eigenen. Der Drache Python sollte Leto und die Ungeborenen auf Heras Befehl hin verschlingen. Zeus jedoch durchkreuzte die Pläne seiner Ehefrau. Hera wiederum gab nicht auf. Sie nahm der Erde selbst den Schwur ab, Leto keinen Platz für die Geburt zu gewähren, auf den jemals das Licht der

Sonne gefallen war. Diesmal trat Poseidon, der Bruder von Zeus und Herrscher über das Meer, als Retter Letos in Erscheinung. Er ließ die Insel Delos aus den Tiefen des Ozeans an die Wasseroberfläche treten und verankerte sie am Grund des Meeres. Schließlich brachte Hermes Leto auf Geheiß von Zeus nach Delos, wo sie auf dem Berg Kynthos neun Wochen lang in den Wehen lag, bis endlich Artemis als Erste vor ihrem Bruder Apoll geboren wurde. Sogleich nach ihrer Geburt half sie der erschöpften Leto, Apoll auf die Welt zu bringen.

Die Schirmherrin der Geburt

Gebärende und Hebammen riefen Artemis um eine leichte Geburt an, in der Hoffnung, sie werde ihnen ebenso beistehen wie Leto.
Bisweilen jedoch versagte die Göttin ihren Beistand und Schutz in dieser für Mutter und Kind sensiblen Situation. Starb eine Frau bei der Geburt, so schrieb man es den Pfeilen der Göttin zu, die Krankheit und Tod über die Menschen zu bringen vermochten. Artemis schützte die Kinder beiderlei Geschlechts. Die Frauen begleitete sie durch alle Stufen ihres Lebens bis zum Tod.
Als Göttin der Geburt ist Artemis die Schirmherrin der Artemisiagewächse, die Geburten begleiten.

Sechs Wünsche als Fäden des Schicksals

Artemis wusste schon als Kind, wie man seine Wünsche durchsetzt. Zeus, ganz stolzer Vater einer schönen Tochter, gewährte der Göttin sechs Wünsche, die ihre Aufgabengebiete und ihr Schicksal als Göttin bestimmten. Artemis wünschte sich immerwährende Jungfräulichkeit und sie wollte unverheiratet bleiben.
Die Kyklopen erfüllten ihren Wunsch nach Jagdwaffen. Ein silberner Bogen und Pfeile sollten es sein. Sie wollte frei durch die Wälder

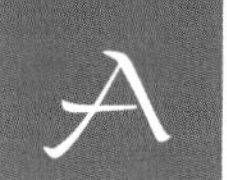

streifen und in den Bergen leben, umgeben von jagdbarem Wild. Zeus gewährte ihr alle Wünsche und bestimmte Artemis darüber hinaus zur Schirmherrin der Gebärenden und Kinder.
Pan schenkte ihr Jagdhunde. So stand der Jagd nichts mehr im Wege, außer ein Wagen, mit dem sie durch die Wälder und über die Berge fahren wollte. Die Göttin selbst fing zwei Hirschkühe ein, die sie vor einen goldenen Wagen spannte, mit dem sie fortan auf die Jagd fuhr.

Die göttliche Jägerin

Homer nannte Artemis „Herrin der Tiere" oder „Jägerin". Auf diesen Aspekt ihrer Vielschichtigkeit scheint sie auch im Bewusstsein der meisten reduziert zu sein. In Begleitung ihrer Nymphen durchstreifte die Göttin die Wälder, verfügte den Tod ausgewählter Tiere und sorgte zugleich für das Überleben der Art. Trächtige Tiere und Jungtiere standen unter dem ausdrücklichen Schutz der Göttin. Die erzürnte Artemis tötete jeden, der es wagte, diese Tiere zu jagen. Ihr silberner Bogen und die Pfeile waren Meisterwerke der Kyklopen, gefertigt in der Schmiede des begnadeten Gottes des Feuers und der Schmiedekunst, Hephaistos.
Eines der bedeutendsten Heiligtürmer von Artemis befindet sich in Attika, wo sie als „Agrotera", als „Jägerin", verehrt wurde.
Hirsch und Hindin, Bär und Eber waren ihre heiligen Tiere. Statuen der Göttin zeigen sie auch in Begleitung von Gämsen und Stieren.

Vielbrüstige Übermutter und Herrin der Amazonen

Das außergewöhnlichste Heiligtum der vielgeliebten Göttin stand in Ephesos, der Hauptstadt der Amazonen. Eine Statue der „Artemis Ephesia" zeigt den Oberkörper der Göttin bedeckt mit zahlreichen Brüsten. Sie verkörpert die Übermutter, die Ernährerin der Welt oder

die personifizierte Fruchtbarkeit. Eine wahrhaft bemerkenswerte Huldigung für diese vielschichtige Göttin, deren Tempel es immerhin in die Liste der sieben Weltwunder schaffte.
In Ephesos standen jungfräuliche Priesterinnen im Dienst der Göttin, die unter dem Namen Melissae bekannt waren. Der Bienenkult verweist wiederum auf das Thema Fruchtbarkeit, das bereits von der Statue repräsentiert wird. Überdies verkörpern Bienen die weibliche Staatsbildung. Auch Männer dienten der Göttin in diesem Heiligtum, vorausgesetzt sie waren Eunuchen, also ihrer männlichen Macht beraubt.
Artemis' kriegerischer Aspekt wird in der Verehrung, die ihr von den Amazonen entgegengebracht wurde, offenkundig. Unter dem Namen Astateia huldigten ihr die Amazonen in einem kriegerischen, wilden Kreistanz, bei dem Schilde und Schwerter zusammengeschlagen wurden. Der bedrohliche, anschwellende Lärm wurde vom Stampfen der Beine untermalt, die schlachtbereit mit Leder und Eisen umhüllt waren.
Auch in Sparta opferte man der Göttin unter dem Namen Karythalia vor der Schlacht und huldigte ihr mit zügellosen Tänzen.

Mond und Sonne vereint im Mutterleib

Die Zwillinge Artemis und Apollo verkörpern Mond und Sonne. Apollo wird in seiner Funktion als Sonnengott verschiedentlich mit Helios gleichgesetzt, während Artemis, die Mondgöttin, hin und wieder mit Selene verschmilzt. Ihr silberner Bogen ist ein Symbol für den Mond, über den Artemis herrscht. Als Göttin des Mondes verkörpert Artemis die drei Phasen des Gestirns. Als göttliche Hebamme, die das Leben in die Welt bringt, ruht sie im Bild des zunehmenden Mondes. Die vielbrüstige Übermutter von Ephesos spiegelt sich im Vollmond. Der furchterregende Aspekt der Totengöttin ist dem dunklen Mond, dem

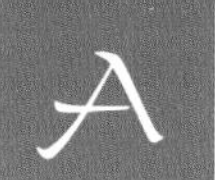

Neumond, geweiht. Werden, Reifen und Vergehen sind die Aspekte der Muttergöttinnen weltweit. Nach mythischen Überlieferungen jagt Artemis in den Neumondnächten. In den anderen Nächten lenkt sie den Mondwagen über den Himmel. Der Mond steht in enger Verbindung mit den rhythmischen Prozessen des weiblichen Körpers. Artemis begleitet jedes Frauenschicksal von der Geburt über die Initiation in das Frausein (Menarche), die Hochzeit, die Geburt der Kinder und das Ruhen der Fruchtbarkeit im Wechsel bis zum Erlöschen des Lebens.

Artemis' zerstörerischer Aspekt als „die Schnitterin" oder „die Schlächterin" wurde bei abnehmendem Mond geehrt. Hier wurde sie ihrem Ruf als strenge, grausame Göttin gerecht, der sogar Menschenopfer gebracht werden konnten, wie etwa der „Artemis Triklaria" in Patrai. In Attika wurde die Göttin mit Blutstropfen versöhnt, wobei der Nacken eines Mannes mit einem Schwert angeritzt wurde, ein Akt, der auf Enthauptungen in vorolympischen Zeiten im Kult der Göttin verweist. In den Folgezeiten wurden Stiere anstelle von Menschen getötet. In einem der vielen Beinamen der Göttin, „Tauropole", „Stiertöterin", steigt die Erinnerung an diesen Kult empor.
Die Vollmondnächte standen im Zeichen ausgelassener Feiern, bei denen der Göttin in den Wäldern gehuldigt wurde. Wahllose Vereinigungen und ausgelassenes Treiben werfen ein seltsam zwiespältiges Licht auf die keusche Göttin.

Keuschheit um jeden Preis

Die ewig jungfräuliche Göttin verlangte von ihren Anhängerinnen Keuschheit.
Kallisto war eine ihrer schönen Nymphen, die gerne gemeinsam mit Artemis jagend durch die Wälder streiften. Auf einer dieser Jagden ruhte sich Kallisto abseits der anderen unter einem Baum aus. Zeus,

der stets auf der Suche nach neuen Gespielinnen war, näherte sich Kallisto in Gestalt der Göttin Artemis, um sie zu verführen. Als dieses ungewollte Tête-à-Tête Folgen hatte, versuchte die verzweifelte Kallisto ihre Schwangerschaft vor Artemis zu verbergen. Die erzürnte Göttin verstieß Kallisto, ohne die besonderen Umstände dieser „Verführung“ in Betracht zu ziehen. Kallisto gebar einen Sohn namens Arkas und wurde nach der Geburt von Zeus’ eifersüchtiger Ehefrau Hera in eine Bärin verwandelt. Nach Jahren begegnete sie ihrem Sohn, als er in den Wäldern jagte. Arkas fühlte sich von der vermeintlichen Bärin bedroht und war im Begriff sie zu töten, als Zeus eingriff und Mutter und Sohn in den Himmel schleuderte.

Als „Großer Bär“ und als „Kleiner Bär“ erhellen die beiden fortan den nächtlichen Himmel. In Artemis’ besonderer Verbindung zum Bären oder zur Bärin schlummert ein archaischer Bärenkult, der zu den ältesten religiösen Riten zählt. Beim Fest zu Ehren von Artemis in Brauron tanzten als Bären verkleidete junge Mädchen vor dem Altar der Göttin, um ihr zu huldigen.

Verletzter Stolz und grausame Rache

Wie unerbittlich und grausam Artemis sein konnte, zeigt sich in ihrem Rachefeldzug gegen Niobe, die Königin von Theben in Griechenland. Als Niobe Artemis’ Mutter Leto verspottete, weil diese nur zwei Kinder hatte, während Niobe sieben Töchtern und sieben Söhnen das Leben geschenkt hatte, setzte sie einen unvorstellbar grausamen Sturm der Vergeltung in Gang.

Letos verletzter Stolz trieb sie dazu, ihre mächtigen Kinder Artemis und Apoll um Rache an Niobe zu bitten. Apoll tötete die Knaben, Artemis durchbohrte Niobes Töchter mit ihren Pfeilen, bis auf eine. Niobes Tochter Chloris überlebte das Rachemassaker und wuchs zu einer der berühmtesten Schönheiten Griechenlands heran. Niobe war

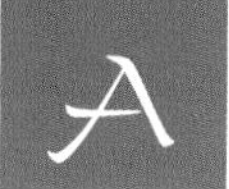

untröstlich und vor Trauer wie erstarrt. Die Götter verwandelten sie in einen Stein, aus dem für alle Zeiten eine Quelle sprudelt, um auf diese Weise Niobes Trauer ein Ende zu setzen.

Die vielen Facetten einer widersprüchlichen Göttin

Auf den Spuren der Göttin Artemis begegnet man einer weiblichen Urkraft mit so vielen Facetten, dass man unweigerlich auch auf einander widersprechende Seiten ihrer Persönlichkeit stößt.

Sie ist die Jägerin, die frei, wild und unabhängig die Natur durchstreift. Sie schützt die Natur, entscheidet jedoch auch, welche Tiere durch ihre Pfeile den Tod finden.

In ihrem Aspekt als Geburtsgöttin steht sie Mutter und Kind bei. Sie ist die göttliche Hebamme, die der Seele auf ihrem Weg in diese Seinsebene hilft.

Als Mondgöttin steht sie in Verbindung mit dem weiblichen Zyklus und den initiatorischen Übergängen, die mit der Veränderung des weiblichen Körpers einhergehen.

Die vielbrüstige Übermutter Artemis ernährt die ganze Welt.

Die Totengöttin Artemis ist die Schlächterin, die Kriegsgöttin, der die Amazonen in Ritualtänzen huldigten.

Artemis wünscht sich ewige Jungfräulichkeit, verstößt unkeusche Nymphen und wird doch in wilden Festen in ihren Wäldern in Vollmondnächten geehrt. Fügt man all diese Teile zu einem vollständigen Bild der Göttin zusammen, so kann man nicht umhin, als hinter der olympischen Artemis eine archaische Muttergöttin zu sehen, deren umfassendes Wesen in fassbare Einzelteile aufgespalten wurde.

Artemis' Heiligtümer sind so vielfältig wie die Göttin selbst: prachtvolle Tempelanlagen, verschwiegene Wälder, einsame Berge und Kultstätten an Quellen.

Wer auf den Spuren der Göttin Artemis wandert, stößt auf ihre heiligen

Tiere: den Hirsch, die Hindin, die Bärin und die Hunde, die sowohl ihre Jagd begleiten als auch als Wächter der Tore zur Unterwelt gelten. Die Pflanzen unter ihrer Obhut sind Geburtskräuter und Pflanzen im Totenkult.
Ihre Symbole sind der Mond sowie Bogen und Pfeil, mit dem sie ihre Ziele anvisiert.

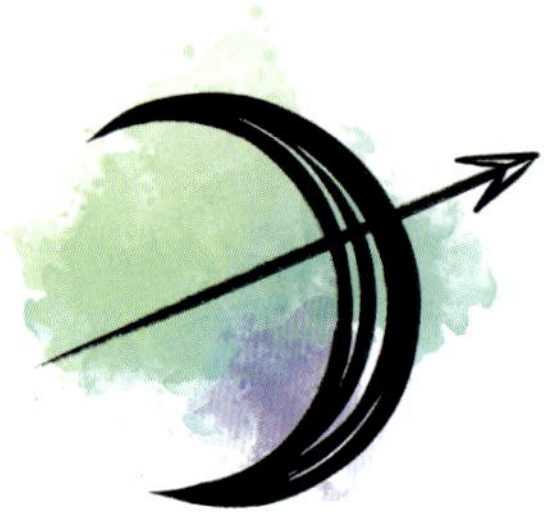

Artemis und die Sache mit den Männern

Artemis, die keusche Göttin, hatte weder einen Ehemann noch Kinder. Eine mythische Erzählung deuten Mythenforscher allerdings hinter dem Offensichtlichen als archaische rituelle Erzählung über den Sakralkönig und seine rituelle Tötung in der heiligen Hochzeit.
Die griechische Mythologie überliefert den Jäger Aktaion, der eines Tages in Begleitung seiner Hunde die Wälder durchstreifte. Als er dabei auf Artemis stieß, die nackt in einer Quelle badete, und sie bewundernd beim Bad beobachtete, verwandelte die Göttin ihn wutentbrannt in einen Hirsch. Aktaions Hunde, die ihren Herrn in Gestalt des Hirsches nicht erkannten, hetzten den Jäger unbarmherzig durch den Wald und rissen ihn schließlich in Stücke. Der Hirsch begegnet uns als Nachfolger des sakralen Königsopfers im Hubertushirsch, in dem der Jäger Christus erkennt.
Artemis' Heiligtümer befinden sich häufig in der Nähe von Quellen, den Eingängen zur Unterwelt. Die Hunde in ihrer Begleitung sind als Wächter der Tore zur Unterwelt bekannt.

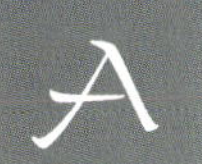

Artemis im Spiegel der Natur

Die jungfräuliche Amazonengöttin begegnet uns im jahreszeitlichen Spiegel als bestimmte Qualität der Natur. Artemis ist mit der Zeit vor den Mairiten verwoben, wenn der kämpferische Regent Mars im Tierkreiszeichen Widder ihre Aspekte als Herrin der Amazonen unterstützt. Es sind die Wochen, in denen die Pflanzenwelt einen neuen Zyklus beginnt.

In den Monaten nach der Ernte durchstreift sie als Jägerin die herbstlichen Wälder, um ausgewählte Tiere zu erlegen. Ihr Aspekt als Totengöttin offenbart sich bis in den November hinein, den man als Schlachtermonat kannte. In diesem Monat wurden die Tiere, die man in den folgenden Wochen nicht durchfüttern konnte, geschlachtet und ihr Fleisch haltbar gemacht. Übrig blieben nur die Zuchttiere, die im Frühling für neues Leben sorgen sollten.

Artemis umspannt den Kreislauf von Geburt im Frühling bis zum Tod in den Wochen der zunehmenden Dunkelheit.

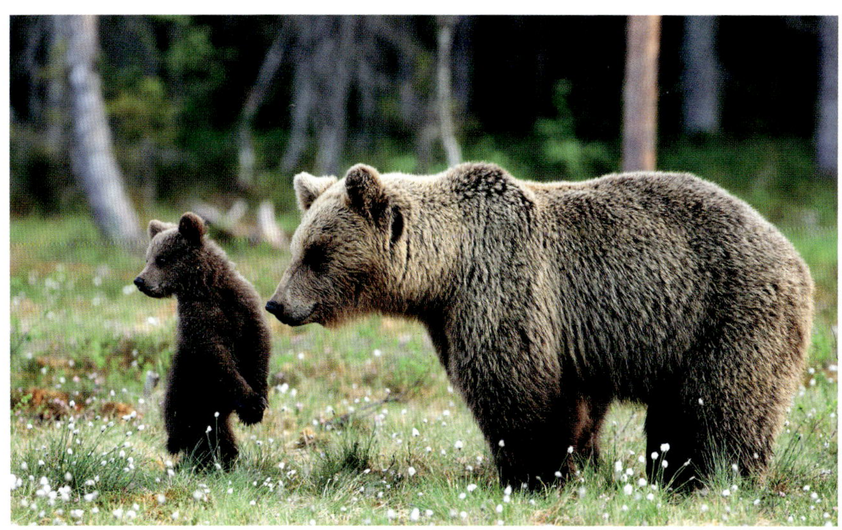

Die Pflanzen der Göttin Artemis

Artemis' heilige Pflanzen begleiten die Geburt. Es sind wehenfördernde Pflanzenkräfte, die den Übertritt der Seele ins irdische Dasein begleiten und zudem ausgeprägte schutzmagische Aspekte aufweisen. Andere Pflanzengeschöpfe, die unter der Obhut der Göttin stehen, sind mit dem Thema Tod und Wiedergeburt verbunden.

Beifuß

Beifuß ist eine uralte Heil-, Schutz- und Zauberpflanze sowie ein Eckpfeiler unserer Räuchertradition. Die mehrjährige, auf kargen Böden wachsende Pflanze wird bis zu eineinhalb Meter hoch. Neben der ritualmagischen Bedeutung in der keltischen und germanischen Kultur ist Beifuß als wichtige Frauenpflanze überliefert, deren wehenfördernde, entspannende Wirkung sie zum idealen Kandidaten für die Geburtsbegleitung machte.

Die Volksheilkunde belegte den Beifuß mit dem ehrenvollen Namen „Machtwurz", was viel über das Ansehen, das die Pflanze genoss, aussagt. Heute ist Beifuß aus der Geburtsheilkunde verschwunden und als Würzkraut nahezu vergessen. Die Bitterstoffe wirken appetitanregend und verdauungsfördernd. Sie sorgen dafür, dass Umwandlungsprozesse unterstützt werden und keine Rückstände liegen bleiben. Diese Unterstützung gewährt er uns auch in der Verräucherung des Krautes, wobei Transformationsprozesse kraftvoll begleitet werden. Der Name „Mugwurz" erzählt von der erwärmenden Wirkung, den Beifuß hat. Beifußduft wirkt wärmend, entspannend und beruhigend auf die Nerven. Auf dem Sieb eines Räucherstövchens verräuchert, erweist sich der würzige Duft als sanfter Stresskiller.

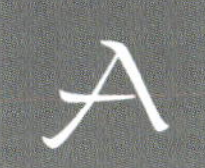

Dattelpalme

Artemis' Mutter Leto soll bei der Geburt der Göttin und ihres Zwillingsbruders Apollo eine Palme mit beiden Armen umschlungen haben. Seither gilt die Dattelpalme, im Fall Letos die „Kretische Dattelpalme", als Baum der Geburt. Bereits in minoischer Zeit fand diese Baumart ihren Weg von Afrika nach Griechenland. Sie vermehrt sich nicht durch Samen. Stirbt der Baum, so wächst aus seiner Wurzel ein neuer Baum nach. Die Vermutung liegt nahe, dass diese Dattelbaumvarietät von der echten Dattelpalme abstammt, die als Lebensbaum der Wüste galt. Für die Völker im arabischen Raum war die Dattelpalme seit jeher ein heiliger Baum, der ihren höchsten Gottheiten geweiht war. In den Wüstenregionen sind Datteln einerseits noch immer ein wichtiges Grundnahrungsmittel, andererseits auch ein gewinnträchtiges Exportgut. Die süßen Früchte werden gerne als „Brot der Sahara" bezeichnet. Datteln enthalten viel Zucker, viele Mineralstoffe sowie Vitamin C. Abgesehen vom kostbaren Nährwert dienen sie der Behandlung von Herzschwäche, Bronchitis und Blasenentzündungen. Die Mineralstoffe schützen die Knochen.

Eberraute

Dieses Artemisiakraut liebt trockene Böden auf Ödland und Schuttplätzen. Der volkstümliche Name Aberraute weist darauf hin, dass die Eberraute eine falsche (aber) Raute ist. Die menstruationsfördernde Wirkung zeichnet die „Schoßwurz" als heilige Pflanze der Schutzgöttin der Gebärenden aus. Im scharfen, bitteren Geschmack des Krautes offenbaren sich die Bitter- und Gerbstoffe, die eine vermehrte Bildung von Magen- und Gallensaft anregen. Die Volksheilkunde überliefert überdies die reinigenden Kräfte der Eberraute, die verhindern, dass sich Würmer im Körper festsetzen und Motten im Schrank einnisten. Die Eberraute gedeiht sehr gut im Garten. Sie blüht von Juli bis September und wird am besten bereits kurz vor der Blüte geerntet. Verräuchert man das getrocknete Kraut auf dem Sieb eines Stövchens, so entwickelt sich ein kräftiger Duft, der müde Geister beflügelt oder im Sommer Insekten vertreibt.

Wermut

In der Volksheilkunde wurde Wermut als überaus wirksame Heilpflanze geschätzt. Insbesondere Hildegard von Bingen und Kräuterpfarrer Kneipp schätzten diese Pflanze, die unter der Obhut der Göttin Artemis steht. Als Pflanze der Frauenheilkunde wirkt Wermut menstruationsfördernd. Lange Zeit war er in der Volksheilkunde auch als Abtreibungsmittel bekannt.

Seine reichhaltigen Bitterstoffe kurbeln die Verdauung an. Der volkskundliche Name „Würmlekraut" weist darauf hin, dass man diese Heilpflanze auch gegen Darmparasiten eingesetzt hat. In Verruf geriet das bittere Kraut als Bestandteil von Absinth. Zu freizügig genossen, führte Absinth zu Wahnvorstellungen und wurde deshalb in der ursprünglichen Zusammensetzung verboten. Als Räucherkraut lässt sich Wermut sehr gut für Visionsreisen einsetzen. Er erleichtert es, durch die Tore des Unbewussten zu treten. Zudem hilft der warme aromatische Duft, aus Kummer und Niedergeschlagenheit zurück zur Lebensfreude zu finden.

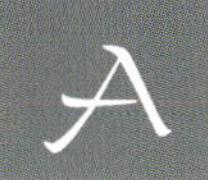

Zypresse

In seinen Metamorphosen erzählt Ovid die berührende Geschichte des Jünglings Kyparissos. Er war der Freund und Geliebte von Artemis' Zwillingsbruder Apoll. Der junge Mann schloss enge Freundschaft mit dem heiligen Hirsch der Göttin, der ihm so sehr vertraute, dass er ihn sogar auf seinem Rücken duldete. Eines Tages tötete Kyparissos den Hirsch versehentlich mit seinem Speer. Untröstlich über seine Tat beklagte er den Tod des Tieres. Apollo, der vergeblich versuchte, seinen Freund aufzurichten, verwandelte ihn schließlich, noch bevor Artemis den Frevel rächen konnte, in eine Zypresse, die auf ewig trauern durfte. Als Baum des überwältigenden Leides und des Todes wurden Zypressen in der Antike auf Kult- und Grabstätten gepflanzt. Sie waren nicht nur mit Artemis verbunden, sondern auch ein Symbol des mächtigen Gottes Hades, der die Unterwelt beherrschte.

Das leicht rötliche Holz der Zypresse ist seit Tausenden von Jahren ein überaus begehrter Rohstoff. Es ist nicht nur extrem hart, sondern auch schädlingsresistent. Insekten haben eine ausgeprägte Abneigung gegen den Duft des Holzes.

Das ätherische Öl der Zypresse hat eine Vielzahl an heilenden, lindernden Eigenschaften. Es zeichnet sich durch seine wundheilende, fiebersenkende, schweißtreibende, krampflösende und harntreibende Wirkung aus. Zudem wirkt es beruhigend und zentrierend für stressgeplagte, zerstreute Menschen.

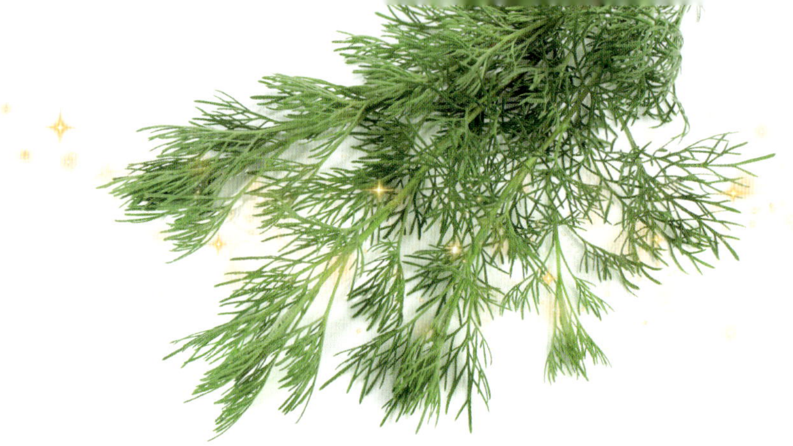

Artemis' Pflanzenmagie

Einige Pflanzen der Göttin Artemis sind mächtige schutzmagische Pflanzenverbündete. Andere finden sich im rituellen schamanischen Gebrauch oder sind mit Tod und Wiedergeburt verbunden.

Beifuß zählte zu jenen Kräutern, mit denen die Hebamme das Wochenbett und den Geburtsraum räucherte, um die Anwesenheit und den Beistand der göttlichen Schirmherrin der Geburt zu gewährleisten und Schadeinflüsse fernzuhalten. Beifuß gilt zudem als potenzstärkend und war in der magischen Tradition ein Mittel, um angezauberte Impotenz zu lösen. Die Schamanen verschiedener Kulturen verwendeten den „Hüter der Schwelle" und Toröffner zu anderen Seinsebenen als Räucherkraut. Unsere Vorfahren wiesen dem „Machtwurz" nicht nur eine zentrale Position in der „Neun-Kräuter-Magie" zu, sondern vertrieben mit dem würzigen Räucherduft auch die Mächte der Finsternis und Krankheitsdämonen. In Schutz- und Reinigungsräucherungen ist Beifuß traditionell unverzichtbar.

„Stabwurz", der volkstümliche Name der Eberraute, verweist auf den Einsatz als magisches Kraut im Liebeszauber. Der Überlieferung

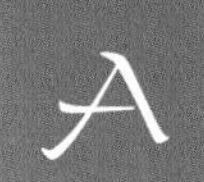

nach vermag die Eberraute Liebe anzuzaubern. Diese Liebe hält zwar nicht lange an, kann jedoch „Maiden's Ruin" sein, wie der englische Name der Eberraute sagt. Die Sommersonnenwende war in vorchristlicher Zeit ein Fest, bei dem man voller Dankbarkeit und ausgelassener Freude die Wachstumskräfte feierte. Frauen banden sich bestimmte Zauberkräuter an die Schenkel, den Bauch und die Vulva, um fruchtbar zu werden. Das berühmteste dieser magischen Kräuter war die Eberraute. Der volkstümliche Name „Eberrute" (Penis des Wildschweins) besagt viel über die Kräfte, die man dieser Pflanze der Artemis zutraute. Die Eberraute zählt zu den „Neunerlei Kräutern", die Haus und Hof schützten. Seit Jahrhunderten zählt man auf die Hilfe dieses Pflanzenwesens, um Schadeinflüsse oder anders ausgedrückt Druden, Hexen und Zauberei abzuwehren.

Die Dattelpalme gilt als Symbol der Erneuerung und Wiedergeburt. Der sagenumwobene Vogel Phönix erbaute sein Nest aus Weihrauch und Myrrhe im Wipfel der Palme. Er übergibt sein Leben den Flammen des Scheiterhaufens, um sich sogleich wieder neugeboren aus der Asche zu erheben. Eindringlicher kann das Thema Tod, das Artemis in ihrem Aspekt als „Schlächterin" verkörpert und Wiedergeburt, welche die Göttin als Geburtshelferin begleitet, nicht dargestellt werden.

Wie Beifuß und Eberraute, so galt auch Wermut jahrhundertelang als wirksames Mittel gegen destruktive Einflüsse. Das „Wiegenkraut" wurde den Kindern in die Wiege gelegt, um sie vor Zauberei zu schützen.

Zauberstäbe aus Zypressenholz werden in den Händen des Magiers zur Brücke in die Welt der Toten.

Artemis als Urbild der Seele

Artemis verkörpert das Urbild der wilden, freien, selbstständigen Frau, die für sich und ihre Ziele entschlossen eintritt. Sie ist die Amazone, die keinen Partner braucht, um sich sicher zu fühlen.
Unabhängig und selbstsicher bleibt sie ihrem ureigensten Wesen treu. Sie folgt ihren eigenen Interessen und Ideen, ohne sich von der Meinung anderer manipulieren zu lassen. Artemis liebt die Natur und schützt das, was ihr am Herzen liegt. Ihre Jungfräulichkeit mag in der patriarchalisch geprägten Welt, in der sie als Göttin verehrt wurde, auch einfach nur bedeuten, ganz bei sich zu sein und zu sich selbst zu stehen.
Dieses Seelenbild prägt Frauen, die sich nach der Erziehung ihrer Kinder wieder mehr um eigene Belange kümmern. Man entdeckt sich selbst in seinem ureigensten Wesen wieder, jenseits der Rolle von Mutter und Partnerin. Die Amazone leben Frauen, die sich dafür entscheiden, unabhängig von der Meinung anderer zu sein und sich gegen berufliche Einschränkungen aufgrund ihres Geschlechtes aufzulehnen. Das von Artemis vorgegebene Bild der wilden, unabhängigen Frau schließt auch den Respekt vor der Natur und deren Schutz ein.
Jeder, der Entschlüsse nach eigenen Normen fasst, ungeachtet der Akzeptanz durch die Umwelt, lebt das Seelenbild, das Artemis verkörpert. Das Resultat ist der zunehmende Blick nach innen und die Bewusstwerdung um die eigene Kraft.

Mit Ritualen die Verbindung zur Kraft der Göttin Artemis knüpfen

Ritual: Kraft bündeln

Artemis ist die göttliche Jägerin, die dir hilft, dein Ziel beharrlich und geduldig zu verfolgen. Ihre Kraft unterstützt dich dabei, dein Ziel anzuvisieren und deine Gedanken als gebündelte geistige Kraft auf dein Ziel auszurichten.
Wenn du ein Projekt umsetzen möchtest, bedarf es sorgfältiger Planung der Schritte, die zum Ziel führen. Kreativität, Beharrlichkeit und fokussierte geistige Kraft sind die Zutaten, die zum Erfolg führen. Vor allem jedoch bedarf es der Entschlossenheit, zu sich selbst und seinem Ziel zu stehen.

Vorbereitung des Rituals

- Eine Auswahl aus folgenden Räucherstoffen, die du sanft auf dem Metallsieb eines Stövchens verglimmst, unterstützt die Konzentration: Dammar, Eisenkraut, Eukalyptus, Minze, Myrte, Rosmarin, Salbei, Wacholder, Weihrauch, Ysop, Zedernspitzen.
- Lege Papier und Schreibzeug bereit.
- Lege Feuerzeug oder Zünder bereit.

Durchführung des Rituals

- Ziehe dich an einen ruhigen Ort zurück, an dem du ungestört bist und dich wohlfühlst.
- Lege die ausgewählten Räucherstoffe an den Rand des Siebes auf deinem Stövchen, entzünde das Teelicht und beginne die Kräuter und Harze zu verglimmen.

* Formuliere ein klares Ziel, das du erreichen möchtest, indem du es auf ein Blatt Papier schreibst.
* Setze dich anschließend mit aufrechtem Rücken hin und lege die Hände entspannt in den Schoß.
* Beginne nun, tief und ruhig zu atmen. Spüre, wie jeder Atemzug deine Bauchdecke sanft anhebt und dein Atem in den letzten Winkel deines Körpers fließt. Atme sanft und tief durch die Nase ein und durch den Mund wieder aus.
* Schließe die Augen. Konzentriere dich einige Minuten lang auf deine Atemzüge, bis du das Gefühl tiefer, vollkommener Entspannung in deinem Körper wahrnimmst.
* Dein Atem fließt langsam und ruhig. Du spürst den Rhythmus deines Herzens. Du nimmst den Duft der verglimmenden Räucherkräuter wahr und fühlst, wie leicht dein Herz und dein Geist werden.
* Visualisiere nun dein Projekt als Ziel. Du visualisierst dich selbst und die neuen Lebensumstände, wenn du dieses Ziel erreicht hast.
* Stelle dir vor, wie Artemis dir einen silbernen Bogen und einen silbernen Pfeil gibt.
* Du hebst den Bogen hoch und legst den Pfeil an. Du lässt all deine Willenskraft, deine Entschlossenheit und dein Wollen,

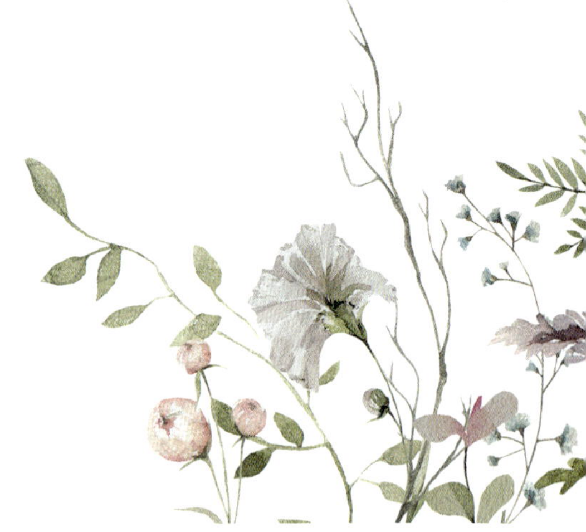

deine Absichten und deine Gedanken zum Projekt in den silbernen Pfeil fließen.

- Du spannst den Bogen, richtest ihn auf dein Ziel aus und lässt den Pfeil deiner Konzentration, deiner Energie und Willenskraft los.
- Du siehst, wie der Pfeil dein Ziel trifft. Du siehst, wie er dein Projekt mit deiner Konzentration, deiner Energie und Willenskraft erfüllt.
- Genieße das Gefühl tiefer Entspannung und Freude, während du den Blick auf den Pfeil in deinem Ziel gerichtet hast.
- Bedanke dich bei Artemis und verabschiede dich von ihr. Der silberne Bogen und der Pfeil werden immer bei dir sein.
- Du weißt, dass du den Pfeil immer wieder mit deinem ganzen Wollen und deiner ganzen Kraft aufladen kannst, um ihn auf dein Ziel auszurichten.
- Öffne nun die Augen. Bewege die Arme und Beine, dehne und strecke dich, bis du ganz in die Gegenwart zurückgekehrt bist.
- Schreibe anschließend die Eindrücke, Bilder und Eingebungen, die während des Rituals aufgetaucht sind, auf ein Blatt Papier. Lies diese Aufzeichnungen immer wieder durch, wenn du dein Vorhaben Schritt für Schritt umsetzt.

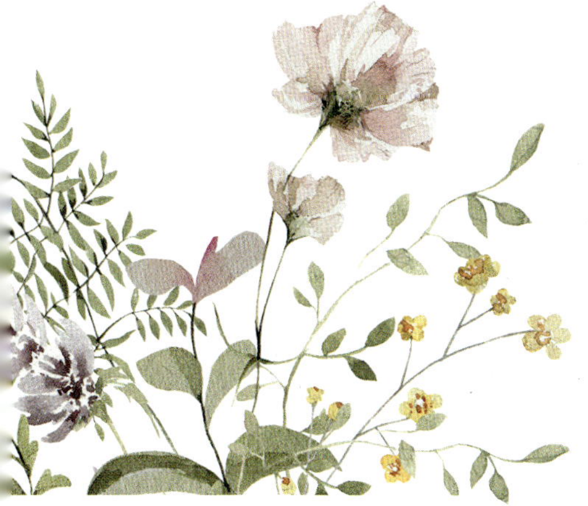

Ritual: Artemis in der Natur begegnen

Artemis begegnest du auf einer Wanderung durch den Wald. Öffne deine Sinne, wenn du in die kühlen Schatten der Bäume eintauchst. Flüstere ihren Namen, bis du die Energie Artemis' in dir emporsteigen fühlst. Du begegnest der Göttin in jedem Laut des Waldes, im Duft der grünen Stille und im Hämmern des Spechtes. Eichelhäher kündigen dich im Reich der Göttin an, führen dich weiter auf verborgenen Pfaden in eine Welt, der ein Hauch von Heiligkeit anhaftet. Im Wispern und Raunen der Blätter vernimmst du die Stimme der Göttin. Im Rauschen einer Quelle verschmilzt ihr Körper mit dem Sonnenlicht, das auf dem Wasser tanzt. Im Atem der Bäume umringen dich Artemis' Nymphen, um dich immer tiefer in das Heiligtum der Göttin fernab von menschlichem Streben zu ziehen. Du fühlst, wie ihre Energie sich in dir ausdehnt, dich einhüllt, um deinen Wesenskern zu enthüllen.

„Steh zu dir, lebe deine Träume, sei Kriegerin für dich", raunt sie dir zu.

Dein Herz wird leicht. Dein Geist wird klar. Du spannst den Bogen deines Willens, um abzutrennen, was nicht zu dir gehört.

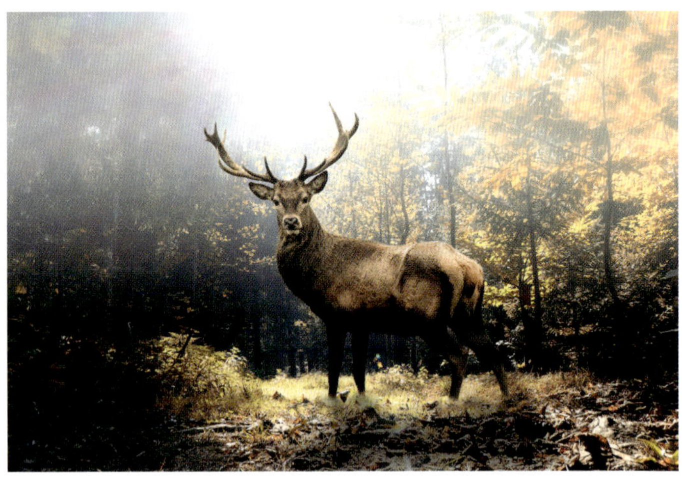

Meditatives Gedankenspinnen

- Bin ich die spirituelle Kriegerin, die ihre Gedanken und Absichten eindeutig ausrichtet?
- Welchen Wunsch möchte ich manifestieren und Artemis darum bitten, Geburtshelferin dafür zu sein?
- Stehe ich treu zu mir selbst?

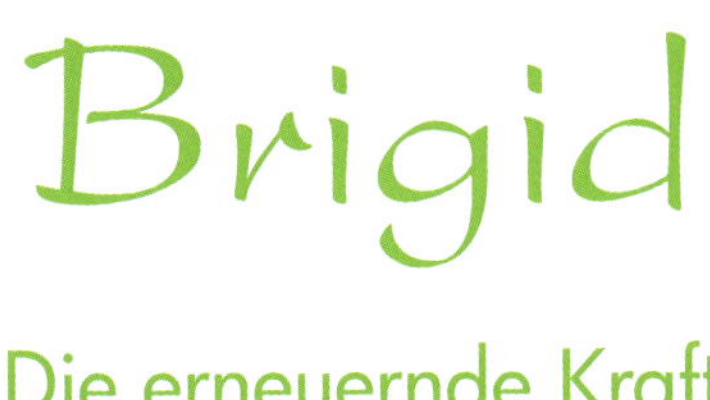

Die erneuernde Kraft

Auf den Spuren der Göttin Brigid

Die Mythologie überliefert Brigid als Tochter des Dagda, des Sohnes der irischen Muttergöttin Danu und Herrscher über das Volk der Tuatha De' Dannan.

Als dreifache Göttin repräsentiert sie die Aspekte der vorchristlichen Muttergöttinnen, die Jungfrau, die liebevoll nährende Mutter und die Totengöttin, in deren Schoß das Leben nach einem vollendeten Zyklus zurückfließt.

Auf der Suche nach Brigid stößt man auch auf die Göttin Brigantia, die von den keltischen Briganten verehrt wurde. Brigid hinterließ ihre Spuren in der Namensgebung der Städte Bregenz, Brig im Wallis und Braganza. Sie wird mit der Kuh, dem Lamm, dem Bären, der Biene, dem Schwan und der Schlange in Verbindung gebracht. Wer ihr begegnet, stößt auf das Brigidkreuz, die Triskele, ihren grünen Mantel, das Feuer und heilige Quellen.

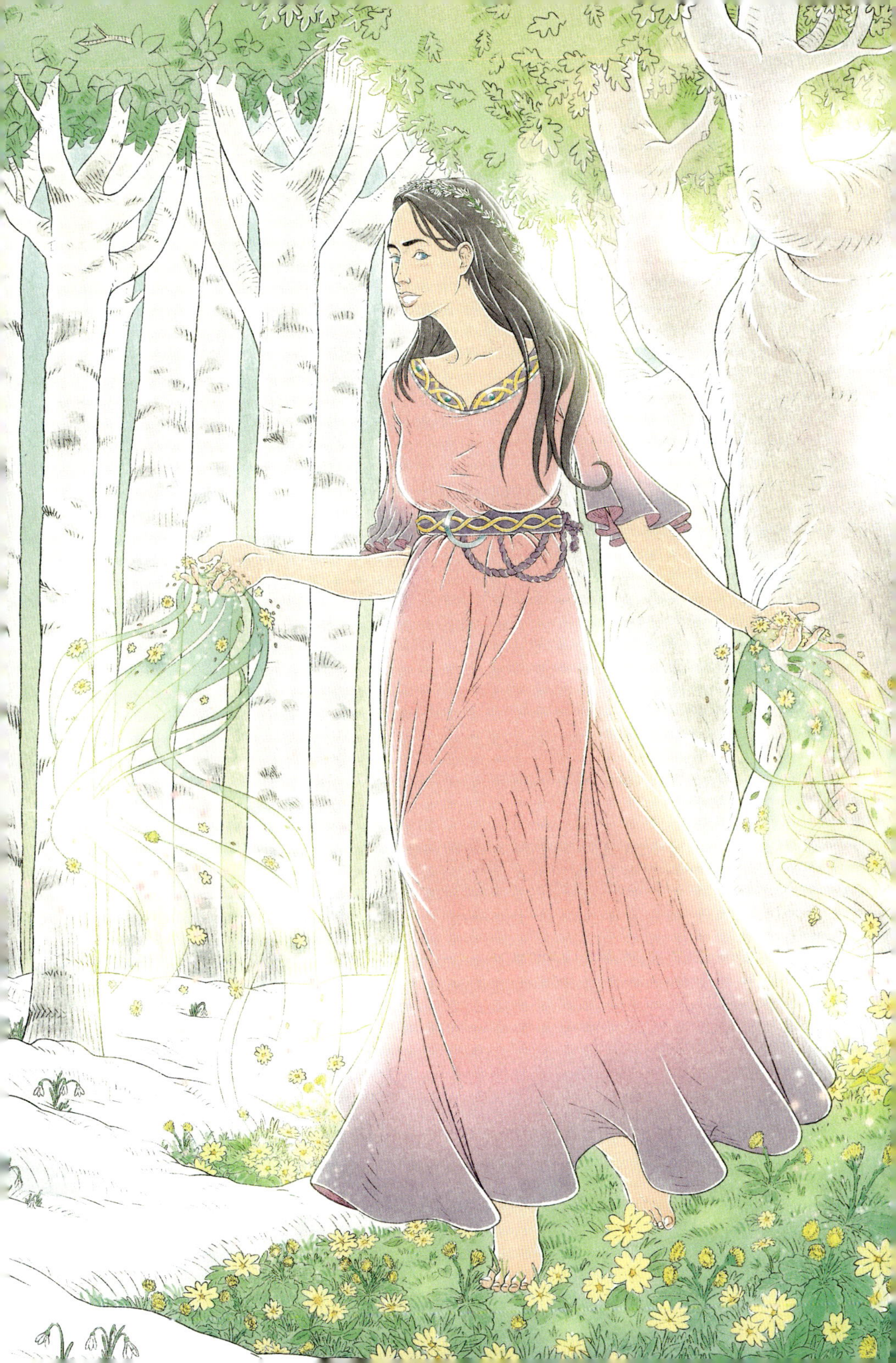

Eine Wiege aus Flammen

Bei Brigids Geburt zu Sonnenaufgang soll eine riesige Flammensäule aus ihrem Kopf hervorgetreten sein, die bis ins Universum reichte und die Göttin mit dessen Kraft verband. Als Kind soll sie in einem Flammenmeer geschlafen haben.

Selbst ihr Name bezeugt die innige Verbindung zum Element Feuer. Er leitet sich vom keltischen *breo-saighit* in der Bedeutung von *feuriger, leuchtender* oder *brennender Pfeil* ab. Da die keltische Silbe *brig Hoheit* und *Machtfülle* bedeutet, wird Brigids Name auch als *Strahlende* oder *Erhabene* interpretiert.

Brigid galt als die Beschützerin des Herdfeuers im Sinne der Lebensgrundlage und des sozialen Zentrums der Familie.

Als Göttin der Schmiedekunst ist sie auch mit Handwerk, der Kampfkunst und dem Krieg verbunden. Schmiede und ihre Kunst, Metalle mittels Feuer und Wasser zu transformieren, genossen in keltischen Siedlungsräumen hohes Ansehen. In den Feuern keltischer Schmieden entstanden handwerkliche Erzeugnisse von hervorragender Qualität und begehrte Waffen. Unter dem Namen Briga, „die Streiterin", war Brigid Patronin jener Krieger, die man als „brigands" kannte.

In Brigids Heiligtum in Kildare brannte ein Feuer, dessen Flammen nie erlöschen durften. Jeweils für einen Tag wurde es einer ihrer 19 Priesterinnen anvertraut. Am 20. Tag soll die Göttin selbst über die Flammen gewacht haben.

In Irland lebt Brigid in vielen Wesenszügen als christliche Heilige namens Brigida weiter. In Kildare, dem Tempel Brigids, entstanden im Schutz einer mächtigen Eiche nach der Christianisierung eine Kirche und ein Kloster. Anstelle der Priesterinnen sorgten die Nonnen der heiligen Brigida für die Flammen des nie erlöschenden Feuers. Die Flammensäule, die aus ihrem Kopf hervorgetreten war, symbolisiert Brigids Verbindung zum Universum. Die Göttin gilt daher auch als

Schirmherrin der Initiation und Erleuchtung. Als Göttin der Poesie beschenkt sie Dichter mit der Kunst, Worte zu schmieden und Erzähler mit der Magie von Sprache und Rede.

Danus Erbe

Das Erbe Danus äußert sich in Brigids inniger Verbindung zum Wasser. *Danu* lässt sich aus dem Indogermanischen in der Bedeutung von *Fluss* oder *Wasser* herleiten. Der Fluss Donau – englisch Danube – ist damit verbunden.

Viele heilkräftige Quellen sind Brigid geweiht. Auch die Flüsse Brent und Braint in Britannien sind nach ihr benannt. Quellen, Seen und Flüsse galten in der keltischen Weltsicht als Eingänge in das Reich der vorchristlichen Muttergöttin, die als Göttin Holle unter verschiedenen Namen auftaucht.

Das sprudelnde, klare Wasser der Quellen, die Brigid als Frühlingsgöttin aus der Winterstarre erweckt, bringt Fruchtbarkeit, Blühen und Gedeihen. Als Göttin der Fruchtbarkeit sorgt Brigid für die Landwirtschaft, die Menschen und die Tiere.

Die Göttin der Heilkunde und der Geburt

In Brigids sanften Händen liegt die Heilkunst, mit der sie ausgewählte Menschen zum Wohle aller segnet. Sie beschenkt uns mit Heilkräutern und ihren Kräften.

Ihr besonderer Schutz gilt den Neugeborenen und den Säuglingen. Brigid soll bei jeder Geburt über Mutter und Kind wachen und sie unter ihren schützenden Mantel stellen. Ihr Schutz segnet die Mütter mit genügend Milch für das Neugeborene. Gemäß keltischer Tradition wurden die Wiegen der Kinder aus Brigids Baum, der Birke,

gezimmert. Die Göttin wurde nicht nur für eine leichte Geburt angerufen, sondern auch bei Kinderwunsch.
Brigids Kraft ist heute noch in keltisch geprägten Ländern sehr lebendig. Als Göttin, die alle Aspekte des Lebens segnet, stellt man alles, worum man bittet, unter den Schutz ihres Mantels. Der Mantel als Attribut findet sich in späteren Jahrhunderten als Symbol von Schutz und Geborgenheit bei der christlichen Muttergöttin Maria wieder.
Das Brigidkreuz wird über Haus- und Stalltüren aufgehängt, um Schutz und Segen zu erbitten.

Brigid im christlichen Gewand

Die fürsorgliche keltische Göttin lebt in der christlichen Heiligen „Brigida von Kildare“ weiter.

Der Legende nach wurde die heilige Brigida 451 nach Christus als Tochter des irischen Königs Dubhtach und seiner piktischen Sklavin Brocca geboren. Die eifersüchtige Ehefrau des Fürsten wollte Brocca nicht am Hof des Königs dulden und setzte ihren Verkauf an einen Druiden durch. Die Umstände von Brigidas Geburt und die außergewöhnlichen Begabungen, mit denen sie gesegnet war, heben Brigida im keltischen Weltbild bereits aus der Norm hervor. Von den Wehen überrascht, schaffte Brocca es nicht mehr, ins Haus zu kommen und gebar das Kind auf der Türschwelle. Dieses Omen verwies auf Brigidas Fähigkeit, die diesseitige Welt mit der jenseitigen zu verbinden. Die keltische Blutlinie ihrer Mutter und Brigidas druidischer Lehrer ermöglichten es dieser aus den Konventionen ihrer Zeit herausragenden Frau auch, die Gegensätze des keltischen Weltbildes und die Leitlinien des christlichen Glaubens auf einzigartige Weise in sich zu vereinigen.
Bereits als Kind half sie Bedürftigen und verschenkte dafür, was

dazu notwendig war. Auf wundersame Weise jedoch vermehrte sich alles, was Brigida anrührte, wuchs und gedieh.
Nach dem Tod des Druiden kehrten Mutter und Tochter an den Hof des Fürsten zurück. Brigidas Vater missfiel nicht nur ihre Freigiebigkeit, sondern auch ihre Ungebundenheit. Er hätte sie gerne nach seinen Wünschen politisch einflussreich verheiratet. Als Brigida sich standhaft weigerte, den Weg von Ehefrau und Mutter einzuschlagen, schenkte der Fürst seiner widerspenstigen Tochter schließlich die Freiheit. Brigida trat in ein Kloster ein und gründete nach einiger Zeit das Kloster Kildare. Die ihr zugeordneten Wunder entsprechen der christlichen Tradition der Heiligen.
Ihre großzügige Hilfe für die Notleidenden trägt alle Merkmale der keltischen Göttin, unter deren schützenden Mantel alle Geborgenheit und Trost fanden.

Der Gefährte der Göttin

Wenn die Göttin in den heller werdenden Tagen über das Land zieht, wird sie hin und wieder von besonders feinfühligen Menschen auf einem Hirsch reitend wahrgenommen. Der alteuropäische Hirschgott Cernunnos, „der Gehörnte", wandert mit der Lichtgöttin über das Land. Als winterlicher Gefährte der Erdmutter ist er nun an der Seite der verjüngten Totengöttin, die einem neuen Vegetationszyklus Leben einhaucht. Der Gott der Wachstumskraft steht für die wilden, schöpferischen Kräfte der Natur. In ihm ruht eine der Erscheinungsformen des Sonnengottes, der in christlichen Legenden als Sonnen-Hirschgott, als „Hubertushirsch", in dem der Jäger Christus erkennt, auftaucht. Im keltischen Weltbild wird dem Hirsch als Totemtier ein ebenso hoher Stellenwert zugesprochen wie dem Bären, der in diesen Frühlingstagen erwacht, seine schützende Höhle verlässt und die vom wärmenden Feuer Brigids entzündenden Sonnenstrahlen genießt. Er gilt als der wiedergeborene Sonnengott, der in Gestalt des Bären an der Seite Brigids über das Land wandert.

Brigid im Spiegel der Natur

In der Nacht vom ersten auf den zweiten Februar ehrte man die junge Frühlingsgöttin der Kelten mit dem Fest Imbolc. Die dunklen Tage des Winters weichen unter ihrer Herrschaft der erstarkenden Frühlingskraft. Die mächtigen Wintergottheiten legen ihre Regentschaft in die sanften Hände der strahlenden, jungfräulichen Brigid. Wo sie ihren Fuß hinsetzt, beginnt alles zu keimen und zu sprießen. Was sie berührt, entfaltet nun unbändige Wachstumskraft.

Das gälische Wort *Imbolc* wird als *im Bauch* gedeutet. Imbolc ist ein Fest der Reinigung, an dem die Dunkelheit und der Schmutz des Winters weggewaschen werden, um dem Licht und den Kräften der Erneuerung zu weichen. In den Raunächten gebundene Birkenbesen fegten die Stuben rein. Der Rauch duftender Kräuter und Harze zog durch das Haus, um alle Anhaftungen der Dunkelheit aus dem Haus zu entfernen.

Traditionell stellte man Milch, Butter und Brot als Dank für die Göttin auf die Türschwelle oder das Fensterbrett.

Es ist die Zeit des Jahres, in der die Mutterschafe trächtig sind und die Lämmer geboren werden. Die Milch der Mutterschafe stellte wertvolle Nahrung dar, bis die Erde selbst die Menschen wieder mit Früchten versorgte.

Die Pflanzen der Göttin Brigid

Die junge Göttin ist Schirmherrin der zarten Frühlingsblumen, die mutig die winterstarre Erde durchbrechen. Ebenso ist sie mit der Birke als fruchtbarkeitsspendendes Lebensreis und der schützenden Kraft der Eiche verbunden.

Birke

Kein Baum ist besser dazu geeignet den Frühling einzuleiten als die Birke mit ihrem leuchtend weißen Stamm, in dem sich die wiederkehrenden Lichtkräfte spiegeln. Anmutig tanzen ihre Zweige zum Lied des Frühlingswindes und künden von der Erneuerung der Natur.

Als Pionierbaum kehrte die Birke als einer der ersten Baumfreunde nach dem Ende der letzten Eiszeit in unseren Kulturraum zurück. Die archaischen Völker, die das unwirtliche Europa in dieser Epoche besiedelten, fanden in der Birke einen großzügigen Baum, der Rohstoffe für die Bedürfnisse des täglichen Lebens lieferte. Boote, Schuhe, Umhänge und Behälter aller Art wurden aus dem Holz und der Rinde des Baumes gefertigt. Vor allem war die Rinde bestens dazu geeignet, ein Feuer in Gang zu bringen. Der Teergehalt bewirkt, dass selbst feuchtes, frisches Birkenholz gut brennt.

Im keltischen Baumalphabet steht die Birke/Beth an erster Stelle, sozusagen als Tor zur Weisheit.

In den hellen Tagen des Frühlingsbeginns reinigten sich die Völker des Nordens in Schwitzhütten, um alle Winterschlacken auszuschwitzen. Mit dieser Reinigung war auch das Schlagen des Körpers mit Birkenruten verbunden.

Birkensaft, im Frühling gezapft, wird seit Tausenden von Jahren als Reinigungskur genossen. Der winterträge Organismus wird damit in Schwung gebracht und von Brigids Baum einer Erneuerung unterzogen. Eine Einreibung mit Birkensaft zählt zu den traditionellen überlieferten Regenerationskräften, um das Haarwachstum anzuregen. Tee aus Birkenblättern wirkt harntreibend und entschlackend. Eine Räucherung mit duftenden Birkenspänen begünstigt Erneuerung, Neubeginn und eine Reinigung von unnötigem Ballast.

Eiche

In allen alteuropäischen Kulturen war die Eiche das Sinnbild für Mut und Stärke. Brigids Volk, die Kelten, verehrten sie als heiligen Baum, der von göttlicher Macht und Weisheit durchdrungen war. Die tiefen Pfahlwurzeln des Baumes ziehen Blitze an, die jenes kosmische Feuer brachten, das vorchristliche Völker verehrten. Es wundert daher nicht, dass die Eiche blitztragenden Göttern geweiht war. Unter den Schirmherren des Baumes finden sich mächtige Götter wie Zeus, Jupiter und der ungezähmte germanische Gott Thor. Die mythischen Überlieferungen der Balten und Litauer erzählen vom Himmelsgott Perkunas, der mit der Eiche verbunden war. Die Slawen verehrten den blitztragenden Donnerer Perun, dessen heiliges Eichenfeuer immer brennen musste.

Und dennoch zeigt dieser so großzügig mit männlichen Göttern und Aspekten bedachte Baum die nährende, schützende, mütterliche Seite der weiblichen Gottheit.

Er stellt Lebensraum und Nahrung für die Tierwelt des Waldes zur Verfügung. Lange Zeit war es üblich, im Herbst die Schweine in die Eichenwälder zu treiben, um sie mit Eicheln zu mästen. Die Schweine müssen sich dabei – ganz unter den nährenden Schutz Brigids gestellt – rundum glücklich gefühlt haben. Wie sehr die keltische Göttin mit diesem Baum verbunden war, bezeugt die Errichtung ihres Heiligtumes in Kildare im Schutz einer Eiche. Gleich den blitztragenden Göttern ist Brigid mit dem Feuer verbunden. Auf der geistigen Ebene entfaltet ihr heiliges Feuer Inspiration und das Licht der Erkenntnis. Mithilfe dieser Inspiration gelang es, unter der Eiche weise politische Entscheidungen zu treffen sowie gerechte Urteile zu fällen. Viele Jahrhunderte fanden unter Eichen politische Ratsversammlungen statt.

Als Gerichtsbaum, unter dem das Urteil gesprochen und auch vollstreckt wurde, ist die Eiche bis ins Mittelalter überliefert.

Brigids Baum weist einen hohen Gerbstoffgehalt auf, der die Heilwirkung der Eiche ausmacht. Die Gerbstoffe wirken zusammenziehend, keimtötend und stopfend. Sie manifestieren das bewahrende, schließende Wesen der Eiche. Mit Tee oder einem Absud aus der Rinde junger Zweige sowie den Blättern wurden in der traditionellen Volksmedizin Durchfallerkrankungen, Hautleiden und Halsschmerzen behandelt. Edward Bach erkannte die aufbauende Kraft dieses Baumfreundes. Die Bachblütenessenz „Oak" hilft Menschen, die unter Druck stehen und sich überfordern.

Geht man beim Verräuchern von getrockneter Eichenrinde mit dem Wesen des Baumes in Resonanz, so erfährt man das warme holzige Aroma als wahres Kraftbad. All die geistigen Prinzipien, die sich über Zeitalter in Brigids Baum verankert haben, schwingen in der Duftbotschaft mit: Willensstärke, Mut, Kampfgeist, Durchhaltevermögen und mütterliche Schutzkraft.

Huflattich

Wenn sich noch kein Frühlingsbote aus der winterstarren Erde zu wagen scheint, blitzen die strahlenden sonnengelben Blüten des

Huflattichs aus der ruhenden Natur hervor. Das Blümchen aus dem Gabensack der Frühlingsgöttin ist ein uraltes Heilkraut. Noch war keine Zeit, um die weichen, hufeisenförmigen Blätter auszubilden, die ihm den Namen „Hufblatt“ eingetragen haben. Die zeigt der Huflattich erst nach den Blüten, so als wollte er sagen: „Erst einmal ist Farbe nach den trüben, kalten Monaten wichtig, um Freude in die Herzen der Menschen zu zaubern.“

Die tapfere Pionierpflanze ist nicht nur eine der Ersten, die eine neue Vegetationsperiode einläuten, sie siedelt auch gerne auf Brachflächen, die noch kein anderes Pflanzengeschöpf erobert hat. Von tiefen Lagen an Bachläufen bis über die Baumgrenze findet sie kreativ neuen Lebensraum.

Ihren Gattungsnamen *Tussilago* verdankt sie ihrer Wirkungsweise. *Tussi* bedeutet *Husten, ago vertreiben*. Der Huflattich ist also ein Hustenvertreiber und das bereits, seit man ihn als Heilkraut entdeckt hat. Die Kräuterweisen vergangener Epochen wie Dioskurides, Plinius und Galenos empfahlen bei Husten, Rauch aus verglimmenden Huflattichblättern einzuatmen. Der Name „Tabakkraut“ erinnert noch an diese Praxis.

Die Blüten und Blätter sind als Hustentee bei chronischem Husten, Reizhusten, Bronchitis und Asthma in der volkstümlichen Heiltradition wohlbekannt. Die antibakterielle und entzündungshemmende Wirkung macht man sich bei Venenentzündungen und Schleimbeutelentzündungen zunutze.

Die kleine Pflanze strotzt vor wertvollen Inhaltsstoffen wie Kalium, Kalzium, Magnesium, Eisen, Zink, Kieselsäure, Gerb- und Schleimstoffen. Ganz nach der Devise „Wo Licht ist, da ist auch Schatten“, geriet der Huflattich in den 1990er-Jahren in Verruf.

Pyrrolizidin-Alkoloide machten ihn über Nacht von der wertvollen

Heilpflanze zur Pflanzenpersona non grata. Diese Inhaltsstoffe werden als krebserregend und erbgutverändernd eingestuft. Mittlerweile sind Züchtungen von Huflattichformen, die diese Alkoloide nicht enthalten, auf dem Markt. Sie sind als Teekraut in Apotheken erhältlich. Eine sanfte Verglimmung von getrockneten Blüten und Blättern auf dem Sieb eines Räucherstövchens weckt den Pioniergeist. Huflattich unterstützt mit seiner Wesenheit, wenn es gilt, neue Wege zu beschreiten und sich gegen Widerstände zu wappnen.

Primel

Der Name *Primel* leitet sich von lateinisch *Primus* in der Bedeutung von *der Erste* ab. Als einer der ersten Frühlingsboten verbreitet die freundliche Blume Lebensfreude und Optimismus. Mit ihrer Hilfe schließt Brigid das Tor zu den Wachstumskräften der Natur auf. Die Blüten passen in den Reigen jener Frühlingskräuter, die uns nach dem Winter neuen Schwung und Vitalität verleihen. In den fünf Blütenblättern sahen die alten Kräuterärzte Fruchtbarkeitskräfte. Darüber hinaus wirkt ein perfekter Cocktail von Glykosiden, Gerbstoffen, Flavonoiden und Saponinen unterstützend bei Hustenerkrankungen. Hildegard von Bingen erkannte die sanfte, wärmende Kraft der Frühlingssonne in der Primel und empfahl sie gegen Melancholie.
In der Symbolik dieses Frühlingsboten finden sich Begriffe wie Hoffnung, Vertrauen und Unschuld. Verschenkt man Primeln, so bittet man den Beschenkten: „Gib mir den Schlüssel zu deinem Herzen.“
Im Zuge der Christianisierung wurde die Primel zur Blume der Muttergottes. Brigids Schlüssel zu den Wachstumskräften der Natur wurde zum Schlüssel des heiligen Petrus, dem Hüter des Himmelstores.

Schneeglöckchen

Ende Jänner, wenn der Schnee noch alles einhüllt, strecken die Schneeglöckchen bereits tapfer ihre zarten Köpfchen aus der kalten Pracht. Als einer der ersten Frühlingsboten künden sie das Ende des Winters an. Als „Lichtmessglöckchen“ begleitet die weiße Blume das Fest der Frühlingsgöttin. In England trugen weiß gekleidete Jungfrauen bei den Lichtmessumzügen Schneeglöckchen in der Hand. Im Zuge der Christianisierung wurde aus dem Boten der jungen Göttin ein Attribut der Gottesmutter. Die Tafelmalerei der Renaissance stellt das Schneeglöckchen an die Seite Marias, um sie als „Hoffnung für die Welt“ darzustellen. Mit kindlicher Unschuld und Heldenmut durchbricht die Blume die Herrschaft des Winters, um einen neuen Jahreszyklus einzuläuten. Als Bote Brigids übermittelt diese Blume Freude, Hoffnung und Lebensmut. Sie steht symbolisch für Reinheit, Demut, Unschuld, Mut, Willensstärke und Neubeginn. Verschenkt man diesen Frühlingsboten, so sagt man damit: „Zärtlich erblüht unsere Liebe.“ In den chemischen Bestandteilen des Schneeglöckchens drückt sich Brigids erneuernde Kraft aus. In der Zwiebel speichert die Blume den Wirkstoff Galanthamin, der in Medikamenten zur Behandlung von Alzheimer Anwendung findet.

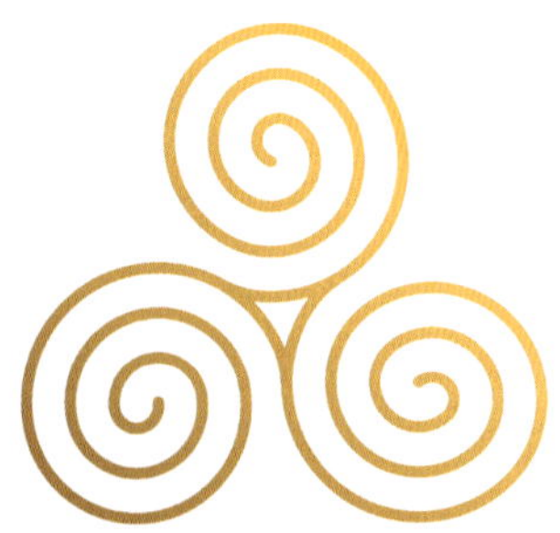

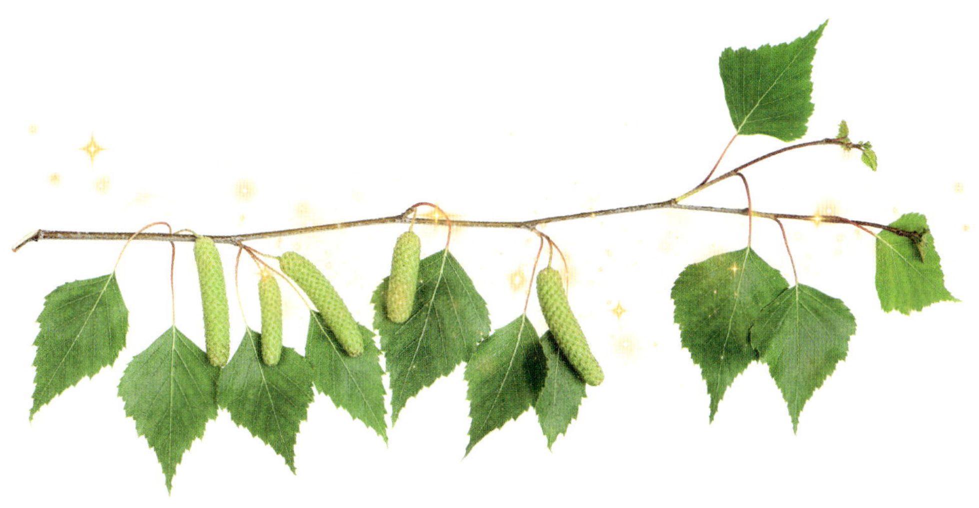

Brigids Pflanzenmagie

Die Pflanzengeschöpfe in Brigids Zaubergarten spiegeln die vielseitigen Aspekte der strahlenden Göttin.

Die Birke ist als Schamanenbaum überliefert, der die Welt der Götter mit jener der Menschen und der Unterwelt verband. Brigids Baum war das Tor in die Welt der Geister, in die der Schamane in heiliger Trance reiste. Der Fliegenpilz, der so gerne in Gemeinschaft mit der Birke wächst, lieferte den Zündstoff, der die Reise in die Anderswelt ermöglichte. In späteren Jahrhunderten reisten die Hexen mit magischen Birkenbesen in andere Ebenen der Realität. In vorchristlichen Kulturen war es üblich, heilige Orte mit Birkenbesen zu kehren, um sie von destruktiven Energien zu reinigen. Reste dieser kultischen Handlung sind noch im Brauchtum der Perchtenumzüge erhalten. Die Hexen, die Zutritt in die Stuben erhalten, fegen das Böse zusammen und befördern es aus den Räumen hinaus.

Brigids Baum ist von jener unbändigen, fruchtbaren Lebensenergie erfüllt, mit der die Frühlingsgöttin das Land mit Blühen und Gedeihen überzieht. Die Birke ist als Lebensrute oder Lebensreis überliefert. Als solche symbolisiert sie die Fruchtbarkeit, mit der Brigid die Vegetationskräfte erneuert. Man versetzte dem Vieh und auch den jungen Frauen leichte Schläge mit der Birkenrute, um ihre Fruchtbarkeit anzuregen. Quicken und faseln nannte man diese kultische Handlung. *Faseln* leitet sich vom mittelhochdeutschen *vaselen* in der Bedeutung von *fruchtbar machen* her. Quicken hat sich noch in erquicken erhalten und bedeutet, dass man mit dem Schlag der Birkenrute Lebens- und Wachstumskraft übertrug.
In der Maske des Brauchtums hat sich die Birke als Lebensrute noch erhalten. Noch heute schmückt man in der Fronleichnamsprozession alle Stationen des Weges, an denen man um Segen für die Felder bittend verharrt, mit Birkenzweigen. Die Häuser werden mit Brigids Baum geschmückt, um Blühen und Gedeihen für Mensch und Tier zu erbitten.

Die Verbindung der Eiche zu göttlicher Führung öffnete den Weg zu magischen Kräften, Inspiration aus dem tiefen Brunnen schöpferischer Kräfte und spiritueller Erleuchtung. Als Überbringer von Botschaften aus anderen Seinsebenen und Mittler zwischen den Welten war die Eiche auch ein Orakelbaum. Im Rauschen und Raunen der Blätter offenbarte sich Weisheit aus der Anderswelt.

Die mythologischen Überlieferungen der griechischen Kultur erzählen, dass der Huflattich aus den blutigen Hufabdrücken der Zentauren entstand, als diese Mischwesen zwischen Mensch und Pferd gegen die Menschen kämpften.

Die Primel ist von Brigids Magie durchwoben. Sie ist nicht nur der Schlüssel zu den Erneuerungskräften der Natur. In Märchen und Sagen öffnet sie das Tor zu kostbaren verborgenen Schätzen. Der wahre Schatz, den die kleine Blume uns überreicht, ist jedoch nicht materieller Natur, sondern ihr sonniges Wesen, mit dem sie uns Lebensfreude und den Mut zu neuen Wegen schenkt.

Das Schneeglöckchen überbringt Brigids heilende Kraft. Mit dem ersten Schneeglöckchen, das man im Frühling entdeckt, soll man sich über die geschlossenen Augen streifen, um das ganze Jahr über gesund zu bleiben.

Brigid als Urbild der Seele

In Brigid begegnet uns die ungestüme Kraft, die jugendliche Unschuld und der süße Schmelz des Mädchens. Sie bringt die Erneuerung von verbrauchten Mustern und die Hoffnung auf einen strahlenden Neubeginn. Ihr Potenzial will noch entdeckt, ausgelotet und entfaltet werden. Im Archetyp der jungen Göttin finden sich Frauen an der Schwelle zu etwas Neuem, Unbekanntem, das zum Blühen und Gedeihen gebracht werden soll.

Ein neuer Weg wird eingeschlagen, eine Berufswahl getroffen oder ein Risiko eingegangen. Dieser Archetyp verjüngt uns und zaubert unserer inneren jungen Göttin ein Lächeln auf die Lippen. Er hilft uns, verspielt und begeistert an neue Aufgaben heranzugehen. Wenn wir in dieses Urbild der Seele eintauchen, inspirieren und verzaubern wir andere, um sie mit auf die Reise in den Frühling zu nehmen.

Mit Ritualen die Verbindung zur Kraft der Göttin Brigid knüpfen

Ritual: In die Flammen träumen

Um deinen Geist, dein Herz und deinen Körper mit Frühlingsenergie zu erfüllen, ist eine Begegnung mit der Göttin Brigid ein inspirierendes Kraftelixier.

Vorbereitung des Rituals

Brigid ist die Göttin des Feuers, in dessen Flammen Transformation stattfindet und in dem das Feuer der Begeisterung und Inspiration sein Zuhause hat.

Entfache ein Feuer in einer Feuerschale, wenn du unter freiem Himmel mit der Göttin in Verbindung treten möchtest. Wenn du das Ritual im Haus machst, stelle weiße Kerzen oder Bienenwachskerzen um dich herum und entzünde sie. Wähle aus den folgenden Räucherstoffen neun Kräuter und Harze aus, die du am Rand des Metallsiebes auf deinem Räucherstövchen sanft verglimmst. Ihr Duft unterstützt Entspannung und inneres Reisen.

Birkenrinde, Dammar, Eichenrinde, Eichenholz, Elemiharz, Kiefernharz, Melisse, Myrrhe, Propolis, Salbei, Wacholder, Weidenrinde, Weihrauch.

Lege Schreibzeug bereit.

Durchführung des Rituals

- Setze oder lege dich bequem hin und beginne tief und ruhig zu atmen.
- Schau in die Flammen, genieße ihr Licht, ihre Wärme.
- Träume dich in ihren Tanz hinein, spüre ihre goldene Magie.

- Atme tief und ruhig, bis du dich ganz und gar entspannt fühlst.
- Lass deinen Geist leicht werden und folge ihm in die Landschaft deiner Seele.
- Schließe die Augen.
- Visualisiere, wie du dich von deinem Platz am Feuer erhebst und über eine bunte Frühlingswiese wanderst.
- Du atmest die weiche Frühlingsluft ein und spürst die sanfte Wärme der Sonne auf deiner Haut.
- Du riechst den Duft der feuchten Erde und hörst das fröhliche Zwitschern der Vögel.
- Atme ruhig und gleichmäßig. Genieße voller Freude und entspannt den wunderschönen Frühlingstag.
- Du fühlst dich leicht und frei.
- Schließlich siehst du eine mächtige Eiche. Ein Feuer brennt dort. In seinem Licht siehst du eine Frauengestalt, die dich zu sich winkt.
- Es ist die Göttin Brigid, die dich einlädt, am Feuer Platz zu nehmen.
- Licht umfließt die Göttin, schimmert und glüht wie die Strahlen der Sonne. Brigids Haar ist mit Blumen geschmückt.
- Du fühlst, wie die Göttin bis in die tiefsten, verborgensten Winkel deines Seins blickt. Ihre Freundlichkeit und Liebe hüllen dich in einen Mantel der Geborgenheit.
- „Was führt dich zu mir?", fragt Brigid. Du kannst ihr alles anvertrauen, um ihren Schutz und Inspiration für deinen Lebensweg zu erbitten.
- Bleib eine Weile an Brigids Feuer sitzen. Lausche dem Wispern und Raunen der Eiche. Lasse mit den Flammen Wärme und Licht in dich fließen und die liebevolle Präsenz Brigids dich einhüllen.
- Nach einer Weile verabschiedest du dich von Birgid und dankst der Göttin.

* Du kehrst zurück an das Feuer oder zum Schein der Kerzen.
* Du bewegst deine Hände, die Arme, die Beine. Du streckst dich und öffnest die Augen.
* Schreibe deine Begegnung mit Brigid auf und denke über euer Zwiegespräch nach.
* Was bedeutet es für den Weg und die Aufgaben, die vor dir liegen?

Ritual: Birken-Reinigungsritual

Das Fest Imbolc, das Brigid geweiht ist, ist nicht nur ein Fest für die wiedererstarkenden Lichtkräfte des Frühlings, sondern auch ein Fest der Reinigung, um aus Erstarrung und Stagnation auszubrechen.

* Suche auf einem Spaziergang einen Platz, am dem drei Birken im Kreis stehen.
* In der Natur wirst du Brigids Kraft ganz besonders spüren.
* Wenn du das Ritual zu Hause machst, visualisiere dich in der Mitte von drei Birken.
* Schließe die Augen. Strecke die Arme ausgebreitet nach oben.
* Atme tief und ruhig, bis du dich vollkommen entspannt fühlst.
* Du spürst die warmen Sonnenstrahlen der Frühlingssonne auf deinem Gesicht.
* Eine sanfte Brise streichelt dich. Die Brise wird zum fröhlichen Frühlingssturm, der dein Energiefeld freipustet und reinigt.
* Du spürst, wie jede Zelle in deinem Körper erwacht. Du fühlst dich frisch und lebendig.
* Du atmest ruhig und entspannt.
* Du fühlst dich glücklich und frei.
* Du bittest um Brigids Schutz und die Weisheit der Birke auf deinem Weg des Neubeginns.

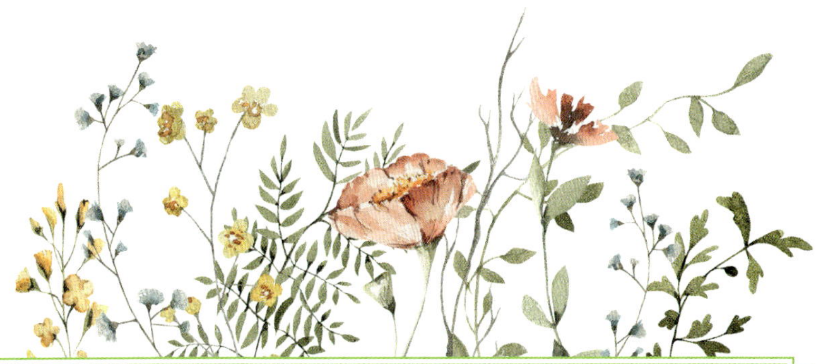

Meditatives Gedankenspinnen

- Welches Projekt kann nun beginnen?
- Wie schaffe ich mehr Freiraum, um kreative Ideen umsetzen zu können?
- Welcher Wunsch braucht meine Liebe, meine Aufmerksamkeit und meine Energie, damit er in Erfüllung gehen kann?
- Wer oder was in meinem Leben braucht Schutz und Geborgenheit unter Brigids Mantel?
- Für welches Anliegen brennt das Feuer der Begeisterung in mir?
- Was in mir muss aus der Erstarrung befreit werden, damit es sich entfalten kann?

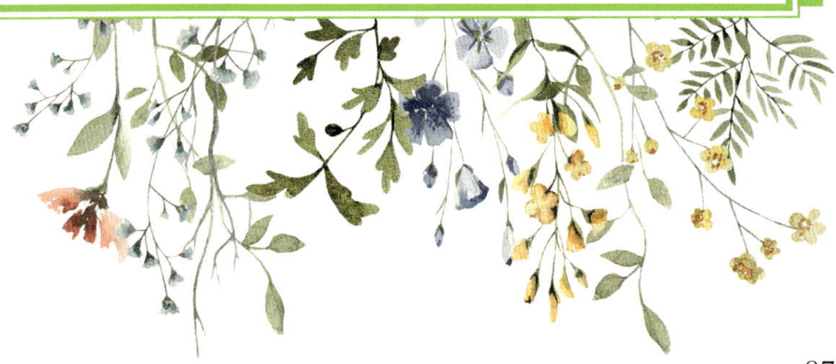

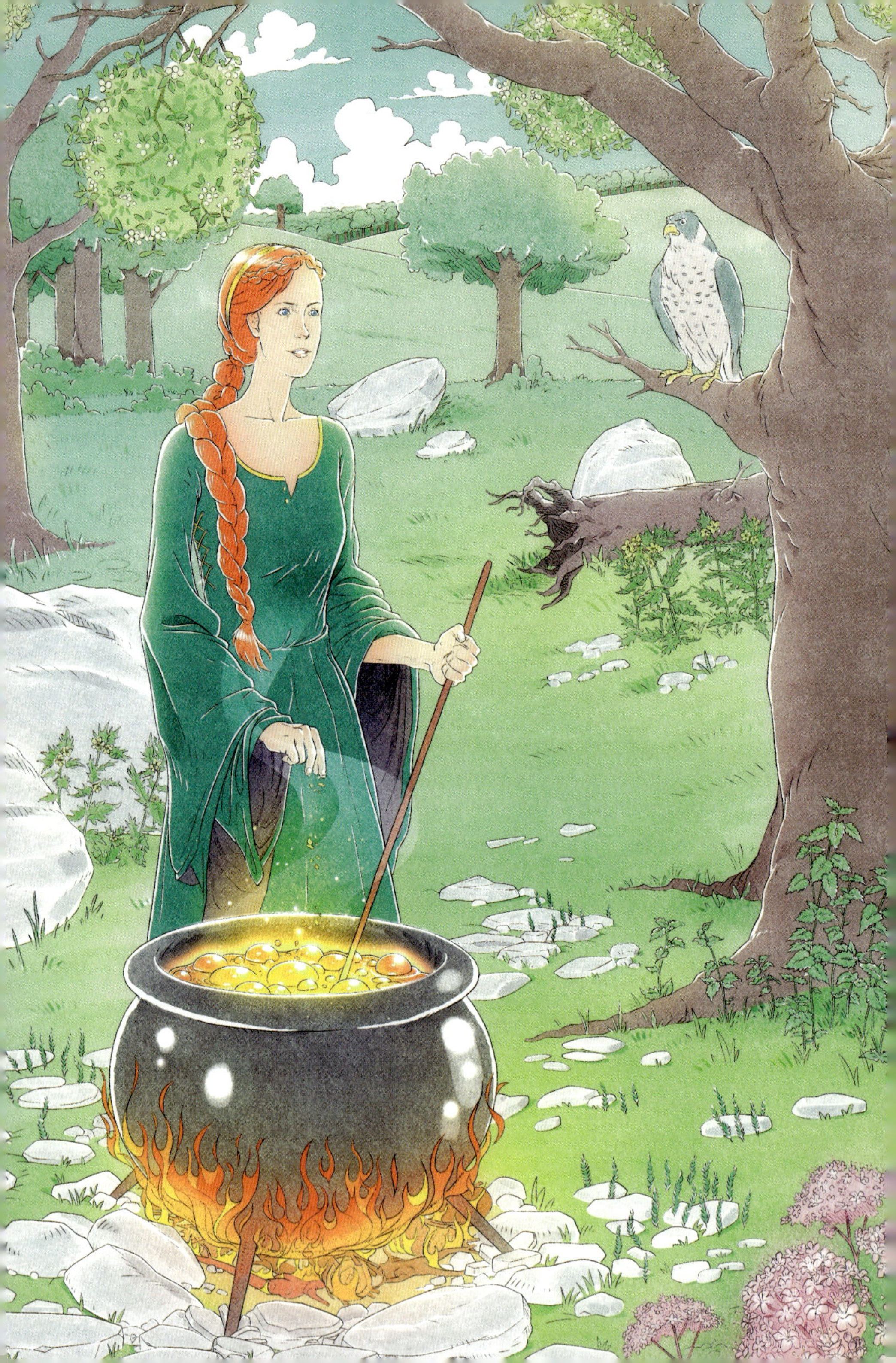

Cerridwen

Die Kraft des Wandels

Auf den Spuren der Göttin Cerridwen

Es war einmal eine wunderschöne junge Frau, die Gemahlin eines angesehenen walisischen Fürsten und Mutter zweier Kinder, die unterschiedlicher nicht hätten sein können. Mit der Formel „es war einmal" beginnen viele Märchen und Erzählungen aus Tagen, die längst versunken sind. Sie tragen ein Stück vom Weltbild unserer Vorfahren in unsere Zeit. Die schöne junge Frau ist Cerridwen (oder Caridwen, Keridwen, Kyrridwen), die mit ihrem Gatten auf einer Insel mitten im See Bala Lake im Norden von Wales lebte. Ihre Tochter Creirwy war ein bezauberndes Mädchen von so außergewöhnlicher Schönheit, dass man sie als „die schönste Frau der Welt" bezeichnete. Ihr Sohn Afangdu (oder Morvan) hingegen war abgrundtief hässlich. Cerridwen war bestürzt über das Monster, das sie geboren hatte und wollte ihm als Ausgleich für sein unglückseliges Aussehen mit einem „Trank der Inspiration und Weisheit" den Weg zum berühmtesten Seher und Weisen aller Zeiten ebnen.

Der Zauberkessel und ein magischer Trank

Cerridwen ist im inselkeltischen Mythenkreis als talentierte Zauberin und Hüterin des magischen Kessels überliefert, in dem sie heilende, aber auch tödliche Zaubertränke herstellte. In eben diesem Zauberkessel sollte der Trank gebraut werden, der ihrem Sohn Afangdu Weisheit schenken würde. Die Vorbereitungen für den magischen Trank waren umfangreich und langwierig, denn die hierfür benötigten Kräuter mussten zu bestimmten Tages- und Jahreszeiten gesammelt werden. Es galt, den Stand der Gestirne und Mondyzklen zu beachten, damit die Kräuter ihre bestmögliche Kraft im Kessel der Wandlung entfalten konnten. Ein Jahr und einen Tag lang sollte das Gebräu unter ständigem Rühren mit der erforderlichen Temperatur köcheln. Diese seltsam anmutende Zeitspanne ergibt sich aus dem alten matriarchalischen Jahreskalender von 13 Mondmonaten. Dreizehn Monate zu je 28 Tagen ergeben 364 Tage. Ergänzt man um einen Tag, so entspricht das dem julianischen Sonnenkalender.

Die gemurmelten Zaubersprüche Cerridwens woben ihre eigene besondere Magie in den Trank. Nur sie allein wusste, dass nach Vollendung des Werkes nur drei Tropfen des magischen Elixiers, das Weisheit schenkt, im Trank enthalten sein würden. Das restliche Getränk war reines Gift. Die drei kostbaren Tropfen enthielten hingegen reinste Magie, die Magie der dreifaltigen Kraft der Göttin. Wie jeder weiß, muss jeder Zauber oder Fluch dreimal gesprochen werden, um seine magische Kraft zu entfalten.

Das Hilfspersonal

Da das Feuer unter dem Kessel ständig brennen und der Trank stetig gerührt werden musste, betraute die Göttin den blinden Morda mit dem Feuer. Gerührt werden sollte der Trank vom Knaben Gwion Bach. Cerridwen fieberte dem Ablauf der vorbestimmten Zeit entgegen,

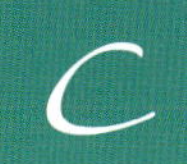

wenn drei Tropfen der magischen Flüssigkeit ihrem Sohn endlich außergewöhnliche Weisheit und Inspiration bescheren würden. Doch das Schicksal entschied anders.

Die Geburt eines ungeplanten Kindes

Kurz vor Ablauf der geplanten Frist spritzten Gwion drei Tropfen des Kesselinhaltes auf die Hand und der Knabe leckte sie instinktiv ab. Da er aufgehört hatte zu rühren, zersprang der Kessel und Gwion erkannte mit den neu gewonnenen Fähigkeiten, dass er schleunigst das Weite suchen musste, um dem Zorn Cerridwens zu entkommen. Die restliche Flüssigkeit aus dem Kessel rann aus dem Raum, in dem der Kessel gestanden hatte, hinaus und weiter in einen nahe gelegenen Fluss. Die Giftbrühe tötete alle Tiere und Menschen, die ahnungslos vom Wasser des Flusses tranken.

Cerridwen setzte Gwion außer sich vor Wut in einer wilden Verfolgungsjagd querfeldein nach. In panischer Angst verwandelte sich Gwion dank seiner neu gewonnenen Fähigkeiten in einen Hasen, um Cerridwen zu entkommen. Cerridwen jedoch beherrschte die Kunst der Gestaltwandlung meisterlich und mit mehr Erfahrung als der soeben erst initiierte Gwion. Sie wurde augenblicklich zum Hund, der den Hasen gnadenlos jagte. Ein breiter Fluss versperrte Gwion schließlich den Weg. Als Hase konnte er ihn nicht überqueren. Blitzschnell nahm er die Gestalt eines Lachses an und sprang ins Wasser. Cerridwen wurde zum Fischotter, um Gwion weiterhin zu jagen. Schon wollte sie ihn greifen, als Gwion in höchster Not zum Vogel wurde, der aus dem Fluss hochflatterte. Cerridwen jagte ihm als pfeilschneller Falke nach und verfolgte Gwion durch die Wolken. Als der Knabe in Vogelgestalt unter ihm Getreidegarben sah, die gedroschen wurden, verwandelte er sich im Nu in ein Getreidekorn, um sich unter den anderen Körnern zu verstecken. Cerridwen jedoch gab sich nicht geschlagen. Als Henne

scharrte sie so lange unter den Körnern, bis sie Gwion als Getreidekorn in seiner Gestalt entdeckte und aufpickte. Das Resultat war ein ungeplantes Kind, mit dem sie schwanger war. Wütend beschloss Cerridwen, den Jungen, der ihre Pläne durchkreuzt hatte, auf die Welt zu bringen und sodann zu töten. Neun Monate lang nährte sie ihren Hass auf den Knaben. Als sie ihn jedoch gebar, sah sie, dass der Knabe wunderschön war. Sie brachte es nicht übers Herz, diese Schönheit auszulöschen, indem sie Gwion tötete. Sie steckte das Neugeborene in einen Sack und warf ihn ins Meer. Doch die Bestimmung des Knaben war keineswegs der Tod. Das Schicksal nahm seinen Lauf und ein Barde wuchs heran.
Am 1. Mai zu Beltane blieb der Sack an der Angel von Elphin, „dem Glücklosen“, hängen. Elphin war ein Pechvogel, dem nichts gelingen wollte. Seine Pferde hatten vom Wasser des Flusses, in den die Giftbrühe geronnen war, getrunken und waren verendet. Er war alles andere als begeistert, als er sah, dass kein Fisch, sondern nur ein Sack an seiner Angel hing. Als er ihn jedoch öffnete und den schönen Knaben erblickte, rief er voller Freude aus: „Seht, was für eine schöne Stirne er hat. Er soll Taliesin (leuchtendes Antlitz) heißen.“ Traurig darüber, dass er keinen einzigen Lachs gefangen hatte, ritt Elphin mit Gwion nach Hause.

Da tröstete ihn der Neugeborene mit seinem ersten Vers als Barde.

… zwar bin ich klein und schwach
jetzt auf dem schaumbedeckten Meeresstrand,
doch am Tag der Not werde ich dir
bessere Dienste leisten als dreihundert Lachse.
Erscheine ich auch winzig klein in diesem Beutel,
liegt mein Wert doch auf der Zunge.
Solange ich dich schütze,
brauchst du dich vor nichts zu fürchten.

Taliesin hielt Wort und stand Elphin in Not bei. Er wuchs mit seinen Gaben aus dem magischen Trank zum weisesten und berühmtesten Barden und Propheten der Waliser heran. Seine Worte vermochten Wunden zu heilen und er verfügte über die Gabe der Hellsichtigkeit.

Die dreifaltige Erdgöttin

Cerridwen wird in den inselkeltischen Mythen als Naturgöttin überliefert, die als dreifaltige Göttin in ihrem jungfräulichem Aspekt, als fruchtbare Muttergöttin und als dunkle Mutter verehrt wurde. Als Mondgöttin herrscht sie über die Kräfte der Regeneration. In ihrem Aspekt als Totengöttin ist Cerridwen mit den Gesetzen von Tod und Wiedergeburt vertraut. Sie ist jene Göttin, mit deren Kraft man sich in den Phasen der Wandlung an den Schwellen des Übergangs verbindet, um Inspiration für einen neuen Abschnitt zu erhalten.

Der Kessel der Wandlung

Cerridwens Kessel ist das Gefäß der Transformation, der magische Prozess der Umformung und Wandlung, durch den Einsicht und Weisheit geschenkt werden. In ihrem Kessel der Wandlung wird die alte Identität in Teile zerstückelt, um auf neue Weise zusammengesetzt zu werden. Das Gebräu im Kessel setzt sich aus sieben magischen Kräutern zusammen, aus denen im Übermaß Gift entsteht, jedoch auch drei Tropfen eines feinsten Elixiers, wie es sich die Alchemisten Jahrhunderte später, selbst Meister der Wandlung, nur erträumen konnten. Tod und Wiedergeburt verspricht das mystische Gebräu, als Bild des Schoßes der Göttin, dem Leben entspringt und der Leben wieder in sich zurückzieht.

Cerridwens Kraft initiiert die Wiedergeburt in einen neuen Abschnitt des Lebens und das Erreichen eines neuen Bewusstseinszustandes.

Die zweite Gabe, die ihrem Kessel entspringt, ist die Inspiration. Mithilfe dieser Zutat im magischen Trank des Kessels überquert man die Schwelle leichten Herzens, um sich neu zu positionieren, sich für neue Erfahrungen auf dem Weg zu persönlicher Reife zu öffnen und den Boden unter den Füßen nicht zu verlieren. Die Göttin schenkt an der Schwelle des Übergangs nicht nur die Wiedergeburt in eine neue Identität, die auf einem veränderten Bewusstseinszustand beruht. Sie lehrt uns auch die sorgfältige Auswahl der Zutaten, die es benötigt, um den Wandel herbeizuführen, der es ermöglicht, sich neu zu positionieren. Gwion erlangt Weisheit und Erkenntnis durch harte Arbeit. Mehr als ein Jahr lang rührt er unablässig im Kessel, bis ihn das Schicksal auserwählt und drei Tropfen auf seine Hand spritzen. Nicht der Intellekt, nein reiner Instinkt, ausgelöst durch Schmerz, veranlassen ihn, die Tropfen abzulecken. Seine neuen Fähigkeiten schlagen wie der Blitz in sein Bewusstsein ein, überrollen ihn förmlich und erfüllen ihn mit abgrundtiefer Angst. Er rennt um sein Leben, versucht seine neuen Fähigkeiten, um schließlich ein zweites Mal im Kessel der Göttin, in Cerridwens Schoß, seiner Geburt entgegenzuwachsen. Kaum geboren, wirft ihn Cerridwen ins Meer. Das Urwasser, aus dem alles Leben geboren wurde, symbolisiert erneut den Schoß der Göttin, aus dem der Knabe als Taliesin, der größte Barde der inselkeltischen Mythen, hervorging. Die walisischen Barden nannten sich Söhne Cerridwens, „cerddorion".

Der heilige Gral

Der magische Kessel der Göttin taucht in christianisierter Form als der heilige Gral auf, der die Fantasie der Mythenjäger bis heute beschäftigt und Spekulationen anheizt. Christliche Legenden erzählen, dass Josef von Arimathäa das Blut von Jesus Christus in einem Gefäß aufgefangen haben soll, das als Gral bekannt wurde. Im Mythenkreis

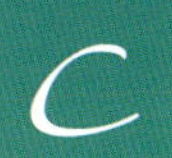

um König Arthus begibt sich der junge Parcival auf die Suche nach dem Gral, der in seiner archaischen Version mit dem Feenvolk von Wales verbunden war. Uralte keltische Motive vom Kessel der Fülle als Bild für den Schoß der Göttin, die alles Leben hervorbringt, verschmelzen darin mit christlichem Gedankengut.

Der Roman „Sakrileg“ von Dan Brown greift auf die Symbolik des weiblichen Mutterschoßes als Gral zurück. Maria Magdalena soll nach dem Kreuzigungstod von Jesus mit seinem Kind schwanger mit Josef von Arimathäa nach Gallien geflohen sein. Das Kind soll die Blutlinie von Jesus als Heiliger Gral selbst in die Zukunft getragen haben.

Was bleibt, sind uralte Bilder und Symbole für den magischen Kessel der Muttergöttin, der Heilung und Wiedergeburt, Gesundheit und Fülle schenkt. Dem jeweiligen Weltbild entsprechend wandert der Kessel durch Jahrtausende, um alles aufzunehmen, zu wandeln und erneuert wieder auszuspucken. Eindringlicher kann der ständige Zyklus von Sterben und Aufs-Neue-Wiedergeboren werden nicht gezeigt werden.

Die weiße Sau

Wie andere Göttinnen auch (Freya, Isis), wurde Cerridwen als Sau verehrt. In ihrem Fall war es nicht das Bild der nährenden Sau in ihrer fruchtbarkeitsverheißenden Symbolik, sondern die weiße Sau, die die Toten frisst. Sie nimmt die Toten in sich auf, damit sie im Kessel ihres Mutterschoßes wiedergeboren werden können.

Cerridwen wird hauptsächlich in ihrem Aspekt als Totengöttin verehrt. Als solche tritt sie als weißhaarige Göttin, weißes Schwein oder Mond auf. Das spanische Wort für Schwein lautet cerdo. Die spanischen Einwohner der Pyrenäen huldigten der Göttin als Quelle des Lebens und Gefäß des Todes, als Göttin, die Leben schenkte und wieder nahm. Die Erntetänze, die man ihr zu Ehren aufführte, hießen „cerdana“, „Schweinetänze“.

Cerridwens Namen wird mit indogermanisch *ker* in der Bedeutung von *wachsen* in Verbindung gebracht. Auch *caer, Festung* und *cerru, Kessel* stehen damit in Zusammenhang.
Auf Cerridwens Spuren begegnet man dem Kessel der Fülle und ihren heiligen Tieren: der Sau, dem Hund, dem Otter, dem Falken und der Henne.
Die magischen Kräuter in ihrem Kessel bergen die Magie der Wandlung.

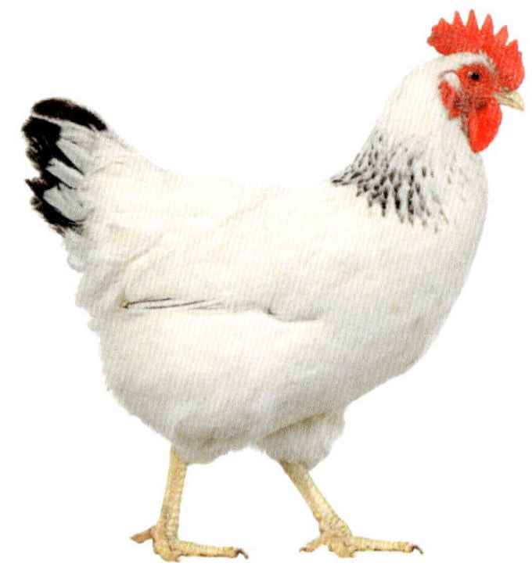

Der Gefährte der Göttin

Die Göttin lebt mit einem Sterblichen auf einer Insel mitten in einem See. Der Vater ihrer beiden erstgeborenen Kinder hat keinen Anteil an ihren Aufgaben als göttlich weibliche Kraft. Cerridwen lebt ihre Mütterlichkeit auf sehr menschliche Weise. Ihre Tochter ist als „schönste Frau der Welt" ohne Makel, der Cerridwen berühren könnte. Ihren Sohn jedoch kann sie in seiner Hässlichkeit nicht akzeptieren. Hier setzt sie ihre Zauberkünste ein, um ihn auf andere Weise über den Rest der Menschheit zu erheben. Der Trank in ihrem Kessel der Wandlung soll ihm Weisheit, die Schönheit des Geistes, schenken.

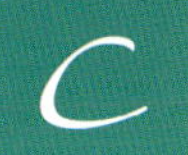

Cerridwen im Spiegel der Natur

Cerridwen verkörpert die Erdgöttin, die alle Geheimnisse der Natur und alle ihre Erscheinungsformen kennt. Als dreifaltige Göttin taucht sie an allen Stationen des Jahres auf. Sie weiß um die Kraft der Pflanzengeschöpfe und um den rechten Zeitpunkt der Ernte. Ein Jahr und einen Tag lang sammelt und erntet sie die Gaben der Natur, die unter dem Lauf der Gestirne gereift sind. Cerridwens Kessel enthält diese Gaben der Materie, die ständig in Bewegung gehalten werden müssen, um die ersehnte magische Wirkung zu haben. Die Göttin selbst ist die Schnitterin, die erntet und wandelt, um Neues entstehen zu lassen. In der Geschichte von Taliesin herrscht sie über den letzten Jahresabschnitt. Sie nimmt die Essenz des Knaben in Form eines Getreidekorns in sich auf. In ihrem mütterlichen Erdschoß reift er heran, um wie der Sonnengott, der die archaische Göttin durch das Jahr begleitet, aus ihrem Schoß neu geboren zu werden.

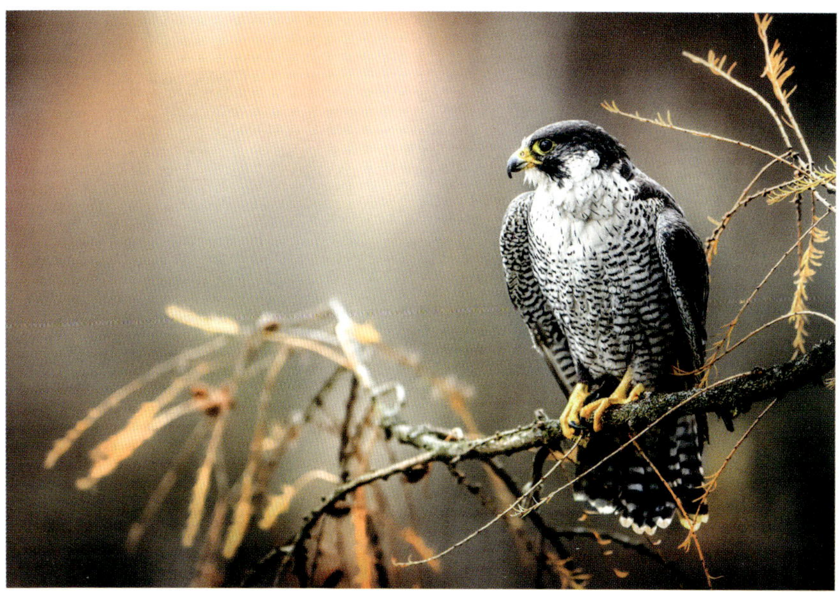

Die Pflanzen der Göttin Cerridwen

Die Überlieferung der Kelten, Cerridwens Volk, ist mündlich tradiert. Über die Pflanzengeschöpfe in Cerridwens Kessel der Einweihung und Transformation haben sich Generationen neugieriger Pflanzenforscher den Kopf zerbrochen. Keine Legende, keine mythische Erzählung, kein Märchen und keine Sage gaben das Geheimnis je preis. Spekulationen führen zu heiligen Pflanzen der Kelten, die den Zauber der Initiation und Erneuerung bergen.

Die im Folgenden vorgestellten Pflanzen könnten durchaus im Urwasser von Cerridwens Kessel mit der transformativen Kraft des Feuers gebrodelt haben. Sie führen uns tief in die Gedankenwelt und Weltanschauung jener vorchristlichen Völker, die mit der walisischen Naturgöttin verbunden waren.

Baldrian

Die Pflanze liebt feuchte Standorte in Wiesen, Wäldern oder unmittelbarer Gewässernähe. Das mondhafte Wesen des Baldrians wird hier offenkundig, denn die Signaturenlehre stellt Pflanzen mit offenkundigem Bezug zum Element Wasser unter die Schirmherrschaft des Mondes. Der Name „Mondwurzel" folgt diesem Bezug. So verzaubert und verschwiegen sind die Plätze, an denen uns die schirmförmigen Blüten entgegenleuchten, dass feinfühlige Menschen Elfen in verspieltem Treiben rund um den Baldrian wahrnehmen können. „Elfenkraut" nannte das Volk den Baldrian liebevoll und sprach ihm damit einen Bezug zur Anderswelt, den Sphären jenseits

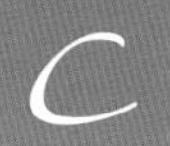

der menschlichen Wahrnehmungsfähigkeit, zu.
Am besten sammelt man die Blüten in Vollmondnächten, damit sie uns in ihre feenhaften Schwingungen hüllen können. „Augenwurzel" ist ein weiterer überlieferter Volksname. Das Wissen um die Verwendung dieser Heilpflanze als Medizin für die Augen ist beinahe vergessen. Baldrian erhellt auch das innere Auge und öffnet für intuitives Wahrnehmen.
Der „Tollerjahn", das „Katzenkraut", zieht Katzen, die magischen, sinnlichen Tiere der Göttin Freya und der Hexen mit seinem erotisierenden Duft in seinen Bann. Der Überlieferung nach ritt die germanische Göttin Berta auf einem hopfengezäumten Hirsch und mit einer Gerte aus Baldrian durch die Wälder. Hopfen und Baldrian sollten die männliche Triebkraft in der Verkörperung des Hirsches zügeln.

Die Kelten zählten Baldrian zu ihren heiligsten Pflanzen. Heute ist er vorwiegend als nervenstärkendes, beruhigendes und schlafförderndes Mittel im Gebrauch. Mit seinem Bezug zur Anderswelt und zur Magie fügt sich Baldrian als Zauberpflanze gut in Cerridwens Kessel der Einweihung und Transformation ein.

Verräuchert man die feinen Blüten auf dem Sieb eines Räucherstövchens, so fördert der Duft die Wahrnehmungsfähigkeit. Die Wurzel ist aufgrund des aphrodisierenden Charakters für Liebesräucherungen geeignet. Die beigefügte Dosis sollte gering gehalten werden, da der Duft sonst zu intensiv wird.

Bärlapp

Bärlappgewächse zählen zu unseren archaischsten Pflanzengeschöpfen. Das tropische Klima der Steinkohlezeit brachte vor rund 300 Millionen Jahren riesige Wälder hervor, in denen Bärlappgewächse

neben Schachtelhalmen und Farnen wucherten. Die Pflanze gedeiht auf Moorboden und auch gerne im Schattenbereich der Nadelbäume. Der Bodenkriecher wird gerne mit Moos verwechselt. Bärlapp hat keine Blüten, sondern kolbenförmige Sporenhalter. Es dauert rund 10 Jahre, bis die Sporen reifen, die als feines gelbes Pulver Namen wie „Drudenmehl", „Hexenmehl" oder „Blitzpulver" tragen. Wirft man das Pulver ins offene Feuer, so verbrennt es in einem Meer von Funken oder einer Stichflamme. Diesen dramatischen Effekt wussten nicht nur die Druiden und Magier folgender Jahrhunderte zu nutzen. Theaterblitze, hervorgerufen durch das Blitzpulver, zogen die Zuschauer auch später noch in ihren Bann.
Die vielen volkstümlichen Namen des Bärlapp zeugen von seiner magischen Vergangenheit. „Hexenmoos", „Schlangenmoos", „Drudenfuß" und „Alfkraut" (Alfkraut bedeutet Elfenkraut) sind nur einige davon. Der Gattungsname Lycopodium schlägt sich in „Wolfsfuß" und „Wolfskraut" nieder. Tatsächlich bedeutet das althochdeutsche Wort *lapp* so viel wie *Hand* oder *Pranke* und gibt Hinweise auf das Aussehen des Bärlapps.

In Namen „Neunheil" erzählt uns die Pflanze von der außerordentlichen Heilkraft, die man ihr zutraute.
Das Sporenpulver wurde in der traditionellen Volksheilkunde gegen Hautkrankheiten eingesetzt. Der Rauch des Pulvers wurde bei Augenkrankheiten in die Augen gefächelt.
Bärlappkraut wirkt überdies krampflösend, kühlend, harntreibend, blutstillend und schmerzstillend.
Keulenbärlapp enthält giftige Alkaloide, die eine psychoaktive Wirkung erzeugen.

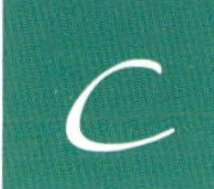

Bärlapp oder Bärenmoos zeigt auf eine Verbindung mit einem der wichtigsten Totemtiere der Kelten und Germanen.
Die archaische Bärengöttin Dea Artio und die religiösen Riten ihr zu Ehren zählen zu den ältesten Europas. Die griechische Göttin Artemis, als Beschützerin der Frauen und Kinder, ist mit diesem Kult verbunden. Der mütterliche Aspekt der Bärin schlägt sich in den Frauenpflanzen der Gebärmutter nieder. Tannenbärlapp blickt auf eine Vergangenheit als Verhütungsmittel und Abortivum zurück.
Da die Pflanze streng geschützt ist, sollte man Tinkturen in der Apotheke erwerben. Auch heute noch gelten sie als Mittel gegen Unfruchtbarkeit bei Männern und Frauen. Ein homöopathisches Bärlappmittel wird als Unterstützung für die Leber, den Stoffwechsel, Blase und Harnwege sowie den Verdauungstrakt empfohlen.

Bilsenkraut

Der sagenumwobene Höllenhund Kerberos erschuf zwei Pflanzen, die durch die Zeiten berühmt, begehrt und gefürchtet waren, Bilsenkraut und Eisenhut. Kerberos sah so schaurig aus, wie es sich für einen Höllenhund am Eingang in das Schattenreich der Toten geziemte. Drei Hundeköpfe wurden durch Schlangenköpfe auf seinem Rücken ergänzt. Dazu noch ein Drachenschwanz und der Wächter am Tor zum Totenreich war perfekt ausgerüstet. Der Held Herakles begegnete Kerberos, als er eine seiner 12 Aufgaben erledigte. Der tobende Höllenhund verspritzte seinen Geifer, aus dem sogleich Bilsenkraut und Eisenhut emporwuchsen.
Als Heilmittel taucht Bilsenkraut bereits im Papyrus Ebers vor rund 5 000 Jahren auf. In der Antike wurde es ebenfalls als Heilmittel

geschätzt und schmerzstillend eingesetzt. Vor allem jedoch war Bilsenkraut das Mittel der Wahl, wenn es um Liebestränke und Divination ging. Die legendären thessalischen Hexen brauten ihre Liebestränke unter Beigabe von Bilsenkraut. Das weiße Bilsenkraut (Hyoscyamus albus) war das heilige Kraut des Sonnengottes Apoll, dessen Orakelpriesterinnen im Orakel von Delphi weissagten. Desgleichen war es Hekate geweiht. Auch Lorbeer, der so wie Bilsenkraut von den Priesterinnen der Göttin für Divination genutzt wurde, stand unter der Schirmherrschaft von Apollo und Hekate.

Der Rauch der Bilsenkrautsamen führte das Bewusstsein über die Grenzen der Realität.

Jahrhundertelang war die Pflanze des Höllenhundes ein Werkzeug der Geisterbeschwörer, Giftmischer und Wanderer zwischen den Seinsebenen. Der Wunsch nach sexueller Ekstase erhob es zu einem begehrten Aphrodisiakum. Die unzähligen Volksnamen bezeugen die Berühmtheit der Pflanze. „Drachenkraut“, „Dollkraut“, „Saubohne“, „Jupiterbohne“, „Dille“, „Totenblumenkraut“, „Zahnwehkraut“, „Kraut des Apollon“, „Rasenwurz“ und „Schlafkraut“ sind nur einige davon.

Bilsenkraut ist giftig. Es enthält die Alkaloide Hyoscyamin, Scopolamin und Atropin. Vom Eigengebrauch ist daher abzuraten, da die Folgen fatal oder tödlich sein können. Vergiftungserscheinungen zeigen sich als Kopfweh, Schwindel, großer Durst, Übelkeit, Koma, Muskelstarre und Atemlähmung, die zum Tod führt.

In den Badehäusern des Mittelalters wusste man um die Wünsche der Kunden. Bilsenkrautsamen, die man in die Glut warf, erzeugten eine erotische Atmosphäre. Noch bis in die Renaissance wurde Bilsenkraut als Flugkraut in Hexensalben, als Liebesmittel, Beschwörungskraut, Orakelhilfe und Schmerzmittel verwendet.

Wie viele Menschen den Tanz mit dem „Teufelskraut“ mit dem Tod bezahlten, ist nicht überliefert.

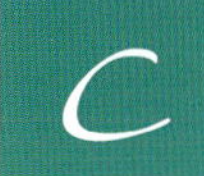

In keltischen und germanischen Traditionen taucht das schwarze Bilsenkraut (Hyoscyamus niger) als Initiationskraut auf.
Die Gallier nannten es Bilsia oder Belenuntia, „Kraut des Sonnengottes Bel“. Germanische Stämme versetzten Bier mit Bilsenkraut. Bei Ratsversammlungen suchte man mit dem Gebräu einen Weg hinter den Schleier der Realität und Verbindung zur Weisheit der Götter.
Findige Bierbrauer behielten die Praxis, dem Bier Bilsenkraut in der richtigen Dosierung zuzugeben, gerne bei. Mit dieser Zutat wurde das Bier sehr stark und machte aufgrund des Alkoloidanteils recht durstig. Das wiederum war gut fürs Geschäft. Diese Praxis fand erst mit dem deutschen Reinheitsgebot ein Ende.
Grabfunde von Bilsenkrautsamen weisen auf einen Einsatz als Ritualpflanze hin. Die Priester und Seherinnen der Kelten und Germanen waren mit der richtigen Dosierung des Krautes, das ihnen Zugang zu anderen Welten gewährte, vertraut. Für den Wetterzauber, mit dem Regen herbeigerufen wurde, war Bilsenkraut auf jeden Fall erforderlich. Es stand mit Thor, dem Wettergott der nordischen Stämme, in Verbindung.
Noch heute ist das Kraut als schmerzlinderndes Öl bei Rheumabeschwerden oder homöopathisches Mittel gegen Husten und Krämpfe in Apotheken erhältlich.

Brennnessel

Sucht man ein Heilkraut mit dem Prädikat „Hans Dampf in allen Gassen“, so landet man unweigerlich bei der Brennnessel.
Als Unkraut verdammt, gesteht man ihr höchstens ein ungenütztes Fleckchen im Garten zu, um rasch zu entdecken, dass sich eine Vielfalt von Schmetterlingen in ihrer

Nähe aufhält. Große Flecken mit Brennnesseln verraten ein Übermaß an Stickstoff im Erdreich. Überdies zählt sie zu unseren kostbaren Ruderalpflanzen, Bodenheilern, die das Erdreich für die Besiedelung anderer Pflanzen aufbereiten.

Die Brennnessel ist beinahe weltweit zu finden und wird von Kräuterkundigen als Pflanzenverbündete mindestens ebenso geschätzt wie die Kamille.

Natürlich weiß sie ihre kostbaren Inhaltsstoffe zu schützen. Die Blätter sind mit Brennhaaren bedeckt, die schmerzhafte Schwellungen auf der Haut verursachen. Sie sind die Waffe der Pflanze gegen Fressfeinde, zu denen der Mensch ja durchaus zählt.

Die vielfältigen Heilwirkungen der Brennnessel erheben die Pflanze zu einem Spitzenkandidaten in Cerridwens Kessel und in der keltischen Zauberkunde.

Als Gemüse oder Saft genossen, polstern die Blätter den Eisenvorrat im Körper auf, senken die Cholesterinwerte und den Blutdruck.

Sie unterstützen die Darmgesundheit und glänzen als pflanzliche Helfer in Frühjahrskuren, die entgiften, entschlacken und die Wintermüdigkeit vertreiben. Die schmerz- und entzündungsstillenden Eigenschaften zeigen sich bei Arthrose, wenn man Brennnesselgemüse bereits in geringen Mengen regelmäßig verzehrt. Brennnesseltee ist seit Jahrhunderten ein Mittel gegen Blasenentzündungen und Vorbeugung gegen Nierensteine. Bei so viel unterstützenden Eigenschaften darf natürlich die Stärkung des Immunsystems nicht fehlen. Der großzügige Gehalt an Kieselsäure und Gerbstoffen rückt die Pflanze in der Signaturenlehre in die Einflusssphäre der Planetenkraft Saturns. Diese Kraft hilft uns, im Hier und Jetzt zu bleiben. Die Samen der „brennenden“ Schönheit werden traditionell in den Frauendreißigern gesammelt, den sonnendurchglühten Tagen zwischen dem großen Frauentag (15. August) und dem kleinen Frauentag (8. September). Sie gelten als Fruchtbarkeitstonikum, das dem Geschlechtstrieb auf

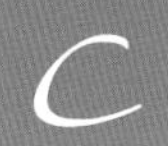

die Sprünge hilft. Die hormonähnlichen Inhaltsstoffe der Samen unterstützen nicht nur die Libido, sondern auch die Milchproduktion junger Mütter. Der einzigartige Nährstoffmix der Samen hat sich auch gegen Haarausfall bewährt.

Was uns Menschen gut tut, ist auch für das grüne Volk im Garten ein Segen. Brennnesseljauche ist ohne großen Aufwand selbst herzustellen. Dazu wird ein Eimer Brennnesseln mit Wasser vermischt und an einem geschützten, warmen Ort für zwei Wochen unter täglichem Umrühren belassen. Das Brennnessel-Wassergemisch beginnt zu gären und setzt dabei die begehrten Inhaltsstoffe frei. 1:10 mit Wasser verdünnt, erhält man einen chemiefreien Naturdünger, der die Pflanzen im Garten stärkt und Fressfeinde vertilgt.

Die Fasern der Nessel wurden bereits in vorchristlicher Zeit zur Herstellung von Stricken, Säcken und Stoffen für Hemden herangezogen. Wie Lein und Hanf waren sie in dieser Verwendung insbesondere für die Kelten von großer Bedeutung.

Wenn man sich mit dieser Pflanze, die die Nähe der Menschen seit Jahrtausenden beharrlich sucht, auseinandersetzt, kann man über die Bandbreite ihrer Unterstützung nur staunen. Um ihr gerecht zu werden, ist der Name Unkraut völlig fehl am Platz. Vielmehr sollte man sie als Königin des Gartens bezeichnen.

Mistel

Die Mistel ist ein Halbschmarotzer, der Nährstoffe und Wasser von seinem Wirtsbaum bezieht. Die strauchartige kleine Pflanze siedelt sich vorzugsweise auf Bäumen an, die auf Störzonen stehen. Zwischen Himmel und Erde auf dem Wirtsbaum festgekrallt, ist die Mistel offen für die Aufnahme von Energie aus dem Kosmos und aus dem mütterlichen Prinzip der Erde.

Die Fruchtreife zur Zeit der Wintersonnenwende, gegen den jahreszeitlichen Vegetationsrhythmus, barg für unsere Vorfahren den Zauber des Geheimnisvollen. Wie stark mussten die Schöpfungs- und Fruchtbarkeitskräfte in dieser Pflanze wirken, um mitten in der winterlichen Ruheperiode die weißen Beeren hervorzubringen? Die Signaturenlehre sieht Saturnkräfte in der Mistel manifestiert. Tatsächlich führt uns Saturn als Regent des Tierkreiszeichens Steinbock durch den letzten Teil des Jahres. Das wässrige Mondprinzip als Brücke zum Unbewussten offenbart sich in den schleimigen weißen Beeren. Dieses geheimnisvolle Pflanzengeschöpf ist eine der wichtigsten winterlichen Ritualpflanzen unserer Vorfahren. Die weißen Beeren symbolisieren das männliche Fruchtbarkeitsprinzip der winterlichen Sonnwendmysterien.

Welche Verehrung die Mistel bei unseren keltischen Vorfahren genoss, lässt sich aus den sakralen Sammelritualen, von denen Plinius berichtet, erahnen. Angeblich wurden die Mistelzweige mit einer goldenen Sichel geschnitten und durften keinesfalls mit dem Erdboden in Berührung kommen, um ihre kosmische Energie nicht in die Erde abzuleiten. In diesem Allheilmittel der Druiden entdeckte

Rudolf Steiner einen Helfer gegen Krebsmetastasen. Mittlerweile nützt die Medizin Mistelpräparate als wachstumshemmenden Faktor in der Krebstherapie. Die wunderbare Kräuterkundige, Maria Treben, empfiehlt diesen Pflanzenverbündeten, der den Fachleuten der Forstwirtschaft Kopfschmerzen bereitet, bei vielerlei gesundheitlichen Störungen.
Stoffwechselerkrankungen, Arterienverkalkung und das Herzkreislaufsystem erfahren durch eine kurmäßige Anwendung von Misteltee Unterstützung.
Den Glauben an die fruchtbarkeitsspendende Kraft trägt diese feinfühlige Kräuterfrau in die Volksheilkunde unserer Zeit weiter. Mistelpräparaten wie frischem Saft spricht man Abhilfe bei Unfruchtbarkeit zu.

Als Gewächs zwischen Himmel und Erde ist der Mistel eine öffnende Kraft im Schwellenbereich zu eigen. Als Begleiter über die Schwelle ins Unbewusste, Unbekannte oder in eine neue Phase hat das Kraut starke Transformations- und Schutzkraft. Dieses heilige Ritualkraut der Kelten darf im Zauberkessel Cerridwens auf keinen Fall fehlen, wenn der magische Trank entsteht, der die alte Identität in eine neue transformiert.

Eine Verräucherung von Mistelkraut (ohne die Beeren) ist ein guter Begleiter für den Schritt über die Schwelle in eine neue Etappe. Der süße, krautige Duft transformiert dunkle Schwingungen in helle und öffnet die Tore zu unbewussten Kräften und Möglichkeiten. Als Pflanzenwesen zwischen den Welten verbindet sie verschiedene Seinsebenen. Mit ihrer Hilfe kann man schamanische Reisen unternehmen und Rituale, die der Visionssuche dienen, unterstützen.

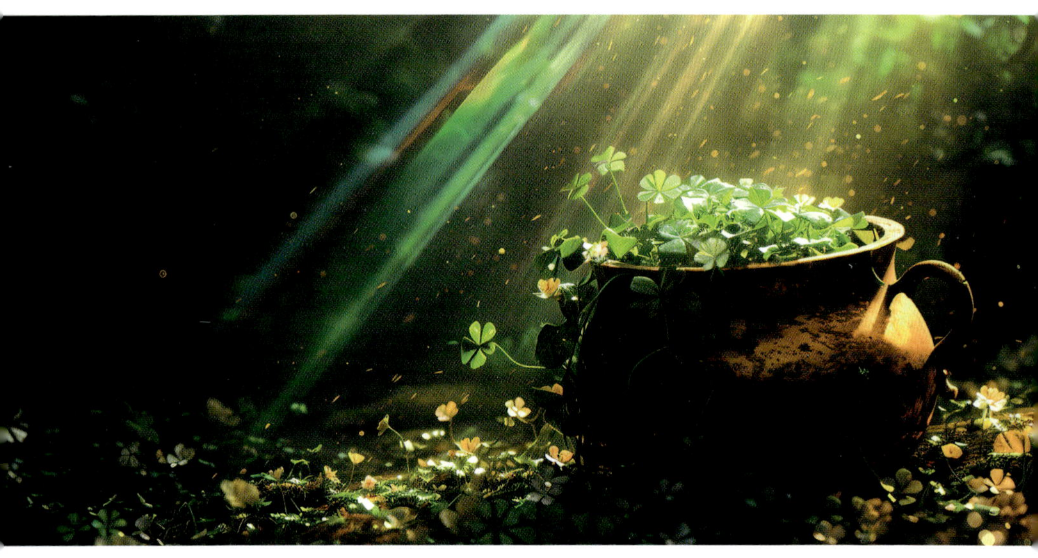

Cerridwens Pflanzenmagie

Cerridwens Pflanzenmagie führt den Initianten, der die Dämpfe des brodelnden Gebräus einatmet, auf geheimen alten Pfaden in die Anderswelt, um ihn zu formen und zu wandeln.

Die Geschichte von Gwion Bach erzählt die Einweihungsstufen des dreimal Geborenen. Seine Mutter hat den Körper des Knaben im heiligen Akt der Geburt zur Welt gebracht. Die Seele hat vorübergehend ein Zuhause in einem irdischen Körper erhalten. Die drei Tropfen aus dem Kessel der Göttin schenken ihm Erkenntnis, die seine Seele formen wird und ihn neugeboren in die Welt schickt. Die Gabe der Inspiration aus dem magischen Kessel der Göttin formt ihn in einem weiteren Geburtsakt. Er erkennt, welcher Weg seine Bestimmung ist und wird zum Barden und Propheten.

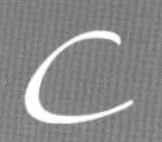

Wie sehr sich Baldrian im Blickfeld unserer Vorfahren befand, zeigen die vielen volkstümlichen Namen. „Hexenkraut" ist einer dieser überlieferten Namen, der den starken Bezug zur Magie preisgibt. Im Spruch „Baldrian, Dost und Dill, da kann die Hex nit, wie sie will" sind die magische Verwendung der Pflanze und die Wertschätzung, die man ihr im Abwehrzauber entgegenbrachte, überliefert. „Hexenrauchwurzel" weist den Baldrian als Räucherpflanze in der Tradition der Volksmagie aus. Unsere Ahnen verwendeten die Wurzel für Binde- und Liebeszauber und als Amulett mit starker Schutzkraft.

Als heiliges Kraut der Druiden war die Ernte des Bärlapps einem besonderen Sammelritual unterworfen. Barfuß und weiß gekleidet ernteten die keltischen Priester das magische Kraut mit der linken Hand, um es hernach in ein Tuch zu legen. Wie andere Pflanzen auch, durfte Bärlapp keinesfalls mit Eisen geerntet werden, damit die magische Kraft des Krautes nicht zerstört wurde. Wurden all diese Bedingungen beim Sammeln des Bärlapps beachtet, so gewann man ein mächtiges Schutzkraut gegen Hexen, Dämonen und Schadzauber jeglicher Art. Schutzamulette mit Bärlapp waren daher begehrt.
Namen wie „Sankt Johannes Gürtel" oder „Gürtelkraut" legen eine Verbindung zu rituellen magischen Abläufen im Rahmen der Sommersonnenwende nahe.
Damit ist der Zauber dieser Schutzpflanze aber noch lange nicht erschöpft. Trägt man Bärlapp bei einem Rechtsstreit in der linken Hosentasche, so ist ein glücklicher Ausgang des Prozesses gewiss.
Mädchen, die gerne tanzen, sollten sich Bärlapp in den Rock nähen, um recht viele Tänzer zu bekommen.

Bilsenkraut ist eines jener magischen Nachtschattengewächse, das für den Liebeszauber begehrt war. In den Händen der kräuterkundigen Orakelpriesterinnen, Druiden und Seherinnen wurde es zum Flug-

kraut, das die Tore zu anderen Seinsebenen aufschloss und im Wetterzauber eine Verbindung zu den Naturgeistern herstellte. In Dürrezeiten brauchte es ein junges nacktes Mädchen, das mit dem kleinen Finger der rechten Hand ein „Dollkraut" samt Wurzel aus dem Boden riss oder grub und es sich an eine Zehe des rechten Fußes band. War das geschehen, so führte es eine Schar junger Mädchen zu einem Bach, um es mit Wasser auf Bilsenkrautstängeln zu bespritzen. Die Zaubergesänge der jungen Mädchen waren die Bitte an die Naturgeister, dem Land den ersehnten Regen zu schicken.
Anschließend war es wichtig, dass das nackte junge Mädchen rückwärtsgehend zum Dorf zurückkehrte.
Wenn bei aufziehendem Gewitter Kräuter in die Glut des Ofens geworfen wurden, so sollte der Rauch die Wolken und Sturmgeister beschwören, Haus und Hof vor Blitzschlag und Hagel zu verschonen.

„Hartheu und Dill,
macht das Gewitter still."

ist der uralte überlieferte Zauberspruch, der dieses Wetterritual begleitete.
„Hartheu" ist ein Volksname für das Johanniskraut. Mit Dill ist nicht das Dillkraut aus unseren Gewürzschränken gemeint, sondern Bilsenkraut, dessen mächtiger Pflanzengeist eine Verhandlung mit den Naturgeistern in Gang setzt.

Der überwiegende Teil der magischen Handhabung der Brennnessel dient dem Schutz- und Abwehrzauber. Die Signaturenlehre stellt sie unter anderem aufgrund ihrer ausgeprägten Verteidigungsmechanismen (Brennhaare) unter die Schirmherrschaft des kriegerischen Mars. Die archetypischen Kräfte des Kriegers und Pioniers zeichnen die Brennnessel aus. Der Krieger und Beschützer schlägt sich in allen Formen des Abwehr- und Schutzzaubers nieder. Der Pionier

manifestiert sich in der Funktion des Bodenheilers, wenn die Pflanze das Erdreich mit ihren Wurzeln auflockert und so den Boden für nachfolgende Pflanzenarten vorbereitet.
Der volkstümliche Name „Donnernessel“ zeichnet die Brennnessel als Abwehrpflanze bei drohendem Unwetter aus. Pflanzenbüschel, die man in der Johannisnacht an die Türen und Fenster des Stalls hängt, schützen das Vieh, die Lebensgrundlage der bäuerlichen Bevölkerung, vor bösen Einflüssen. Am Gründonnerstag soll die Brennnessel als Kultspeise und Vorläufer des Spinats gegessen werden, um das ganze Jahr über finanziell gut dazustehen. So wie die Neun-Kräuter-Suppe, die als „Ach du grüne Neune“ bekannt ist, verspricht der Genuss des grünen Vitalspenders Gesundheit.
Für den Liebeszauber eignet sich die Wurzel der Pflanze. Berührt man die geliebte Person mit der Wurzel, so wird sie die Liebe erwidern.

Der Brauch, Mistelzweige über die Schwelle zu hängen, um von den kosmischen Mächten Schutz und Segen für das Haus zu erbitten, hat nichts an Aktualität eingebüßt. Der Kuss unter dem Mistelzweig war ursprünglich ein Friedenssymbol. Unter dem magischen Reis versöhnten sich Feinde und gaben sich den Friedenskuss. Eine Reihe volkstümlicher Namen wie „Drudenfuß“ oder „Hexenbesen“ verweist auf die schutzmagische Verwendung der Mistel. Mistelzweige in Haus und Stall sollten vor Blitzschlag und dämonischen Angriffen schützen. Als geheimnisvolles Pflanzenwesen zwischen Himmel und Erde galt die Mistel als Glücksbringer mit dem Nimbus der Schwellenpflanze zwischen dieser Welt und dem Reich der Andersweltlichen. Im Namen „Albranken“ (Alb = Elfe) schwingt die Verbindung zu den Wesen aus Sphären, die das menschliche Auge nicht wahrnehmen kann, mit.
Die mächtigste Magie birgt ihr Name „Heil aller Schäden“, denn die Heilkraft der Mistel umfasst ein weites Spektrum, das im traditionellen Wissensschatz der Volksmedizin gut bewahrt wurde.

Cerridwen als Urbild der Seele

Cerridwen verkörpert die Kraft der Wandlung. Ihr Kessel ist das Gefäß der alchemistischen Umwandlung, in dem das Alte stirbt, um auf neue Art wiedergeboren zu werden. Als Erdgöttin oder Mutter Natur wandelt Cerridwen in ihrem Kessel von Tod und Wiedergeburt alles, was den Zyklus von Werden, Wachsen und Vergehen ausdrückt. Viele Male durchläuft das Bewusstsein den Prozess der Umformung und Transformation, um auf einer neuen Ebene wiedergeboren zu werden. Im langen Lauf der Bewusstwerdung schlüpft die Seele, so wie Gwion Bach, in unzählige Formen und Gestalten, um zu Einsicht und Erkenntnis zu gelangen. In den Lebensphasen, in denen man dieses Urbild lebt, bleibt kein Stein auf dem anderen. Es sind Einweihungsprozesse in eine neue Bewusstseinsebene. Während dieser Umbrüche ist man gezwungen, die verschiedenen Teile seiner Identität zu betrachten und seine Lebensumstände unter die Lupe zu nehmen. Die Spreu wird vom Weizen getrennt, die kostbaren Tropfen der Erkenntnis angenommen und das, was uns vergiftet, losgelassen. In diesen Phasen lernen wir, uns selbst und der inneren Führung zu vertrauen. Aus Cerridwens Kessel entspringt die Quelle der Inspiration und Kreativität. Sie ist das Rüstzeug, mit dem wir diese Phase meistern.

Mit Ritualen die Verbindung zur Kraft der Göttin Cerridwen knüpfen

In Cerridwens Kessel brodeln Kräuter, die einen magischen Trank ergeben, der Wiedergeburt verspricht. Die Umformung und Wandlung geht Hand in Hand mit einem Einweihungsritual zu einer neuen Identität auf einer höheren Bewusstseinsebene. Es bedarf harter Arbeit und der sorgfältigen Auswahl der Zutaten, um Einsicht und Erkenntnis zu erlangen.

Ritual: Der magische Kessel

Lass dich von Cerridwen an der Hand nehmen und bitte darum, aus ihrem Kessel trinken zu dürfen, wenn du an der Schwelle eines Wandels stehst.

Vorbereitung des Rituals

Eine Verräucherung von Baldrianblüten oder -wurzel, Bärlapp und Mistelkraut auf dem Sieb eines Räucherstövchens unterstützt inneres Reisen und die Wahrnehmungsfähigkeit.

Für dieses Ritual brauchst du:

- Ein Räucherstövchen mit Sieb
- Teelicht und Zünder
- Die oben angeführten Räucherkräuter
- Schreibzeug

Durchführung des Rituals

Dieses Ritual kannst du an einem geschützten Platz in der Natur oder an einem Platz zu Hause, an dem du ungestört bist, durchführen.

- Ziehe dich an deinen gewählten Platz zurück und platziere das Räucherstövchen in deiner unmittelbaren Nähe.
- Zünde das Teelicht im Stövchen an und lege die Räucherstoffe an den Rand des Siebes.
- Schließe die Augen und beginne tief und ruhig zu atmen.
- Genieße den Duft der Kräuter. Stemme dich nicht gegen auftauchende Gedanken, sondern lasse sie vorbeiziehen.
- Atme tief und ruhig, bis du dich ganz entspannt und klar fühlst.
- Bitte nun Cerridwen um Rat und Führung für deine derzeitige Lebenssituation.
- Fühle ihre Kraft in dir aufsteigen, indem du ihren Namen sprichst, denkst, singst oder chantest.
- Visualisiere nun, wie Cerridwen zu dir kommt und dir ein Zeichen gibt, ihr zu folgen.
- Die Göttin führt dich auf einem Waldweg zu einem stillen, verwunschenen Platz, auf dem ein Steinkreis aus 9 Steinen steht.
- In der Mitte des Platzes steht ein Kessel, aus dem Dampf aufsteigt.
- Atme tief und ruhig. Du weißt, die Göttin wacht über dich. Du fühlst dich entspannt und gelassen.
- Cerridwen nimmt dich an der Hand und führt dich in den Steinkreis hinein.
- Sie zeigt dir, dass am Fuße jeder der 9 Steine eine Pflanze liegt, die dem Trank im Kessel noch zugefügt werden kann.
- „Wähle 3 Pflanzen aus“, weist Cerridwen dich an. „Sie machen den Trank im Kessel zu deinem magischen Trank.“
- Du gehst von Stein zu Stein und betrachtest die Pflanzen sorgfältig.

- Schließlich wählst du 3 Pflanzen aus. Cerridwen nimmt deine gewählten Pflanzen. Sie nennt dir ihre Namen und ihre Aufgabe im Kessel.
- „Nun wirf' die Pflanzen in den Kessel", weist sie dich an, „und rühre."
- Du nimmst jede der 3 Pflanzen aus Cerridwens Hand, wirfst sie in den Kessel und beginnst zu rühren.
- Du atmest tief und ruhig. Der Duft der Kräuter, der aus dem Kessel aufsteigt, erfüllt dich ganz und gar.
- Du rührst so lange, bis Cerridwen dir gebietet, einzuhalten.
- Mit dem Löffel, mit dem du gerührt hast, tropft sie 3 Tropfen des Trankes in deinen Mund. Mit diesem Löffel holt sie danach ein Symbol aus dem Kessel, das sie dir in die Hände legt. Es ist eine Botschaft für die nächsten Schritte im Prozess der Wandlung.
- Cerridwen führt dich aus dem Steinkreis hinaus, den Waldweg zurück bis zu dem Platz, an dem du das Ritual machst.
- Du bedankst dich bei der Göttin und verabschiedest dich von ihr.
- Genieße das Gefühl von Freude, Klarheit und Magie, mit dem Cerridwen dich beschenkt hat, und lasse es in dir nachklingen, so lange du möchtest.
- Öffne nun die Augen. Bewege Arme und Beine, dehne und strecke dich, bis du ganz in die Gegenwart zurückgekehrt bist.
- Schreibe anschließend die Erinnerung an deine Begegnung mit der Göttin Cerridwen und deine Gefühle dazu nieder. Zeichne das Symbol und versuche, seine Botschaft zu entschlüsseln.
  Schreibe die Namen deiner 3 gewählten Pflanzen und das, was Cerridwen dir über sie erzählt hat, auf.
  Verbinde dich mit ihnen, indem du sie verräucherst oder in deinen Garten pflanzt, oder dich zu ihnen setzt, um mit ihren zarten Schwingungen in Austausch zu gehen.

Ritual: Pflanzenmagie

Für den magischen Trank, der im Kessel der Wandlung brodelt, sammelt Cerridwen ein Jahr lang Kräuter. Du kannst Kräuter im Umfeld der acht vorchristlichen Jahreskreisfeste sammeln, die der Überlieferung nach jeweils über eine besondere Art der Pflanzenmagie verfügen. Diese bindest du zu einem Kräuterbuschen, den du in den Raunächten verräuchern kannst. Du kannst sie auch einzeln trocknen und in dunklen Gläsern aufbewahren, um daraus deine eigene Pflanzenmagie in Form von Tees, Salben, Ölen oder Räucherungen zu kreieren.

Diese Kräuter stehen mit Jahreskreisfesten in Verbindung:

Maria Lichtmess/Imbolc:
Primel, Veilchen, Weide, Birke

Frühlings-Tagundnachtgleiche/Alban Eilir:
Brennnessel, Löwenzahn, Gänseblümchen, Giersch

Walpurgis/Beltane:
Rose, Frauenmantel, Weißdorn, Waldmeister

Sommersonnenwende/Alban Hevin:
Johanniskraut, Eisenkraut, Lindenblüte, Holunderblüten

Schnitterfest/Lughnasad/Lammas:
Königskerze, Arnika, Ringelblume, Kornblume

Herbst-Tagundnachtgleiche/Alban Elved:
Beifuß, Quendel, Rainfarn, Salbei

Samhain/Allerheiligen:
Wacholder, Angelikawurzel, Meisterwurzwurzel, Alantwurzel

Wintersonnenwende/Alban Arthuan:
Mistelkraut, Stechpalmenblätter, Kiefernharz, Tannenharz

Alternativ dazu kannst du übers Jahr auch Kräuter, die mit den 13 Göttinnen dieses Buches in Verbindung stehen, sammeln.

Meditatives Gedankenspinnen

- Wo möchte ich in meinem Leben etwas verändern?
- Was soll Neues entstehen?
- Was in mir fühlt sich vollendet oder nicht mehr zugehörig an und möchte in Liebe losgelassen werden?

Freya

Die ungezähmte Göttin des Nordens

Auf den Spuren der Göttin Freya

Die mächtige Göttin des Nordens stammt aus dem Geschlecht der Wanen, die auch als „die Gebenden“ überliefert sind, weil sie den Segen der Fruchtbarkeit und Fülle gewährleisten. Mit ihren Eltern, dem Meeresgott Njörd und der Riesin/Göttin Skadi lebte Freya in Vanaheimr, einer der neun Welten der Weltenesche Yggdrasil. Sie gilt als allumfassende Muttergöttin des Nordens, die in der bäuerlichen, seefahrenden Kultur der dort lebenden Stämme als Erdgöttin, Himmelskönigin und Unterweltherrscherin verehrt wurde.

Freya (auch Freyja oder Freia) bedeutet *Frau* oder *Herrin* und steht für die würdevolle, freie und mit Respekt betrachtete Frau.

Die schöne Wanengöttin überliefert ein vielschichtiges Bild göttlich-weiblicher Aspekte.

Freya wird mit der nährenden Wildsau, dem Schwan, dem Falken und Katzen in Verbindung gebracht. Wer ihr begegnet, stößt auf Gold, Bernstein, magische Tränke und den schamanischen Flug.

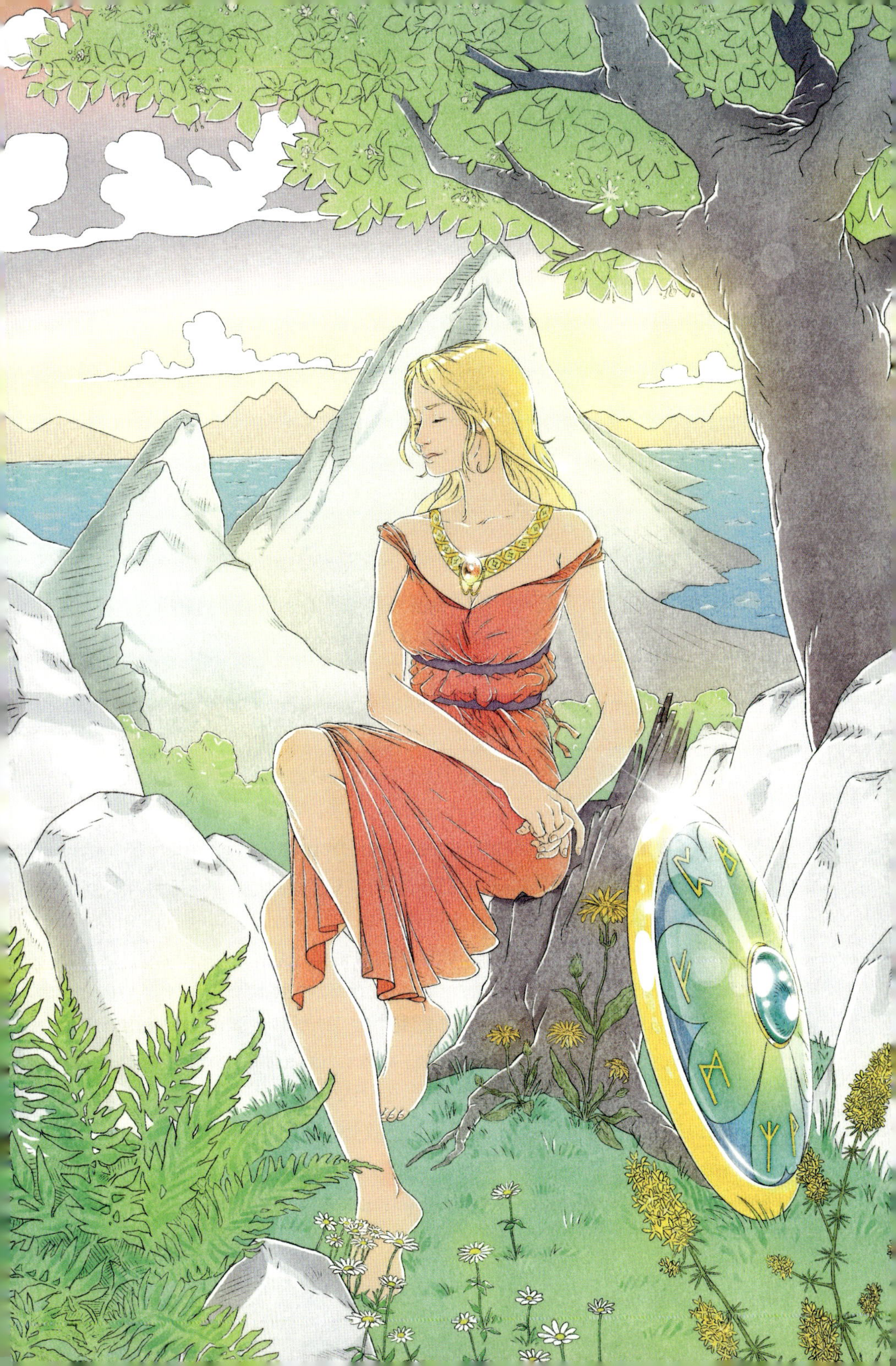

Die unwiderstehliche, selbstbestimmte Göttin der Liebe, Ehe und Familie

Freya wurde als Inbegriff von Schönheit, Liebe, Fruchtbarkeit und selbstbestimmter Sexualität verehrt.

Am Freitag, ihrem Tag, wurde ursprünglich geheiratet und damit der Bund von Liebenden unter den Schutz der Göttin gestellt. Ihrem Bruder Freyr wurde bei Hochzeiten geopfert, die Feierlichkeiten selbst endeten jedoch mit dem Freyatrank. Im Wort freien, jemanden umwerben, hat Freya ihre Spuren hinterlassen. Im Zuge der Christianisierung wurde der Freitag zum Kreuzigungstag Christi, mit Schmerz und Trauer beladen. Freya ist bekannt dafür, ihre Gunst gerne zu verschenken und wird deshalb von Loki geschmäht.

Sie liebt das Minnelied und hat stets ein offenes Ohr, wenn sie in Liebesangelegenheiten um Hilfe gebeten wird. Freya ist die Schirmherrin der Ehe sowie der Familie und wird von den Müttern in Sorge und Not angerufen.

Ihre Verbindung mit ihrem Zwillingsbruder Freyr scheint der wanischen Tradition der Geschwisterehe zu entsprechen.

Die berühmteste Episode, in der davon berichtet wird, wie die schöne Göttin ihre Gunst verschenkt, involviert vier Zwerge. Die Zwerge der nordischen Mythologie sind begnadete Handwerker, die berühmte Waffen und kostbare Geschmeide schmieden. Eines dieser außergewöhnlichen Schmuckstücke war die Halskette Brisingamen, ein Kunstwerk aus Gold oder Bernstein, das Freya in helles Entzücken versetzte. Sie versprach den Zwergen Silber, Gold und andere Kostbarkeiten, um in den Besitz Brisingamens zu gelangen. Alfrigg, Berlingr, Dralinn und Grerr waren jedoch nur mit einem Lohn einverstanden, jeder von ihnen wollte eine Nacht mit Freya verbringen. Freya willigte schließlich ein und verbrachte mit jedem der vier Zwerge eine Nacht in deren unterirdischem Reich. Danach entstieg sie, geschmückt mit Brisingamen, strahlend, schön und

selbstbewusst dem Schoß der Erde. Der Überlieferung nach war sie, mit Brisingamen geschmückt und in ihr Falkenkleid gehüllt, für jedermann unwiderstehlich.
Als Loki Brisingamen entwendete und im Meer versenkte, wurde das Halsband von Heimdall, dem Wächter der Böfrostbrücke, wieder aus den Tiefen geborgen.
Freya ist jedoch nicht nur die Göttin der Liebe und Sinnlichkeit, sondern vor allem auch selbstbestimmt und unbeeindruckt vom Urteil anderer.

Die Zauberkunst des „Seidr"

Freya beherrscht die Zauberkunst des „Seidr", des magischen Siedens, also die Kunst der Verwandlung. In ihrem Kessel sieden Kräuter und Wurzeln, um zu Tränken gewandelt zu werden, die sowohl heilen und die Gabe der Weissagung verleihen können, als auch Krankheit und Tod bringen. Sie ist die Schirmherrin der Walas oder Völvas, der hoch angesehenen „Stabträgerinnen", die mit den Gaben des Weissagens und Hellsehens gesegnet sind.
Mit dem Eindringen der Wikinger in die friedliche bäuerliche Kultur erschienen neue Götter auf der Bühne des Götterhimmels. Die Asen, zu denen Odin und Thor gehören, sind kriegerische Götter, die alsbald mit den Wanen um die Vorherrschaft kämpften.
Der Krieg konnte von keinem der Göttergeschlechter für sich entschieden werden. Ein Waffenstillstand wurde geschlossen und mit dem Austausch von Geiseln untermauert. Die Wanengötter Njörd und das Geschwisterpaar Freyr und Freya wurden zu den Asen entsandt. Odins Bruder Hönir und Mimir, der Wächter des Brunnens der Weisheit, wurden zu den Wanen geschickt.
Freya, die unwiderstehliche Wanengöttin, brachte ihre Magie mit und vermittelte den Asen ihre ebenso begehrte wie gefürchtete Kunst des

„Seidr". Eine andere Art der Magie sind Freyas Tränen. Wann immer sie weinte, flossen ihre Tränen als pures Gold. Einer ihrer Namen war „die tränenschöne Göttin".
Der Streitwagen der Göttin wird von Katzen gezogen. Letztere stehen traditionell mit Magie in Verbindung und haben sich als Tiere der Zauberer und Hexen erhalten.
Ihr Falkenkleid zeichnet Freya als Schamanin aus. Es verleiht ihr die Fähigkeit des schamanischen Fluges und damit die Überwindung von Zeit und Raum.
Obwohl Loki sie in seinen Schmähreden wegen ihrer frei ausgelebten Sexualität vor den Göttern verhöhnt, erhält er von Freya das Falkenkleid als Leihgabe, um die entführte Göttin Idun zurückzuholen. Als der Riese Thrym Thors Hammer Mjölnir entwendet, ist es abermals Freyas Falkenkleid, mit dem Loki sich auf die Suche nach Thors Hammer macht. Freyas größter Zauber scheint jedoch ihre Schönheit gewesen zu sein, mit der sie die Götter und Riesen in ihren Bann zog.

Die Herrin der Walküren

Freyas Palast Folkwang war von einem blühenden Garten umgeben.
Als Herrin der Walküren stand ihr die Hälfte der auf dem Schlachtfeld gefallenen Krieger zu, die von den Walküren in ihren Festsaal Sessrymnir gebracht wurden. Die andere Hälfte der Gefallenen beanspruchte Odin für sich. In ihrem Aspekt der Totengöttin wird sie häufig mit dem Schwan dargestellt, der ebenso wie die nährende Wildsau und die Katze zu ihren Tieren zählt. Einer ihrer Namen ist Syr – die Sau – ein Ehrentitel, der auch bei anderen Göttinnen auftaucht. Kara, die Schwanenkönigin der Walküren, flog in ihrem Kleid aus Schwanenfedern singend über die Köpfe ihrer Feinde, um sie zu besiegen. In der keltischen und germanischen Kultur galt der Schwan als Sinnbild für die Seele, als unsterblicher göttlicher Funke. Sein Flug trägt ihn über

die Schwelle in die Anderswelt. In den Mythen lebt er als Vogel, der nur singt, wenn er dem Tod geweiht ist. Sein Gesang als Vorbote des Todes erklärt seine Nähe zu Freya als Totengöttin. Schwäne stehen aber auch mit der Fähigkeit der Weissagung in Verbindung. Im Urdbrunnen, an dem die Nornen weissagen, schwimmen zwei Schwäne. Daher steht der Schwan auch im magischen Kontext mit Freya, der Göttin der Zauberkunst, in Verbindung.

Der Gefährte der Göttin

Freyas Liebesbeziehung zu ihrem Zwillingsbruder Freyr wurde im Zuge der Beendigung des Krieges zwischen den Wanen und den Asen aufgelöst. Sie scheinen die weibliche und männliche Seite einer göttlichen Kraft zu repräsentieren. Freyr reitet auf dem goldborstigen Eber Gullinborsti in die Schlacht. Freya ist der goldene Eber Hildiswini, den die Zwerge Dain und Nabbi anfertigten, zugeordnet.
Schließlich wurde Freya die Frau von Od, den verschiedene Auslegungen entweder als Odin oder als Sterblichen deuten. Als Od in ferne Lande fortzog, weinte die Göttin goldene Tränen, aus denen Bernstein entstanden sein soll. Freya war die begehrteste Göttin der nordischen Götterwelt. Immer wieder war sie in verschiedenste Liebesbeziehungen verwickelt. Selbst Loki, der sie deshalb in Schmähreden verhöhnte, schien insgeheim von ihr angezogen gewesen zu sein. Freyas Töchter waren mit ebenso viel Anziehungskraft gesegnet wie die Göttin selbst.
Ihre Namen *Hnoss* und *Gersimi* bedeuten so viel wie *Schatz, Kostbarkeit* oder *Kleinod.*
Hnoss scheint so schön gewesen zu sein, dass alles Schöne und Kostbare Hnossir genannt wurde.

Freya im Spiegel der Natur

Freyas sinnenfrohe Energie und elementare, sexuelle Kraft entspricht den Mairiten. Sie ist die Erdgöttin, die Wildnis und Blütenschwere, die Fruchtbarkeit und Entfaltung.
Schön und wild feiert sie mit ihrem Gefährten die „Heilige Hochzeit“. Die Natur in all ihrer Sinnlichkeit und Fruchtbarkeit überschwemmt uns in diesem Jahresabschnitt mit Düften, blühender Üppigkeit, Wachstum und Farbenrausch als Ausdruck von Freyas Kraft. Als göttliches Paar verbildlichen Freyr, der Herr, und Freya, die Herrin, das Prinzip der Vereinigung des männlichen und des weiblichen Poles.
Vorchristliche Völker begrüßten die sommerliche Jahreshälfte unter dem Vollmond im Mai. In einem ausgelassenen Fest der Fröhlichkeit und der erotischen Freuden bejubelten sie die Vermählung von Gott und Göttin, von Himmel und Erde. Freyas mächtige, lustvolle Energie entfesselt den Segen der Fruchtbarkeit, den sie als Vegetationsgöttin über das Land ergießt.

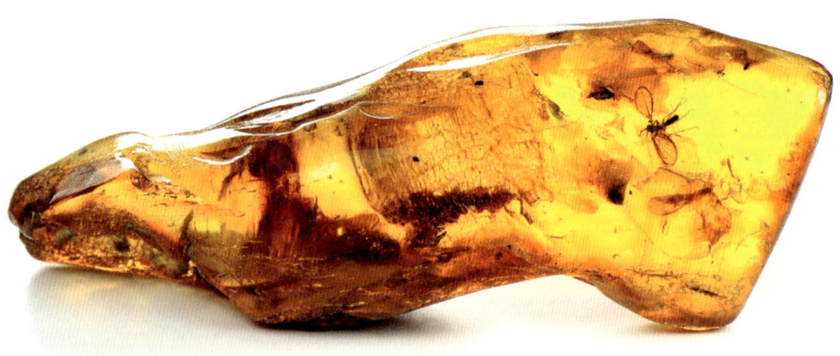

Die Pflanzen der Göttin Freya

Die nordische Göttin war Schirmherrin von Pflanzen für den Liebes- und Fruchtbarkeitszauber. Pflanzen, mit denen Liebende das Orakel befragen, finden sich hier ebenso wie Bäume, die mit den Themen Familie und Gemeinschaft verbunden sind. Besonders geheimnisvolle, magische Geschöpfe aus der grünen Welt wurden nach der Christianisierung den Hexen zugeordnet.

Arnika

Arnika ist eine Pflanze der Bergwelt, die saure, magere Wiesen als Standort wählt. Als Heilpflanze war sie bereits den Germanen und den Völkern der Gebirgswelt bekannt und wurde hoch geschätzt. Von Mai bis August leuchten die freundlichen sonnengelben Blüten in den Bergwiesen.
Ihre schmerzlindernden und entzündungshemmenden Wirkstoffe machten die Pflanze zu einem begehrten Sammelobjekt. So begehrt, dass die natürlichen Bestände des „Bergverleihs" mittlerweile gefährdet sind. Inzwischen ist es gelungen, aus der Urform eine Arnikapflanze zu entwickeln, die für den Anbau auf Feldern geeignet ist und damit den pharmazeutischen Bedarf deckt.
Arnika gilt als Heil- und als Giftpflanze. Die alten Kräuterärzte hätten in der strahlenförmigen Blüte sofort den Bezug zur Sonne im menschlichen Körper, dem Herzen, erkannt. Tatsächlich unterstützt Helenalin in minimalen Dosen die Herzleistung. Bei Überdosierung besteht Vergiftungsgefahr, weshalb die Arnika innerlich nur unter ärztlicher Aufsicht verwendet werden darf.

Als Salbe, Tinktur oder Arnikaessenz bewährt sich die Pflanze schon lange als traditionelles Volksheilmittel. Blutergüsse, Prellungen und Verstauchungen werden mit dem „Engelskraut" ebenso behandelt wie rheumatische Muskel- und Gelenksbeschwerden.
Als Räucherkraut bringt der aromatische Duft Sonne ins Gemüt und hilft uns sanft, aber eindringlich, Verletzungen seelischer Natur loszulassen.

Farn

Farne leben gerne im geheimnisvollen, feuchten Schattenreich des Waldes. Kaum zu glauben, dass sie vor rund 350 Millionen Jahren baumhohe Gewächse waren, die in der Gemeinschaft von Schachtelhalmen und Bärlappgewächsen riesige Wälder bildeten. Der Nimbus des Magischen, Rätselhaften hängt mit ihrer Fortpflanzung zusammen. Als Sporenpflanzen vollziehen sie ihre Fortpflanzung im Wechsel zwischen einer geschlechtlichen Generation als Vorkeim, auf dem die Befruchtung stattfindet, und einer ungeschlechtlichen Generation in Form der Farnpflanze mit Sporen. Dieser geheimnisvolle Vorgang ohne ersichtliche Blüten und Früchte machte den Farn zu einem würdigen Kandidaten für die mächtige Göttin der Magie.
Der Volksmund kennt den Frauenhaarfarn noch als „Minnewurz" und lässt mit diesem Namen die Erinnerung an die nordische Göttin der Liebe aufblitzen. Als Heilmittel wurde der Frauenhaarfarn bereits in der Antike geschätzt. Er wirkt krampflösend, nierenstärkend und haarwuchsfördernd. Der Wurmfarn wurde als Wurmmittel, aber auch gegen Gicht und Rheuma eingesetzt.
Die Symbolik des Farns spiegelt die Machtbefugnisse seiner gött-

lichen Schirmherrin wider. Mit dem Farn verleiht Freya Macht, gewährt Schutz und verspricht Glück. Da jedes unwiderstehliche weibliche Wesen – ob Göttin oder Frau – geheimnisvoll erscheint, ordnet man dem Farn auch „Geheimnis“ als Symbolik zu.

Labkraut

Das süß duftende Kraut zählt zum Reigen der „Bettstrohkräuter“, die allesamt der holden Freya geweiht waren. Gebärende und Säuglinge wurden während der Geburt auf duftende Kräuter gebettet, um Schutz und Unterstützung in dieser besonders sensiblen Zeit zu gewährleisten. Der süße Duft, für den das Cumarin im Labkraut verantwortlich ist, beruhigt Mutter und Kind. Nach der Christianisierung wurde Freyas Kraut zu „Maria-Bettstroh“. Der Legende nach bettete Maria das Jesuskind auf Labkraut. Die bescheidenen weißen Blüten des Krautes verwandelten sich dabei in strahlendes Gelb. Der süße Honigduft, der dem Jesuskind einen ruhigen Schlaf schenkte, zieht auch die Bienen in seinen Bann.
Die Aromatherapie nutzt diesen Seelenbalsam, um trübe Stimmungslagen und nervöse Unruhe auszugleichen. Während der Duft die dunklen Schatten aus dem Gemüt löst, unterstützt das Labkraut auf der körperlichen Ebene die Ausscheidung von Giftstoffen über die Niere.
Als Färbepflanze findet das Labkraut bisweilen bis heute Verwendung. Aus den Blüten wird ein gelber Farbstoff gewonnen, aus den Wurzeln ein roter.
Auch in der Herstellung von Käse hat das Labkraut seinen angestammten Platz. Es enthält einerseits ein Enzym, das die Milch gerinnen lässt und verleiht dem Käse andererseits einen besonderen Geschmack und die goldgelbe Farbe.

Wo kann man das Labkraut nun finden? Es wächst auf ganz besonderen Plätzen, die Freyas Segen in einer Energie von Liebe und Fülle zu speichern scheinen. Kurz gesagt, mit einer Energie des Glücks, mit dem es uns beschenkt.

Linde

Linde und Liebe sind seit Jahrtausenden eng miteinander verknüpft. Die germanischen Völker weihten den Baum Freya, unter deren Schutz Liebende und Familien standen. Das sanfte Rauschen ihrer Blätter war Musik für Hochzeiten, Taufen und fröhliche Feste. So manches Paar schwor sich ewige Liebe, indem es ein Herz in den Stamm der Linde ritzte.

Wie unter der Eiche, so wurden auch unter der Linde Gerichts- und Thingversammlungen abgehalten. Die weibliche Energie des Platzes ließ auf ein mildes Urteil hoffen. Neben den liebevollen Qualitäten des Baumes verbanden germanische Völker durchaus auch Freyas kriegerischen Aspekt mit der Linde. Die Schilde der Krieger wurden aus Lindenholz gefertigt. Aus der traditionellen Volksmedizin ist die Linde als Baumapotheke nicht wegzudenken. Lindenblüten speichern die Kraft der Sonne. In Erkältungszeiten hüllt uns ein Tee aus den Blüten tröstlich ein, senkt das Fieber und hilft uns, die Krankheit herauszuschwitzen.

Verräuchert man Lindenblüten auf dem Sieb eines Räucherstövchens, so verbindet uns der feine zarte Duft mit der liebevollen Schwingung des Baumes und der mütterlichen Liebe jener Göttin, die Völker vor uns in der Linde wirken sahen. Eine Räucherung empfinden insbesondere unruhige, gestresste Menschen als sehr wohltuend.

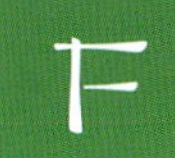

Aus den Freya-Linden wurden nach der Christianisierung Maria-Linden, die man heute noch häufig als Schutz- und Schattenspender um die Kapellen der Gottesmutter sieht.

Margerite

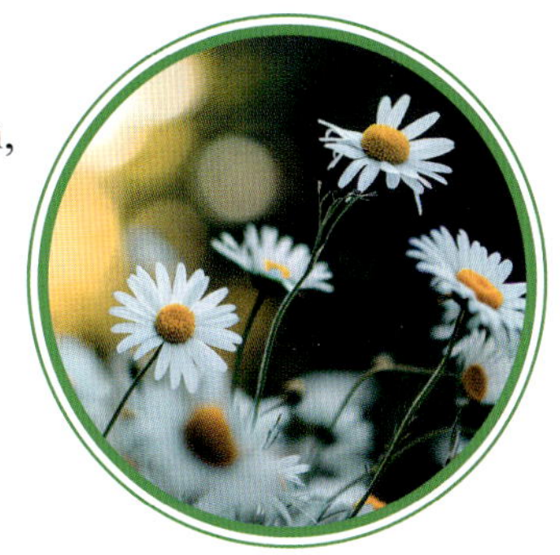

Freyas Blume ist eine unserer Orakelblumen, die Rat und Hinweise in Liebesangelegenheiten oder beruflichen Anliegen gibt. Die weißen Blütenblätter werden der Reihe nach mit folgendem Spruch abgezupft:

„Er liebt mich, er liebt mich nicht,
von Herzen mit Schmerzen
ganz oder gar nicht."

Im Volksmund heißt die Margerite daher auch „Rupfblume".

Auch den Namen „Wucherblume" hat der Volksmund ihr verliehen. Diesen Namen verdankt die hübsche Blume ihrer expansiven Durchsetzungskraft. Sie ist eine Pionierblume, die sich auch mit nährstoffarmen Böden zufriedengibt und sich dennoch rasch ausbreitet. Andere Wiesenblumen verdrängt sie dabei erfolgreich. Der Name *Margerite* leitet sich von *Margarita* in der Bedeutung von *Perle* her. Perlen sind Geschöpfe des Meeres, mit der Kraft des Mondes verbunden und mit vielfältiger Symbolik verknüpft. Sie bedeuten Schönheit und Anmut, aber auch Tränen. Wenn der Lichtgott unter dem blütenschweren Vollmond die Frühlingsgöttin zu seiner Braut macht, wählte jedes Dorf in vorchristlicher Zeit ein junges Mädchen als Vertreterin der Liebesgöttin. Gänseblümchen, Weißdorn und Margeriten waren ihr Brautschmuck. In der höfischen Minne der Ritterkultur überbringt die hübsche Blume die Botschaft der Unentschlossenheit in Liebesdingen. Wenn edle Damen einen Kranz aus Margeriten im Haar trugen, wusste der jeweilige Verehrer, dass sein Werben noch nicht erfolgreich war.

Zur Zeit der Sommersonnenwende flochten heiratswillige Mädchen einen Kranz aus Margeriten und legten ihn unter das Kopfkissen. In den hellsichtigen Träumen dieser besonderen Nacht sollte dadurch der zukünftige Bräutigam erscheinen. Freyas Blume, die mit Liebe und Freude verbunden war, erfuhr in der Kunst der Renaissance ein trauriges Schicksal. Als Symbol „perlender Tränen“ wurde sie als Ausdruck für die Leiden Christi gemalt.

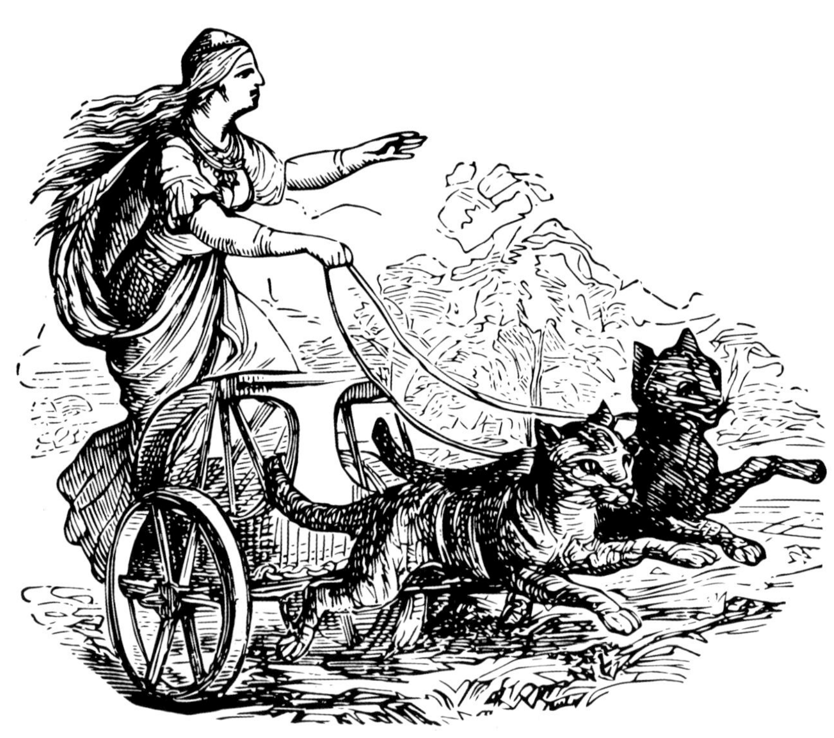

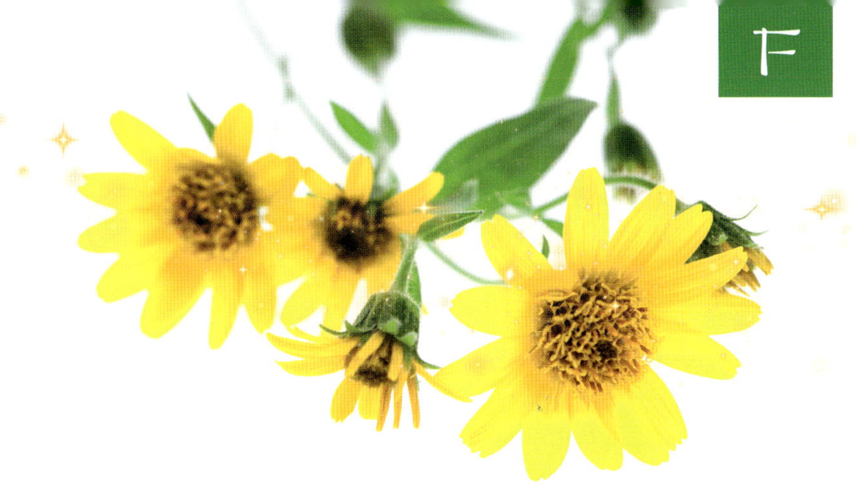

Freyas Pflanzenmagie

Freyas Pflanzen spiegeln ihre magischen, kriegerischen und fruchtbarkeitsverheißenden Aspekte.

Arnika wurde als mächtige schutzmagische Pflanze verehrt.
Der Volksname „Donnerkraut“ zeugt von ihrem Einsatz als Wetterkraut, das vor Blitzschlag schützen sollte. Das getrocknete Kraut wurde bei aufziehendem Gewitter in der Herdglut verräuchert und um Hilfe angerufen.

„Steck Arnika an, steck Arnika an,
dass sich das Wetter scheiden kann.“

Die höchste Heilkraft maß man jenen Arnikablüten zu, die am 24. Juni gesammelt wurden. Getrocknete Pflanzen hängte man als Zauberpflanze gegen Blitz und Hagel unter das Dach und in die Stube. Am Vorabend zu Johanni, also am Abend des 23. Juni, steckten die Bauern Arnikasträuße in die Getreidefelder. Der „Bilmeschnitter“ oder „Kornwolf“ sollte damit gebannt werden, damit die Halme nicht von ihm vernichtet wurden.
Am 15. August wird die heilkräftige, magische Arnika in vielen Gegenden in das Kräuterbündel gesteckt, das man am Ehrentag der

Gottesmutter segnet. Dieses Bündel soll Haus und Hof das ganze Jahr über mit Schutz und Segen erfüllen. So lebt Freyas Pflanzenmagie in den Händen der christlichen Muttergöttin unbekümmert weiter.

Farn, so hieß es, bringe zu Mitternacht der Sommersonnenwende eine goldene Blüte und alsbald auch Samen hervor. Dieser Samen verleiht außergewöhnliche Kräfte. Der Träger des Samens wird nicht nur unsichtbar, sondern auch unverwundbar gegen Stich- und Kugelwaffen. Mithilfe des Samens könne man verborgene Schätze aufspüren und die Sprache der Tiere verstehen.
Natürlich war Freyas Pflanze auch ein machtvolles Kraut für den Liebeszauber. Die Christianisierung verbannte Freya in die Vergessenheit und das magische Kraut in die Hände des dämonisierten Weiblichen. In den Flugsalben der Hexen gewährleistete der Farn nun den Flug in die Anderswelt.

Mit Labkrautabsud wurden Kinder geschützt, die „der böse Blick“ mit Krämpfen plagte.

Plazenta und die Nabelschnur des Neugeborenen hing die Hebamme in die Zweige von Freyas Linde. Das Kind sollte stark und gesund wie der Baum sein. Germanische Stämme verbanden die Linde überdies mit göttlicher Weisheit. Unter diesem Gerichtsbaum trat die reine Wahrheit zutage und mündete in ein gerechtes Urteil.

Das Liebesorakel der Margerite hat bis in unsere Zeit überdauert, auch wenn in Vergessenheit geraten ist, dass die Liebesmagie der wilden, erotischen nordischen Göttin dahintersteht.

Freya als Urbild der Seele

In Freya tritt die selbstbestimmte Frau zutage, die sich der Macht ihrer sinnlichen Ausstrahlung bewusst ist. Sie lässt sich weder beherrschen, noch schämt sie sich ihrer Sexualität. Ihr Archetyp lebt in jeder Frau, die Freude an verspieltem Flirt, Erotik, Schönheit und Sexualität empfindet.
Freya verkörpert Fruchtbarkeit auf allen Ebenen, ob auf der körperlichen Ebene oder in der Manifestation kreativer Ideen.
In ihrer Selbstbestimmung lebt sie die Kriegerin und die Beschützerin. Jede starke Frau, die für das kämpft, was sie liebt, findet sich in ihrer Einzigartigkeit in Freya wieder.

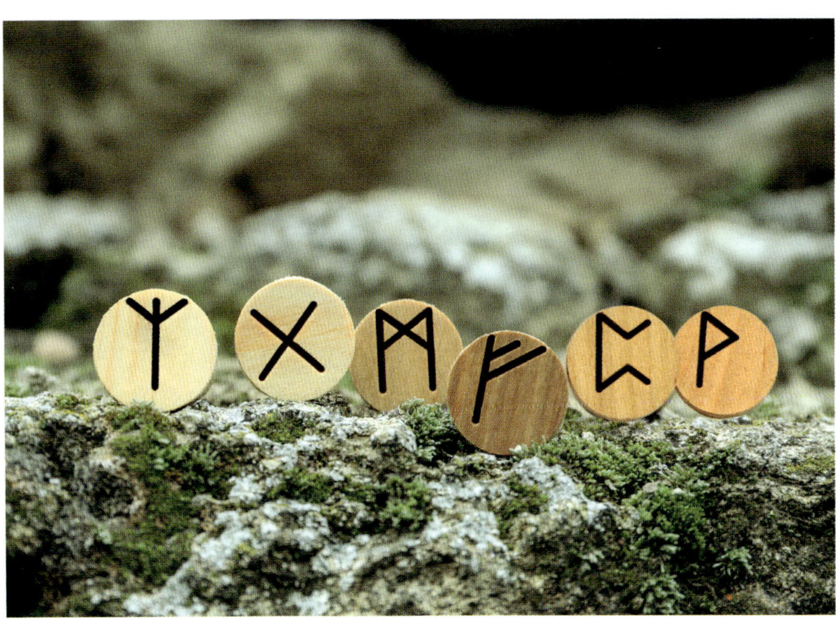

Mit Ritualen die Verbindung zur Kraft der Göttin Freya knüpfen

Ritual: Ein Schutzamulett aufladen

Freya liebt Brisingamen, ihren Schmuck aus Bernstein. In den kühlen Wellen des Meeres im Norden Europas warten die Harztropfen längst versunkener Wälder darauf, an Land gespült zu werden. Sie bergen das Sonnenlicht vergangener Erdzeitalter auf geheimnisvolle, sanfte Weise.

Ein Bernstein, den du als Amulett trägst oder an einem nur dir zugänglichen Ort aufbewahrst, kann als Verbindung zu Freyas Kraft unterstützend eingesetzt werden.

Dieser Bernstein sollte ausschließlich von dir angefasst und respektvoll verwendet werden.

Vorbereitung des Rituals

Vielleicht besitzt du bereits einen Bernstein, mit dem du dich wohlfühlst. Wenn nicht, so mache dich auf die Suche nach dem einen besonderen Bernstein, mit dem du dich verbinden möchtest. Vielleicht fällt er dir in einem Laden, der Bernstein verkauft, ins Auge. Vielleicht wird er dir geschenkt. Wenn mehrere Bernsteine zur Auswahl stehen, so nimm den jeweiligen Stein in die Hand und achte auf deine Gefühle. Der richtige Bernstein wird dich ebenso finden wie du ihn.

Aufladen des Bernsteins

- Ziehe dich an einen ruhigen, ungestörten Platz zurück, an dem du dich wohlfühlst und entspannen kannst.

- ✳ Setze dich mit aufrechtem Rücken hin. Nimm den Bernstein in deine Hände.
- ✳ Beginne nun tief und ruhig zu atmen. Atme den Alltag mit jedem Ausatmen aus. Atme Licht mit jedem Atemzug ein.
- ✳ Schließe die Augen und stelle dir vor, wie du einen Kreis aus Licht als Schutzkreis um dich ziehst.
- ✳ Atme sanft und ruhig.
- ✳ Fühle den Bernstein in deinen Händen.
- ✳ Rufe Freyas Kraft in dir wach, indem du ihren Namen sprichst oder singst.
- ✳ Lasse das Bild der Göttin in dir aufsteigen und fühle die Kraft, die dich durchströmt.
- ✳ Hebe den Bernstein an den Mund und lasse deinen Atem, aufgeladen mit deiner Kraft, in den Bernstein fließen.
- ✳ Fühle, wie sich dein Energiefeld mit dem Energiefeld des Bernsteins verbindet.
- ✳ Halte diese Verbindung konzentriert aufrecht und bitte Freya, den Bernstein als Brücke zu ihrer Kraft in dir zu segnen.
- ✳ Folge nun dem, was der Bernstein und die Kraft in dir vorgeben.
- ✳ Vielleicht möchtest du singen, chanten oder dich in bestimmten Rhythmen bewegen.
- ✳ Wenn du das Gefühl hast, dass der Bernstein aufgeladen und mit dir verbunden ist, beende das Ritual.
- ✳ Bedanke dich bei Freya und lasse ihre Kraft in dir wieder versinken.
- ✳ Lösche das Licht des Schutzkreises.
- ✳ Atme noch eine Weile tief und ruhig, bis du die Augen öffnest.

Diesen Bernstein kannst du als Schutz tragen oder in den Händen halten, wenn du dich auf einer inneren Reise mit Freyas Kraft verbinden möchtest. Freyas Energie, die du in dir wachrufst, unterstützt dich bei Liebesangelegenheiten, schenkt Freude an deiner Sexualität und Sinnlichkeit, sowie die bewusste Ausrichtung auf ein selbstbestimmtes Leben.

Ritual: Die Familie einen und stärken

Freya ist die Göttin der Liebe, der Ehe und der Familie. Jede Familie braucht Rituale und Zusammenkünfte, die sie miteinander verbindet. Jede Familie braucht Zeit und Raum für Gespräche, die das gegenseitige Verständnis fördern, Unstimmigkeiten ausräumen und sie einen. Familie geht über Blutsverwandte hinaus. Nicht selten ist es unsere Herzensfamilie, die wir in unser Leben eingeladen haben, die aus Menschen besteht, mit denen wir uns besonders verbunden fühlen.

Freyas Kraft aktivierst du, indem du einen Tag als Fest der Freude gestaltest, an dem du dir und deinen Lieben Gutes tust. Eine Familienzusammenkunft, die du besonders liebevoll gestaltest, schafft Gelegenheit für Gespräche. Vielleicht möchten mehrere Familienmitglieder dieses Treffen gemeinsam mit dir gestalten.
Bei diesem Treffen kannst du einzelnen Personen besonders dafür danken, dass sie mit ihrer Haltung, ihrer Gesprächsbereitschaft und ihrer Zeit die Familie stärken. Geschichten über Vorfahren in der Familie und Erzählungen zu Fotos aus dem Familienalbum stärken das Gefühl der Zugehörigkeit und der Verbundenheit. Jüngere Familienmitglieder erhalten ein Geschenk aus dem Besitz der Vorfahren, das sie an das Fundament erinnert, das diese für die Familie gebaut haben.
Wenn du diese Zusammenkunft gestaltest, so kannst du um Freyas Segen bitten. Ein Picknick unter einer Linde, zu dem du an Freyas Tag, dem Freitag, einlädst, knüpft das Band zu Freyas Kraft noch bewusster.

Meditatives Gedankenspinnen

- Wo fehlt es in der Familie an Verständnis füreinander?
- Wie können Brücken der Versöhnung gebaut werden?
- Lebe ich mein Leben frei und selbstbestimmt?

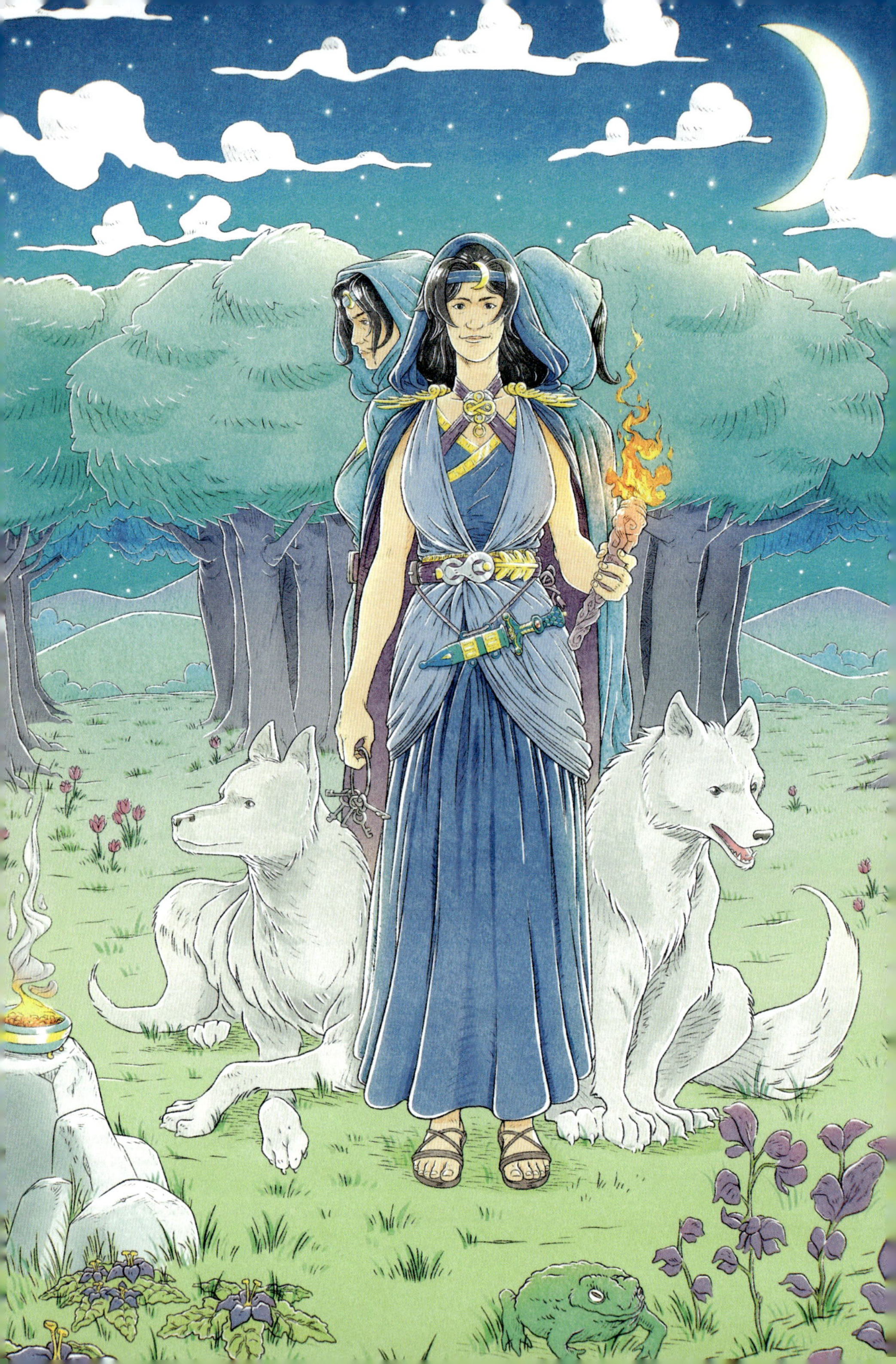

Hekate

Die Wächterin der Übergänge

Auf den Spuren der Göttin Hekate

Die griechische Göttin Hekate wird oft auf ihren Aspekt der dunklen Mutter reduziert und damit in der Gesamtheit ihres vielschichtigen Wesens missverstanden. Mit einem ihrer vielen Namen wird Hekate als „dunkle Frau aus Afrika“ bezeichnet, eine Benennung, die ihren Ursprüngen folgt. Vermutlich liegt ihr die ägyptische Göttin/Geburtshelferin Heqit, Heket oder Hekat zugrunde, die auf eine noch ältere ägyptische Göttin zurückgeht. Heq, die Stammesmutter des archaischen Ägyptens, beherrschte „die mütterlichen Worte der Kraft“, die hekau. Worte sind, richtig eingesetzt, mächtige magische Instrumente, die verfluchen und zerstören oder trösten, aufrichten und heilen können. Das heilige Tier der Göttin Heqit ist der Frosch, der als Symbol der Fruchtbarkeit gilt oder in seinen Entwicklungsstufen den Fötus darstellt.

In der griechischen Antike erscheint Hekate als Tochter der Sternengöttin Asteria (auch Astraea) und des Titanen Perses. Asteria, die Göttin der Unschuld, lebte in alten Zeiten zusammen mit den Menschen auf der Erde. Als sie die Lieblosigkeit und Schlechtigkeit der Menschen nicht mehr ertrug, zog sie sich in das Firmament zurück, um fortan als Gestirn im Sternbild der Jungfrau zu leuchten. Sie ist Schirmherrin der Sternschnuppen, deren nächtliche Erscheinung demjenigen, der sie erblickt, die Erfüllung besonders inniger Wünsche gewähren soll. Sie schenkt auserwählten Menschen prophetische Träume und Wissen über die archetypischen Kräfte der Sterne. Wie ihre Tochter Hekate herrscht sie über die Kunst der Weissagung und das Orakel. Selbst die Nekromantie (Totenbeschwörung) stellt ein Band zu ihrer Tochter dar, denn Hekate war eine Wanderin zwischen der Welt der Lebenden und dem Totenreich.

Die dunkle Göttin verfügte über große Macht, wurde von allen Göttern geschätzt und von den Menschen verehrt. Dennoch wurde sie mehr gefürchtet als geliebt.
Hekate ist als überaus hilfreiche Göttin überliefert und stand im Ruf, die einzige Gottheit neben Zeus zu sein, die jeden Wunsch erfüllen oder verwehren konnte. Zeus muss sie als ebenbürtig betrachtet haben, denn er vertraute ihr die Schlüssel zum Olymp an.

Die Herrscherin über Himmel, Erde und Unterwelt

In Griechenland wurde Hekate ursprünglich als „Große Mutter" in ihrer Triade als Selene, die Mondgöttin und Himmelskönigin, Artemis, die göttliche Jägerin und Erdgöttin und Persephone, die mächtige Unterweltherrscherin, verehrt. Andere Überlieferungen sehen sie auch als Trinität, die mit dem Mond in Verbindung steht und seine drei Phasen versinnbildlicht. Der zunehmende Mond steht für den jungfräulichen Aspekt der Göttin, der Vollmond für die Mutter und der abnehmende Mond bis zum Neumond für die „Weise Alte".
Vorchristliche Kulturen betrachteten die Mondmutter als Hüterin jener Kinderseelen, denen später von christlichen Kirchenvätern als

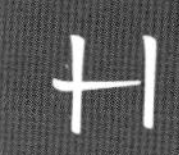

Ungetaufte die Abgründe jenseits des Himmels zugewiesen wurden. Die Mondmutter erhob diese Kinderseelen zu ihren Sternenkindern, indem sie ihnen einen Astralleib schenkte. Hekate, die Mondmutter, schützt die Übergänge von Geburt und den Eintritt der Seele aus kosmischen Sphären über die Schwelle des Mondes ins irdische Dasein.

In Vollmondnächten huldigte man der Göttin mit Opfergaben, die man auf ihre Altäre am Wegrand legte.

Im Reich der Schatten

Hekate, die dunkle Mutter, bewacht den Übergang vom Leben zum Tod und führt die Toten in die Unterwelt. Sie wird mit zwei Fackeln dargestellt, mit deren Licht sie den Weg durch die Dunkelheit erhellt. Sie half Demeter, die von Hades in sein Reich der Schatten entführte Persephone aufzuspüren.

Man begegnet der Göttin im Schutz der Dunkelheit in Begleitung ihrer heiligen Hunde in den Straßen wandernd, die sie mit der Fackel in ihrer Hand erhellt. Hekate wurde seltener in Tempeln als im privaten Kreis verehrt. Man rief die Göttin im Mantel der Dunkelheit an, huldigte ihr mit Opfergaben und bat sie um die Erfüllung von Wünschen. Die Hunde in Hekates Begleitung sind als Wächter der Pforten zur Unterwelt überliefert.

Kreuzwege, Türschwellen und Friedhöfe

Hekates Bilder und Statuen schützten besonders heilige Kreuzwege, an denen drei Straßen zusammentrafen. Die Hekate der drei Wege, die Göttin Trivia, wurde mit drei Köpfen oder dreifachem Körper mit sechs Armen dargestellt. Sie überblickt die drei Wege, in denen sich Vergangenheit, Gegenwart und Zukunft verkörpern, gleichzeitig. So umspannt die Kraft ihrer Dreifaltigkeit nicht nur Himmel, Erde und Unterwelt, sondern auch den Bogen der Zeit.

An diesen Kultplätzen wurde Hekate besonders verehrt. Opfergaben und Geschenke für die Göttin werden bis in unsere Zeit an Kreuzungen und Friedhöfen hinterlassen. Hier ruft man Hekate und bittet um ihren Schutz und ihre Hilfe bei Entscheidungen darüber, welcher Weg beschritten werden soll und über welche Schwelle man ins Unbekannte aufbrechen soll.

Magische Wandlerin und Königin der Hexen

Das Erbe ihrer Mutter war die Macht der Weissagung und nächtlichen Orakel. Ihre Priesterinnen riefen Hekate mit Styraxräucherungen rituell an, um mithilfe des entspannenden Duftes in einen Zustand erweiterten Bewusstseins zu gelangen, der Weissagungen ermöglichte. Ihre berühmteste Priesterin war Medea, selbst eine mächtige Zauberin und in manchen Überlieferungen Hekates Tochter. Hekates magische Kräfte wurden von den heiligen Pflanzen in ihrem Zaubergarten begleitet.

Ihre Priesterinnen kannten die Pflanzen, aus denen Magie entsteht. Die machtvollen Kräuter, die den Tod bringen und die nicht minder mächtigen, die heilen und lindern. In späteren Jahrhunderten wurden jene, die Hekates Pflanzenmagie anwendeten, der schwarzen Magie beschuldigt und von der Kirche verdammt.

„Der Trank der Hekate" ist bis heute als Teil der Volksmedizin überliefert. Ein Tee aus Weidenrinde und Pappelknospen, der fiebersenkend, schmerzstillend und antirheumatisch wirkt. Sowohl die Weide als auch die Pappel sind in ihrer Pflanzensymbolik den Mächten der Unterwelt zugeordnet. Der fiebersenkende Wirkstoff der Weide, die Salicylsäure, ist der pflanzliche Vorläufer des Aspirin.

In den Tempeln der Göttin veranstaltete man abendliche Zusammen-

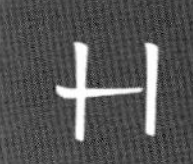

künfte, bei denen ausgiebig getafelt wurde. Vor allem jedoch teilte man magisches Wissen und Erkenntnisse über Zaubermittel. Hekate, die Hilfreiche, verlieh ihren Anhängern übernatürliche Kräfte, sofern derjenige, der sie erbat, ihr gebührend huldigte.
Die Reste des Festmahls stellte man vor die Tür, um sie Hekate und der furchterregenden Schar in ihrer Begleitung zu überlassen.
Zauberrituale und Totenbeschwörungen für und mithilfe der Göttin zelebrierte man auch auf den Kultplätzen der drei zusammentreffenden Wege.
Im Mittelalter war vom Bild der hilfreichen Göttin und Mondmutter nichts mehr übrig geblieben. Einzig der gefürchtete magische Aspekt der Herrin der Schatten, verteufelt von der Geistlichkeit, war noch im Bewusstsein der Menschen. Die dreifaltige Göttin war nun die Königin der Hexen und schreckbeladenen Geisterwelt.
Hekate begleitet die Menschen über die Schwelle in jede neue Lebensphase, von der Geburt bis zum Tod. In allen alten Kulturen wurden diese Übergänge mit Ritualen aus dem Alltag herausgehoben. Manche davon, wie Hochzeit und die Verabschiedung der Toten, feiern wir heute noch mit bestimmten Bräuchen. Andere jedoch, wie etwa rituelle Übergänge von der Kindheit zum Erwachsen sind in Vergessenheit geraten und hinterlassen eine spürbare Leere.

Die Symbole der vielschichtigen Göttin

Wer auf den Spuren dieser faszinierenden und tiefgründigen Göttin wandert, trifft auf Symbole, die der gesamten Bandbreite ihres Wirkens entsprechen.
Zu ihren heiligen Tieren zählt die Kröte. Ursprünglich als Sinnbild der weiblich göttlichen Kraft und der Gebärmutter als Boden der Fruchtbarkeit betrachtet, wurde sie in den Jahrhunderten der Spannung zwischen altem Wissen und Christentum den Hexen zugesprochen.

Kröten symbolisieren die Mysterien der weiblich sexuellen Macht ebenso wie das Wunder der Fruchtbarkeit. In dunklen Zeiten, als Hebammen und Heilerinnen uraltes Heilwissen nur auf geheimen Pfaden zu ihren Patienten bringen konnten und Kräuter an verschwiegenen, abgelegenen Plätzen suchten, wurden die Wege, auf denen sie gingen, Krötenpfade genannt.

Der Frosch zählt ebenfalls zu Hekates heiligen Tieren. Er symbolisiert, so wie die Kröte, Fruchtbarkeit. Die Hunde in Hekates Begleitung sind Wächter der Tore der Unterwelt. Sie sind wie die Eule und Iltisse Hekates Attribute als Totenmutter und Herrin der Schatten. Die Schlange verweist auf den steten Wandel, den Hekate als Göttin aller Übergänge einfordert und begleitet.

Der Dolch trennt, was nicht mehr zusammengehört. Als magisch rituelles Instrument steht er auch für die Befreiung aus Verstrickungen und Fesseln, die den Lebensweg behindern.

Das Schwert ist die Waffe des Kriegers. In seinen Händen bedeutet es Macht und Verantwortung. Die Schärfe der Waffe bannt die Mächte der Finsternis. Hekates Schwert aktiviert den geistigen Krieger in uns. Worauf richtet dieser Krieger seine Energie? Wofür tritt er ein und übernimmt die Verantwortung?

Die mächtige Göttin trägt den Schlüssel zu allen Ebenen. Sie hat Zutritt zum Olymp, der Welt der Götter, wandert auf irdischen Wegen und begleitet die Toten durch die Pforte der Unterwelt.

Hekates Fackel weist den Weg.

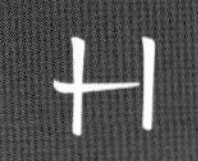

Der Gefährte der Göttin

So viele Facetten weiblicher Kraft Hekate in ihrem Wirken auch zeigt, als liebende Gefährtin eines Mannes begegnet sie uns nicht. Einzig der griechische Geschichtsschreiber Diodor ordnet ihr Medea und Kirke als Töchter zu. Beide erscheinen in den Mythen der griechischen Kultur als mächtige Zauberinnen.
Als Vater nennt Diodor König Aites, dessen Palast in unmittelbarer Nähe von Hekates Zaubergarten liegt.
Anderen Quellen zufolge scheint Hekate jedoch weder als Mutter Medeas noch Kirkes auf und auch kein Geliebter scheint eine Rolle in ihrem Wirken gespielt zu haben. Vielmehr ruht sie in ihrer Kraft, zwischen den Seinsebenen wandernd, ohne ihre Machtbefugnisse zu teilen.

Hekate im Spiegel der Natur

Hekate spiegelt den Übergang von den glutheißen Tagen der Erntezeit zur nebelverhangenen, dunklen Zeit im Jahresrad. Sie bildet die Brücke zwischen Demeter, der Erntegöttin und Matrone mit dem Füllhorn und Persephone, die an der Seite des mächtigen Unterweltfürsten Hades dem Frühling entgegenträumt. In ihr ruhen die Schatten und Übergänge von Samhain. Unter ihrer Schirmherrschaft beginnt die Ruhe vom Streben im Jahreskreis, denn die Ernte liegt wohlverwahrt in Scheune und Keller. Hekate begleitet uns über die Schwelle der zunehmenden Dunkelheit in den Winter, wenn die Totenmutter die Regentschaft in den Händen hält. In ihr ruhen die Wochen, in denen die Spreu vom Weizen getrennt wird und nun Zeit für die Kontemplation über Mangel und Fülle, Anhäufen und Loslassen ist.

Die Pflanzen der Göttin Hekate

Hekates Zaubergarten in Kolchis war berühmt. Er lag neben dem Palast von Medeas Vater, des Königs Aites, sorgsam vor fremden Blicken und Eindringlingen geschützt. Neun Klafter (16 Meter) hohe Mauern umgaben den Garten. Sieben Basteien und drei eiserne Tore, von Hunden bewacht, bildeten ein wehrhaftes Bollwerk gegen jeden, der sich unerlaubt Zutritt erzwingen wollte. Sowohl die Neun, als auch die Sieben und die Drei sind magische Zahlen der Heilkunde und Pflanzenmagie (Neun und Sieben) und der göttlich weiblichen Kraft, die in Hekates Dreifaltigkeit schlummert.
Weiheräucherungen mit reinigender Kraft waren vonnöten, um sich dem Zaubergarten zu nähern.
In diesem sagenumwobenen Garten wuchsen Kräuter, die von mächtigen Pflanzengeistern beseelt waren. Manche dienten den Priesterinnen der Göttin zur Wahrsagerei. Sie führen den Geist, losgelöst von den Fesseln des Körpers, in jenseitige Reiche. Andere schenken den Schlaf des Vergessens, entfachen Liebe und Leidenschaft oder bannen dämonische Kräfte. Viele giftige Pflanzen in Hekates Garten weisen auf das Reich der Schatten, mit dessen Übergängen zur diesseitigen Welt die Göttin betraut ist. Ihre Pflanzengeister versprechen den Tod, aber auch „la petite mort“, den „kleinen Tod“ der sexuellen Ekstase.

Im Zentrum des Gartens hing auf einem Ast der heiligen Eiche Hekates das Goldene Vlies, das von einem gewaltigen Drachen bewacht wurde, der niemals schlief. Dennoch gelang es Hekates Priesterin Medea, den kostbaren Schatz mit List zu entwenden, um damit mit ihrem Geliebten Jason zu fliehen.

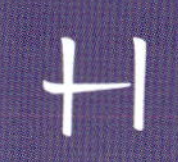

Alraune

Kein anderes Gewächs aus Hekates Zaubergarten ist so berühmt wie die Alraune oder Mandragora.

Sie gehört zur Familie der Nachtschattengewächse, der so wichtige Nahrungspflanzen wie Tomaten, Paprika oder Kartoffeln entstammen, aber auch berüchtigte Hexenkräuter wie Bilsenkraut, Stechapfel und Tollkirsche.

Die Alraune der europäischen Kultur ist im Süden Europas zuhause, wo sie sich vor allem im Ödland auf sandigem Boden zuhause fühlt. Aus den hübschen blauvioletten oder cremefarbenen Blüten reifen goldgelbe Früchte heran, hinter denen manche Mythenkundige die Liebesäpfel der Antike und Bibel vermuten. Sie verströmen einen ananasähnlichen Duft, der alsbald schwer und unangenehm wird.

Wahrhaft sagenumwoben ist die bizarre Wurzel der Alraune, deren menschenähnliche Gestalt die Fantasie der Menschen von der Antike bis in die moderne Fantasyliteratur der Harry-Potter-Bücher beflügelt. Dick und fleischig erstreckt sich die Wurzel bis zu einem Meter Länge unter der Erde. Um in den Besitz der mächtigen Zauberwurzel Hekates zu gelangen, war ein Opfer in Form eines Hundes nötig, der die Wurzel erntete. Dazu wurde die Wurzel am hungrigen Tier festgebunden und Futter gerade außerhalb seiner Reichweite ausgelegt. Sobald sich der Hund bemühte das Futter zu erreichen, zog er damit die Alraunenwurzel aus der Erde, nahm dabei den Todesfluch auf sich und fiel tot um. Der Körper des Hundes musste am Standort der Pflanze begraben werden, um das Ernteritual zu vollenden. So erzählt es zumindest die schaurige Überlieferung dieses außergewöhnlichen Erntesrituals.

Alle Pflanzenteile der Alraune sind stark giftig, was unter anderem auf die Wirkstoffe Hyoscyamin, Scopolamin und Atropin zurückzuführen ist.
Der medizinische Gebrauch der Alraune lässt sich bereits vor 4 000 Jahren in Ägypten in Form von Schlaf- und Schmerzmitteln nachweisen.
Damals wie heute gehört jedwede Verwendung von Pflanzenteilen der Alraune in die Hände medizinisch kundiger Kräuterexperten und Ärzte. Von Eigenanwendungen und Experimenten ist aufgrund möglicher fataler bis tödlicher Folgen dringend abzuraten.
In der Antike wurde die Alraune unter anderem als Lokalanästetikum verwendet. In der richtigen Dosierung wirkte die Pflanze als starkes Schmerzmittel, sodass sie alsbald überall auf dem Kontinent eingesetzt wurde.
Mit der Ausbreitung des römischen Imperiums auf die britischen Inseln gelangte die Alraune auch in die Hände der Druiden und später der angelsächsischen Heiler. Die große Bandbreite weiterer medizinischer Verwendungen reicht von Schmerz- und Schlafmittel, Betäubungsmittel, Abortivum bis hin zur Anwendung bei Unfruchtbarkeit und Depression.
Der volkstümliche Name „Dollwurz" verweist auf den Einsatz als Rauschmittel.
„Die Hexenwurzel" ruft Halluzinationen hervor. Die tödliche Wirkung tritt aufgrund einer Atemlähmung ein. Trotz der verbreiteten Anwendung als Betäubungsmittel basiert der überwältigende Ruf der Alraune auf ihrem Gebrauch als Aphrodisiakum.
Die mystische Ausstrahlung der Alraune schwingt auch in ihrem Namen mit. Das althochdeutsche Wort *runa* in der Bedeutung von *Geheimnis* ist Teil des Namens. Alraune lässt sich weiter auf *Albruna* zurückführen. *Alb* ist ein altes Wort für *Kobold*. Die Schwarzalben der nordischen Mythologie sind die kunstfertigen Zwerge, aus deren

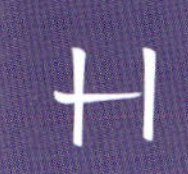

Werkstatt berühmte Waffen und Geschmeide stammen. Der römische Geschichtsschreiber Tacitus berichtet von einer germanischen Seherin namens Albruna. Die Bedeutung von *Albruna* lässt sich als *die mit der Zauberkraft der Alben Begabte* herleiten.

Im Mittelalter, in dem der Aberglaube als fester Bestandteil des täglichen Lebens blühte, war man der Meinung, dass die Alraune, „das Galgenmännchen", aus den Tränen und Samen der Erhängten wuchs. Als rituelle Räucherpflanze hat die Alraune bis heute den Nimbus des Magischen.

Getrocknete Wurzelstücke und Blätter werden zur Abwehr destruktiver Einflüsse geräuchert. Der unangenehme Geruch kann mithilfe wohlriechender Harze, die man der Wurzel beimengt, gemildert werden.

Eisenhut

Die hochgewachsene Blume mit den tiefblauen helmähnlichen Blüten gilt als die giftigste Pflanze Europas.

Das Hahnenfußgewächs enthält das giftige Alkaloid Aconitin, das bereits bei Hautkontakt zu Vergiftungserscheinungen führen kann, da es durch die Haut und die Schleimhäute aufgenommen wird. Vorsicht ist auch bei Blumensträußen auf dem Esstisch geboten, wenn einzelne Blüten unbemerkt in die Speisen fallen könnten.

In der Homöopathie wird Eisenhut zur Schmerzbetäubung eingesetzt, da er die reizleitenden Nervenenden lähmen kann. Die im Himalaya verbreitete Art Aconitum ferox wird als Heilmittel bei Besessenheit geschätzt. In geringer Dosierung ist die Pflanze auch als Aphrodisiakum bekannt, was ihr vermutlich den Namen „Venuswagen" eintrug.

Von eigenem Experimentieren mit dieser Pflanze wird aufgrund der starken Giftigkeit ausdrücklich gewarnt, um fatale oder sogar tödliche Folgen zu vermeiden.

Ovid berichtet in seinen „Metamorphosen" von der Entstehung des Eisenhutes. Er soll aus dem Geifer des dreiköpfigen Höllenhundes Kerberos entstanden sein. Als klassisches Hexenkraut ist der Eisenhut eng mit Hekate, der zauberkundigen Göttin und Königin der Hexen, verbunden. Sie und die Priesterinnen, die ihr dienten, sollen die Giftpflanze todbringend eingesetzt haben. Die Hexen nachfolgender Jahrhunderte brauten ihre berüchtigten Hexensalben unter Beifügung von Eisenhut. Immer wieder wurde Eisenhut gezielt mit Hinblick auf seine tödliche Wirkung eingesetzt. Als Pfeil- und Mordgift erlangte die Pflanze Berühmtheit. Den Extrakt aus der Pflanze nannte man „Erbpulver". Eines der prominentesten Giftopfer war Kaiser Claudius, der 54 nach Christus mithilfe von Eisenhut ermordet wurde. 117 nach Christus verbot Kaiser Trajan per Gesetz den Anbau von Eisenhut in den Gärten, weil er so beliebt für die Herstellung von Gifttränken war.

Safrankrokus

Der berühmte Verwandte des Krokus, der im Frühling unsere Herzen nach der Eintönigkeit des Winters verzaubert, öffnet seine leuchtend violetten Blüten im Herbst. Von Ende September bis November, wenn viele Blumen sich bereits auf ein Ende ihres Vegetationszyklus vorbereiten, sorgt die kostbare Schönheit für Freude im Garten.

Sein intensiver Duft sowie die gelb-orangen Blütenfäden sicherten

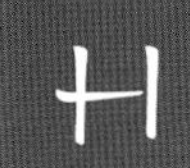

dem Safrankrokus über Jahrhunderte die größte Popularität innerhalb seiner Artverwandten in der Familie der Schwertliliengewächse.
Die Pflanze liefert das teuerste Gewürz der Welt, das bereits in der Antike ein überaus begehrtes Handelsobjekt und Luxusgut war. Hekates Schützling stand im Ruf, leidenschaftliche Liebe zu entfachen. Diesen Ruf als „Blume der Nacht“ verteidigte der Safrankrokus über Jahrhunderte. Seine aphrodisierenden Wirkstoffe befinden sich in der Narbe, dem weiblichen Teil der Pflanze. Die ätherischen Öle, die sich hier konzentrieren, verströmen den wohlriechenden, geschätzten Duft, der eigentlich als Lockstoff für einen potenziellen Bestäubungspartner gedacht ist. Merkwürdigerweise hat die Pflanze im Lauf der Jahrhunderte die Fähigkeit verloren, sich mittels Bestäubung fortzupflanzen. Die Vermehrung erfolgt über Knollen.
Die intensive gelborange Farbe wird durch ein Carotinoid namens Crocin hervorgerufen. Als Gewürzzutat färbt Safran Gerichte intensiv gelb.
Zog man ihn vor Jahrhunderten, wo immer er wachsen wollte, um damit gut zu verdienen, so ist der Anbau in großem Stil heute wenigen Ländern vorbehalten. Die größten Anbaugebiete liegen im Iran, gefolgt von Afghanistan. Hier ist vor allem der exzessive händische Ernteeinsatz noch erschwinglich. In einem Zeitraum von zwei Wochen holen unzählige Erntehelfer die nahezu gewichtslosen Fäden aus der Blüte. Rund fünfzehn Pflücker ernten täglich nur etwa ein Kilogramm des kostbaren Gewürzes. Die europäischen Anbaugebiete in Italien, Frankreich, Spanien und Österreich bringen nur einen Bruchteil der Menge, die im Iran erzielt wird, auf den Markt.

Verfolgt man die Geschichte des Safrankrokus, so offenbart sich die enge Verknüpfung mit Sinnenfreudigkeit und erotischem Vergnügen. Die aphrodisierende Wirkung wird in der griechischen Mythologie mehrfach erwähnt. Das Brautbett von Hera und Zeus soll mit

Safrankrokussen, Veilchen und Hyazinthen bestreut gewesen sein, um das Paar in erotische Stimmung zu versetzen. Vor allem Zeus soll auch weiterhin ein glühender Anhänger des betörenden Duftes gewesen sein, den er gerne als Duft der Verführung bei seinen zahlreichen Liebesaffären einsetzte.

An anderer Stelle wird erzählt, dass die junge Göttin Persephone vom liebestollen Hades in die Unterwelt entführt wurde, als sie auf einer Wiese Krokusse und Narzissen pflückte.
Die Hetären Roms saßen bei Festgelagen auf Kissen, die mit Safran, dem Duft der Begierde, gefüllt waren.

Abgesehen von seiner erotischen Vergangenheit blickt der Safrankrokus auch auf eine vielfältige medizinische Geschichte zurück. Safranextrakt gilt als nervenstärkend und stimmungsaufhellend. Wie bei so manchem Heilmittel entscheidet die Dosis zwischen gesundheitsfördernder Wirkung oder fatalen Folgen und Tod.
Geringe Gewürzmengen bewirken einen besonders exotischen Geschmack. Größere Mengen können jedoch schwere Vergiftungserscheinungen hervorrufen. Haut- und Schleimhautblutungen, Schwindel, Brechdurchfall, Koliken und Krampfanfälle können bei übermäßiger Dosierung zum Tod führen.
Über Jahrhunderte wurde Safrankrokus immer wieder als Abortivum eingesetzt. Die schweren Vergiftungen, die dabei ausgelöst wurden, führten nicht selten zum Tod.

Harmlos war hingegen der Einsatz als Färbemittel. Königliche Gewänder hoben sich durch den begehrten safrangelben Farbton vom Hofstaat ab.

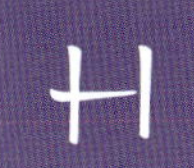

Schwarzpappel

Die Pappel ist ein mondgeprägter Wächterbaum am Tor zu anderen Welten. Oftmals sind es mächtige, knorrige Bäume mit bizarren Ausformungen der Stämme, die in den ufernahen Gebieten der Flusstäler und in Aulandschaften ins Auge fallen.

Der schnellwüchsige Baum hat keine Zeit, um hartes, festes Holz zu bilden. Pappelholz ist äußerst weich, leicht und verdirbt rasch. Es eignet sich zur Herstellung von Palettenholz, Zündhölzern und Spankisten. Nichts davon ist auf dauerhaften Bestand ausgerichtet, denn diese Qualität kann das wenig widerstandsfähige Holz nicht bieten.

Die winzigen Samen, die den Fortbestand der Pappel sichern, sind von weißem Flaum umgeben. Auf diese Weise stellen sie das perfekte Fluggerät dar, an dem der Wind seine Freude hat. Ganze Wolken der Pappelwolle treibt er vor sich her und verteilt spielerisch, was einmal zu einem mächtigen Baum heranwachsen soll.

Die Schwarzpappel ist als Orakelbaum der Göttin Hekate überliefert. Wie Erle, Weide und Holunder ist sie eng mit der jenseitigen Welt verbunden. Die Blätter des Baumes erschauern im leisesten Windhauch. Feinfühlig reagieren sie auf jede Veränderung der Atmosphäre, ganz im Einklang mit dem Atem der Erde. Unseren Vorfahren schien es, als ob der Baum wie ein besonders aufmerksamer Wächter das Flüstern und Raunen der Ahnen aus dem Reich der Toten vernehmen könnte.

Die Signaturenlehre erkennt in der Pappel einen mondgeprägten Baum, der kühlenden Einfluss auf heiße, entzündliche Prozesse hat. Seit Jahrhunderten wird aus den Knospen eine Heilsalbe hergestellt, die bei Verbrennungen, Wunden und Hämorrhoiden eingesetzt wird. Als Tee zubereitet, helfen die Knospen bei Rheuma, Gicht und Harnwegserkrankungen.

Die Knospen waren auch Bestandteil der Hexensalben, die den wilden Frauen der Zauberkunst den Weg zu anderen Ebenen der Realität bahnen sollten.
Im antiken Griechenland spielte die Silberpappel am Tor zum Reich der Toten eine Rolle. Sie war Persephone, der Herrin der Unterwelt, geweiht. Ihr Gatte Hades soll der Nymphe Leuke nachgestellt haben und dabei so beharrlich vorgegangen sein, dass Leuke sich in eine Silberpappel verwandelte, um ihm zu entkommen. Seither steht sie am Eingang zur Unterwelt, an jenem Fluss, der die Grenze zur Totenwelt bildet. Häufig wurden Pappeln auf Friedhöfen gepflanzt, um die Gräber verstorbener Lieben zu bewachen.

Die Espe oder Zitterpappel ist ebenfalls ein ganz besonders magischer Baum. Wer in ihrem Schatten ruht und dem Flüstern der tanzenden Blätter lauscht, träumt sich in eine andere Welt. Kein Wunder, dass die Zitterpappel für unsere keltischen Vorfahren mit der Welt der Feen in Verbindung stand.
In den folgenden Jahrhunderten, als eifrige Kirchenmänner jeden Hauch von Magie mit gnadenloser Verfolgung ahndeten, wurde die Pappel zum Hexenbaum.
Die balsamisch duftenden Knospen dürfen in keiner Hekate- oder Hexenräucherung fehlen. Sie steigern die Wahrnehmungsfähigkeit, um die Tore zu anderen Welten durchwandern zu können. Die starke Verbindung zum Mond und zur Mondmutter Hekate unterstützt Ritualarbeit mit dem Fokus auf weibliche Aspekte. Der Duft eignet sich auch sehr gut als Bestandteil einer Liebesräucherung.

Styrax

Der kleine buschartige Laubbaum mit den ahornähnlichen Blättern, der uns mit seinem wunderbar duftenden Harz beschenkt, ist in Klein-

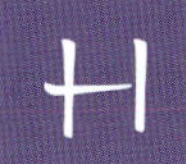

asien im Gebiet des antiken Mesopotamien beheimatet. Er wächst überdies an den Hängen des Libanon, in der Türkei und in Griechenland. Verwandte Formen dieses Styraxbaumes findet man auch in China, Japan und in Nord- und Zentralamerika. Letztgenannter, der amerikanische Amberbaum, galt in den alten Kulturen Mexikos als heilig. In welcher Region der Erde Styraxbäume auch gedeihen, überall ist ihr duftendes Harz geschätzt und begehrt. Im kleinasiatischen Raum lässt sich der Gebrauch von Styrax sehr weit zurückverfolgen. In Mesopotamien, in Ägypten und in Griechenland war Styrax bereits in der Antike ein überaus beliebtes Räucherharz. Der medizinische Einsatz war bei Bronchitis, Husten, Heiserkeit und anderen Erkältungssymptomen üblich. Styrax war Hekate als Göttin der Geburt geweiht, denn in Form von Zäpfchen verabreicht, soll es die Menstruation fördern.

Zur Gewinnung des Harzes wird die Rinde des Baumes mit einem Schabemesser angeritzt. Der austretende helle Balsam ist vorerst zähflüssig. Der Luft ausgesetzt, trocknet er zu einer klebrigen, pastenartigen Substanz. Zur Reinigung wird dieser Balsam in Wasser ausgekocht, abgeschöpft und danach gepresst. Da das dickflüssige Harz schwer zu handhaben ist, werden für die Verräucherung meist Holzsplitter des Styraxbaumes mit dem Harz getränkt und in den Räucherhandel gebracht. In der griechisch-orthodoxen Kirche ist Styrax eines der wichtigsten Räuchermittel.

Räucherfans weltweit wissen die warmen, blumigen Duftnoten, die stark entspannend auf Körper und Geist wirken, zu schätzen. Verkrampfungen jeglicher Art lösen sich unter diesem sinnlichen Dufteindruck. Der Duft öffnet das Herz und sollte in keiner Liebesräucherung fehlen.

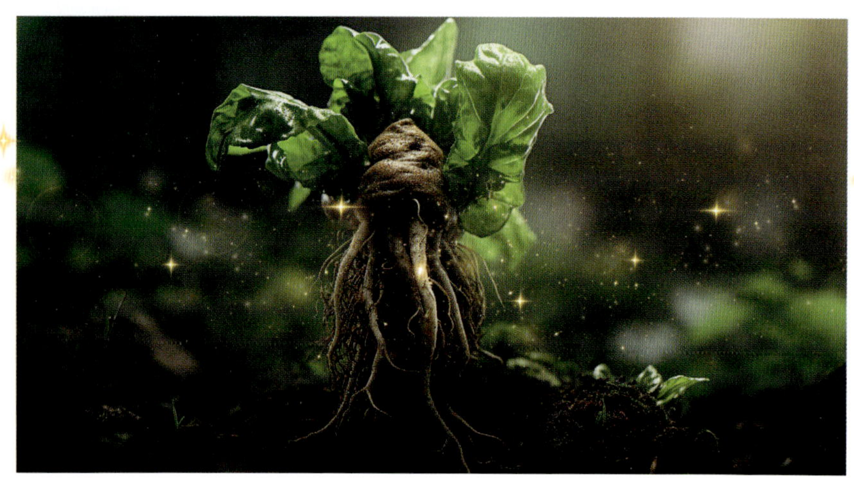

Hekates Pflanzenmagie

Im Zaubergarten der mächtigen Göttin gedeihen Pflanzen, die Liebe und Leidenschaft entfachen, sexuellen Genuss steigern und die tiefsten Abgründe menschlicher Wünsche erfüllen. Sie bringen Heilung, lindern Schmerzen, berauschen und versprechen Glück und Reichtum. In den Händen der magisch Kundigen beschwören sie die Göttin oder dienen der Nekromantie. Nicht zuletzt jedoch führen sie in die Schatten menschlicher Absichten und bringen den Tod.

Die Alraune oder Mandragora galt als mächtiges, magisches Pflanzengeschöpf. Der Besitz der Wurzel schützte vor dämonischen Kräften, vor Krankheit und Unglück. Kurz gesagt, war die Alraune der Glücksbringer schlechthin, mit dem sich alle Begehrlichkeiten von Gesundheit und Reichtum, Liebe und Fruchtbarkeit erfüllen ließen. Für den Liebeszauber wurde die getrocknete Wurzel in der Antike in Wein oder Bier eingelegt. Die Griechen und Römer schätzten Schutzamulette in Form von kleinen Figuren aus der Wurzel. Die menschengestaltige Wurzel begeisterte das Volk und die Herrscher gleichermaßen. Der Pharao Tutanchamun wurde mit 11 Alraunenwurzeln begraben, König Salomon der Weise trug die Wurzel in

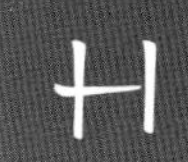

seinem Siegelring. Vielen Kriegsherren vergangener Epochen soll die Alraune gnädig Schutz gewährt haben. Andere, wie der Feldherr Hannibal, bedienten sich ihrer totbringenden Eigenschaften. Er vergiftete einen afrikanischen Feind mit Wein, dem Alraune in der entsprechenden Dosierung beigemengt war.

Die helmartige Blütenform bescherte dem Eisenhut den Namen „Wotanshelm“. Der nordische Gott mit den schamanischen Zügen soll sich mithilfe von Eisenhut unsichtbar gemacht haben. Im germanischen Kulturkreis wurde die Pflanze vermutlich auch im Liebeszauber verwendet. In der Symbolik dieser Pflanze finden sich Begriffe wie Zauberei, Tod, Streit, Reue, krankhafte Liebe, Lösen und Binden.

Safrankrokus dient als magisches Mittel im Liebeszauber. Dem Wein als Aphrodisiakum beigefügt, schürt Safran Erotik und Leidenschaft. Die zauberkundige Medea, Tochter des Königs von Kolchis und Priesterin der Hekate, setzte Krokus als magisches Kraut der Wiedergeburt ein. Safrankrokus steht symbolisch unter anderem für Tod und Wiedergeburt, Gold, Glückseligkeit und Sinnlichkeit.

Die Knospen der Schwarzpappel sind seit Langem als Zutat in Hexensalben bekannt. Die klebrigen, betörend duftenden Blätter haben über die Duftimpulse eine erotische, aphrodisierende Wirkung.

Hekates Zaubergarten in Kolchis war nicht nur ein Ort mächtiger Pflanzengeister, die den Tod brachten oder Wollust und Leidenschaft beflügelten.
Man ehrte die dunkle Göttin der Weissagungen mit Styraxräucherungen. Mithilfe des entspannenden Duftes riefen Hekates Orakelpriesterinnen die Göttin rituell um Weissagungen an.

Hekate als Urbild der Seele

Hekate verkörpert das Urbild der Wächterin an den Toren der Übergänge im Leben. Sie kennt alle Tore und die Prüfungen und Ängste, denen wir uns an diesen Übergängen stellen müssen. Sie durchschreitet nicht nur die Tore des Lebenszyklus, sondern auch jene in die Anderswelt. Wenn wir diesen Archetyp leben, begegnen wir den tiefsten Ängsten in uns und stellen uns den Schatten. Wir stehen an Kreuzungen unseres Lebens, wenn ein Weg zu Ende geht, wir klare Entscheidungen fällen müssen und alle unsere Sinne beieinander haben müssen. Es sind Zeiten, in denen uns oft der Boden unter den Füßen weggezogen wird und wir uns vielleicht einer lebensbedrohlichen Krankheit oder Existenzängsten stellen müssen. Wir kämpfen mit all unserer Kraft und erkennen, dass der Anker, der uns hält, die Liebe in ihrer bedingungslosen Form ist. An diesen Punkten unseres Lebens ruhen wir in uns selbst und spüren unsere innere Stärke, die uns auf einen bestimmten Weg zieht, ohne Wenn und Aber.

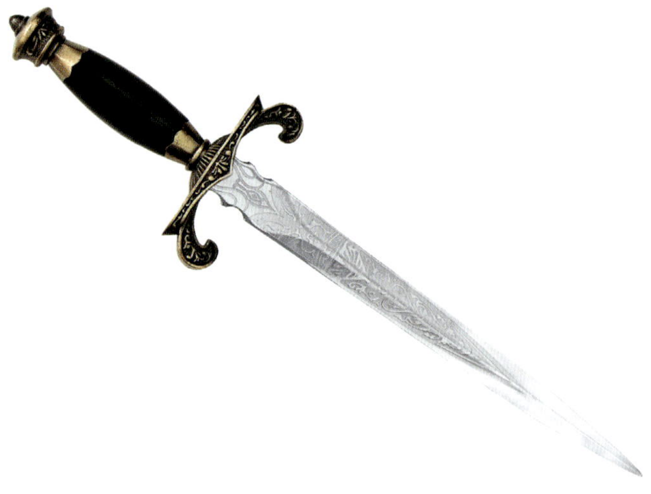

Mit Ritualen die Verbindung zur Kraft der Göttin Hekate knüpfen

Die Göttin Hekate herrscht über die Kunst der Weissagungen und die Magie des Orakels. Die Göttin der Wegkreuzungen wurde bei Entscheidungen um Hilfe angerufen.
Welcher Weg soll beschritten werden?
Welche Schwelle gilt es beim Aufbruch in eine neue Phase zu überschreiten?
So wie Hekate das Tor zwischen der Welt der Lebenden und dem Totenreich zu durchschreiten vermochte, öffnet die Arbeit mit einem Kartendeck das Tor zwischen der bewussten Wahrnehmung und den Informationen des Unbewussten.

Die Arbeit mit einem Kartendeck stellt eine spielerische, kreative Möglichkeit dar, hinter das Vordergründige, Offensichtliche zu blicken, um die verborgenen Strömungen der jeweiligen Lebenssituation zu erfassen. Die Karten entscheiden jedoch bei all deinen Fragen nicht für dich darüber, welchen Weg du einschlagen sollst. Vielmehr stellen sie als Brücke zum Unbewussten eine Quelle an Informationen zur Verfügung, die für eine positive Lösung deines Anliegens hilfreich ist.
Wenn du in die inspirierende Kraft der Göttinnen eintauchen möchtest, dann liefert das Buch mit Kartenset „Orakelbuch – Im Zaubergarten der Pflanzengöttinnen" viele umfassende Informationen.
(Weitere Kartensets von Renate Kauderer: „Was Bäume raunen", „Begegnung mit Pflanzenspirits", „Blumengeheimnisse", „Mythen als Spiegel der Seele".)

Vorbereitung des Rituals

Um die Energie Hekates in dir wachzurufen, ist es hilfreich, Räucherstoffe aus ihrem Zaubergarten auf einem Stövchen mit Sieb zu verglimmen.

Styrax, Lorbeerblätter, Pappelknospen, Kerzen und Kristalle (Achat, Girasol, Rhodochrosit) verwandeln den Platz, an dem du mit Orakelkarten arbeitest, in eine Wohlfühloase und tragen zu einer entspannten Atmosphäre bei.

Ein Tuch, auf dem die Karten positioniert werden, betont den aufmerksamen Umgang mit der Energie und Bilderwelt der Karten. Lege Stift und Papier bereit, um deine Eindrücke niederzuschreiben.

Durchführung des Rituals

- Nimm dir Zeit und ziehe dich an einen ruhigen Platz zurück, an dem du ungestört bist.
- Gestalte den Platz zur Wohlfühloase, in der du den Alltag für eine Weile vergessen kannst.
- Dekoriere den Tisch, auf dem du die Karten auflegst, mit einem hübschen Tuch. Zünde Kerzen an und platziere Kristalle.
- Lasse die Pflanzen aus Hekates Zaubergarten auf deinem Stövchen verglimmen. Der Duft der Räucherstoffe erleichtert es dir, das Tor zum Unbewussten zu öffnen.
- Atme tief und ruhig und lausche in dich hinein.
- Rufe Hekates Energie in dir wach, indem du ihren Namen mehrmals flüsterst oder singst.
- Wenn du ein konkretes Anliegen hast, so bitte um Informationen für eine Lösung oder die nächsten Schritte auf deinem Weg. Wenn dir eine konkrete Frage schwerfällt, bitte einfach um Rat für die Angelegenheit, die du klären möchtest oder für deinen Lebensweg.

- Mische die Karten und denke ohne Anspannung an die Frage, die du stellen möchtest.
- Ziehe verdeckt eine oder mehrere Karten aus dem Kartendeck und lege sie in einem Legesystem, die das Deck, das du verwendest, beschreibt, auf das Tuch. Manchmal fallen beim Mischen Karten aus dem Kartendeck und ziehen damit besondere Aufmerksamkeit auf sich. Diese Karte(n) solltest du abseits verdeckt liegenlassen, um sie nach der Arbeit mit der gezogenen Karte zu betrachten. Meist ergeben sich dabei noch aufschlussreiche Hinweise.
- Notiere deine Eindrücke, die Bilder, die während der Arbeit mit den Karten auftauchen, die Gefühle, die dabei hochsteigen.
- Zum Abschluss lies die Informationen zu den Karten.

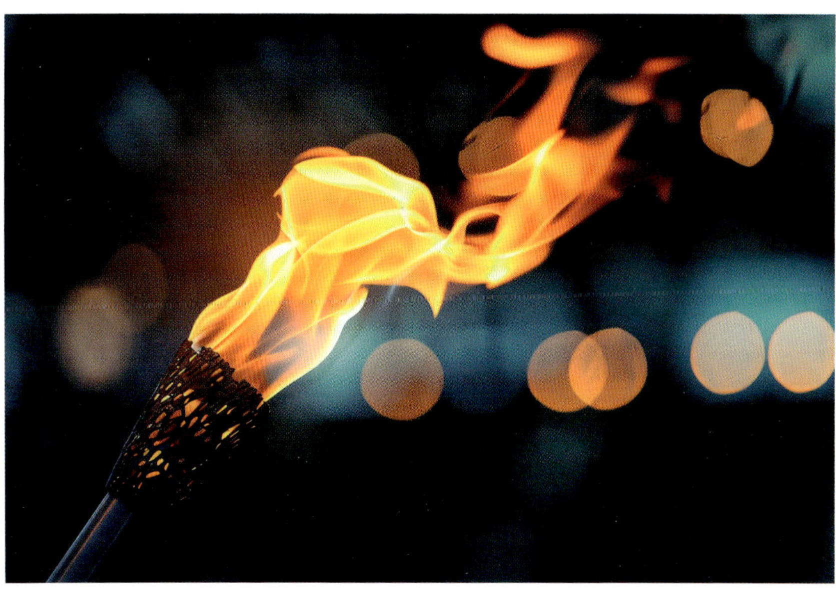

Ritual: Das Wunschband

Weit vor der Zeit, als Hekates Ruf als Königin der Hexen ihre vielseitigen hilfreichen Facetten überlagerte, rief man Hekate mit der Bitte um die Erfüllung eines Wunsches an. Sie ist als die einzige Gottheit neben Zeus überliefert, die jeden Wunsch erfüllen oder verwehren konnte.

Vorbereitung des Rituals

- Schneide einen Streifen aus silberfarbenem Papier.
- Lege einen Stift mit goldfarbener Mine und einen Faden bereit.
- Lege Opfergaben für Hekate bereit. Nüsse, Reis oder ein paar Tropfen Alkohol sind dafür geeignet.
- Nimm Schreibzeug mit.
- Du kannst Hekate auch Duft opfern, indem du Lorbeer, Beifuß, Styrax und Pappelknospen verräucherst.

Durchführung des Rituals

- Suche dir einen Platz in der Natur, an dem eine Pappel steht oder sich 3 Wege kreuzen, an dem du ungestört bist.
- Rufe Hekates Energie in dir wach, indem du ihren Namen flüsterst oder singst.
- Schreibe deinen Wunsch in Form von Symbolen mit goldenen Zeichen auf den silberfarbenen Papierstreifen.
- Rolle den Papierstreifen zusammen und vergrabe ihn entweder an den Wurzeln der Pappel oder befestige ihn mit dem mitgebrachten Faden an einem Zweig des Baumes.
- Verstreue deine Opfergaben an den Wurzeln der Pappel und/oder beginne die Räucherstoffe auf dem Sieb zu verglimmen.
- Lehne dich mit aufrechtem Rücken an den Stamm des Baumes und rufe Hekates Energie, indem du ihren Namen abermals flüsterst und singst.

- Erzähle ihr von deinem Wunsch und bitte um ihre Unterstützung.
- Bleibe noch eine Weile in dieser Stimmung sitzen und beobachte die Bilder und Gedanken, die in dir aufsteigen.
- Bedanke dich bei Hekate und verabschiede dich.
- Anschließend schreibe deine Eindrücke nieder und lies sie in der kommenden Zeit immer wieder durch.

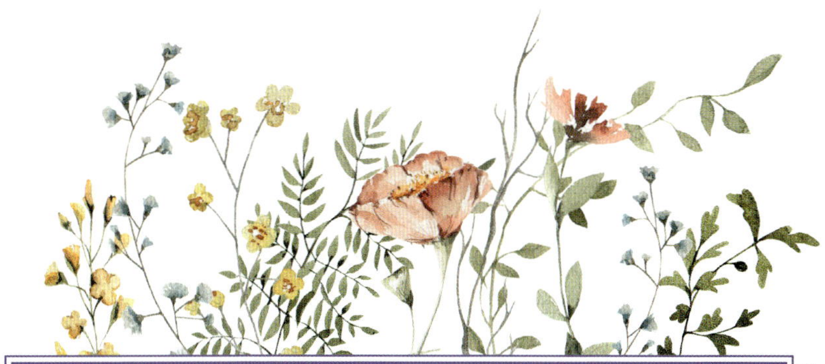

Meditatives Gedankenspinnen

- Welche Fesseln und Verstrickungen behindern meinen Lebensweg?
- Worauf richte ich als geistiger Krieger meine Energie?
- Wofür trage ich Verantwortung und wofür darf ich sie an andere abgeben?
- Welchen Weg weist mir Hekates Fackel?

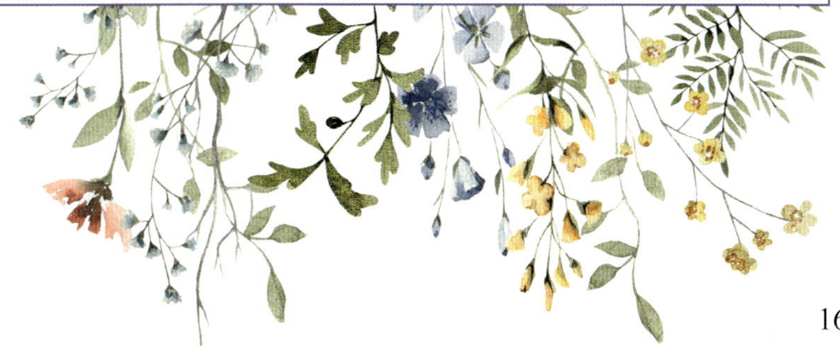

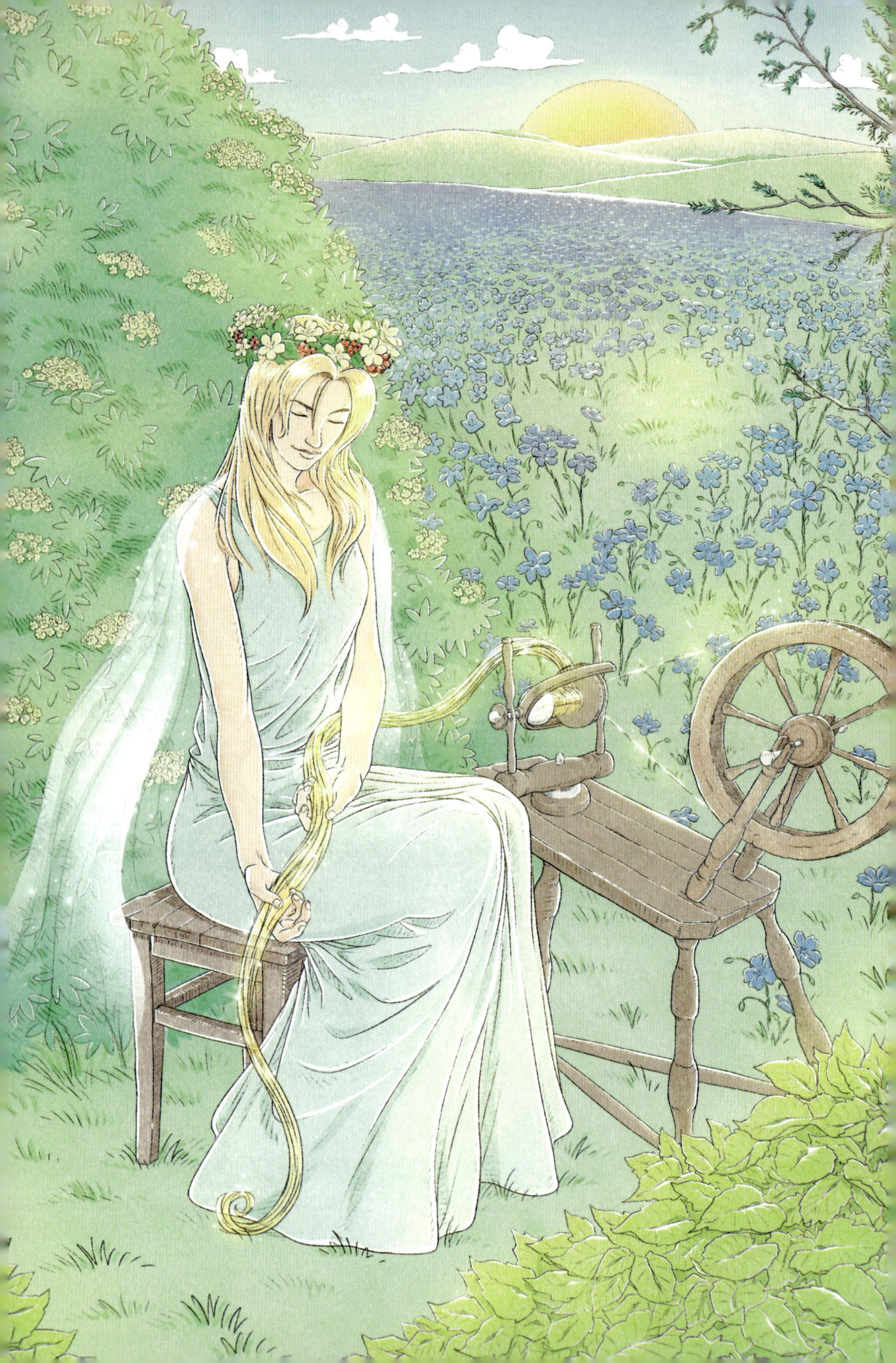

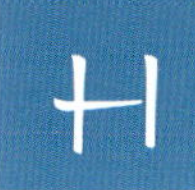

Holle

Die Allumfassende

Auf den Spuren der Göttin Holle

Das segensreiche Wirken dieser archaischen Muttergöttin Europas offenbart sich bereits in ihrem Namen.

Holle bedeutet die *Huldvolle*, die *Holde* oder die *Helle*. Sie ist die Muttergöttin des mitteleuropäischen Kulturraumes. Insbesondere im Alpenraum und in Deutschland findet man ihre Spuren in Märchen, Sagen, Ortsnamen und im Brauchtum. Vom Herzen Europas ausgehend findet ihre komplexe Gestalt ihren Widerhall in jeder anderen Göttin des heidnischen Europas. Sie ist das Zentrum, das spirituelle Herz der Glaubensvorstellungen der vorchristlichen Völker.

Ursprünglich war die Göttin Holle die große Herrin der Tiere, die die Jäger der steinzeitlichen Stämme um das Leben eines Tieres baten, um das Überleben der Gemeinschaft zu gewährleisten. Mit der Sesshaftwerdung der nomadisierenden Stämme und der zunehmenden Bedeutung des Ackerbaues wurde sie zur Fruchtbarkeitsgöttin, die im jahreszeitlichen Zyklus mit dem Lichtgott an ihrer Seite erscheint.

Die vielen Facetten einer großen Göttin

Holle umfasst alle Aspekte von Werden, Wachsen und Vergehen. Sie bringt den Segen der Fruchtbarkeit, ist verbunden mit der Magie der Erde und den Pflanzen, die aus ihr wachsen. Sie herrscht über das Wetter, den Vegetationszyklus, spendet und nimmt Leben. Als Herrin der Spinnstuben ist sie mit den Fäden des Schicksals verbunden, als Himmelskönigin mit den Kräften des Universums. Aus ihren Händen erhalten die Frauen das Spinnrad und den Backofen. Holle lehrt sie die Kunst der Obstveredelung. Sie erscheint als die lichtvolle, strahlende junge Göttin, die reife Matrone mit dem Füllhorn und die dunkle Totenmutter, die die Verstorbenen in ihr jenseitiges Reich führt. Im Zuge der Christianisierung wurde die Göttin Holle systematisch verdrängt und der Brauch, an ihren heiligen Stätten zu opfern, verboten.

Der Webstuhl, die Spindel, Brunnen, Teiche, Quellen und Höhlen sind Symbole in Verbindung mit dem Wirken dieser archaischen, den Menschen wohlgesonnenen Göttin. Zu ihren heiligen Tieren zählen der Storch, der Kranich und der Marienkäfer.

Der Storch als Bote der Göttin

Aus Holles hellem Reich kommen die Seelen der Ahnen, um sich wieder zu verkörpern und werden von ihrem Boten, dem Storch, den Eltern gebracht.

„Storch, Storch, bester,
bring' mir eine Schwester.
Storch, Storch, guter,
bring' mir einen Bruder."

In diesem uralten Reim hat sich die Bitte an Holle um den Segen eines Kindes noch erhalten.

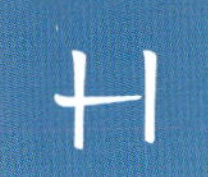

Als Eingänge in die jenseitige Welt der Göttin galten Brunnen, Teiche, Seen, Moore und Höhlen. Das Wasser aus ihren Quellen und Seen macht fruchtbar und beschenkt die Frauen mit dem ersehnten Kind. „Holleteiche" nannte das Volk diese heiligen, magischen Gewässer, die den Segen der Fruchtbarkeit versprachen. Einer dieser Holle-Teiche befindet sich auf dem Hohen Meißner in Nordhessen. Seit Generationen bringen Frauen dort Opfergaben für die Göttin in Form von Blumen, Kerzen, Früchten oder Süßspeisen dar. Sie baden im Teich um fruchtbar zu werden und kehren voller Hoffnung, in Frieden mit sich selbst und gesegnet von der Göttin, in ihren Alltag zurück.
Die hölzernen Störche, die heute vielfach nach der Geburt eines neuen Familienmitgliedes in den Gärten stehen, zeugen von der subtilen Urerinnerung an Holle, die im Unbewussten ihre Spuren hinterlassen hat. Sorgsam trägt der Storch das Baby in einer Windel im Schnabel. Die blaue oder rosa Schleife verkündet aller Welt, ob hier ein Bub oder ein Mädchen in die Familie gekommen ist.

Holle als Totenmutter

Im Gegensatz zur christlichen Vorstellung der Hölle war das Reich der Göttin Holle eine helle jenseitige Welt, in der die Seele nach dem Tod Frieden fand und ausruhen durfte, bevor sie über das Tor des mütterlichen Schoßes Eintritt in ein neues Leben erhielt.
Perchta oder Berchta, die Glänzende als winterliche Erscheinung der Holle und ihr Aspekt als furchterregende Totengöttin sind uns noch aus den Perchtenumzügen vertraut. Die Reise der Seele in Holles lichtes Reich wird vom Kranich begleitet, der zu ihren heiligen Tieren zählt. Wie Brunnen, Teiche und Höhlen, so ist auch der Holunder ein Tor zu Holles Gefilden, das die Seelen auf dem Totenweg durchschreiten, um in das lichte Reich unter der Erde zu gelangen.

Im Brauchtum lebt die Göttin als Totenmutter weiter. Als die Toten noch zu Hause aufgebahrt wurden, hielten die Familie und Freunde Totenwache, beteten für die Seele des Verstorbenen, erbaten seinen Segen und hielten stumme Zwiesprache mit ihm. Drei Tage wird die Seele noch nahe bei ihrem irdischen Körper bleiben. Noch ist der Verstorbene nach altem Glauben so präsent und spürbar, dass wahrnehmungsfähige Menschen ihn „sehen" können, strahlend schön und unversehrt von Alter und Leid. Holle, die Totenmutter, reicht ihm schon die Hand, um ihn durch das Tor in ihr verborgenes Reich zu führen. Mit Holundertee erhalten die Betenden Stärkung vom Baum der Göttin. In manchen Gegenden wird der Tote im feierlichen Sonntagsstaat auf Holunderreisig gelegt. Holunderzweige, Blumenschmuck und Totenlicht sind helfende Attribute für den Weg der Seele in Holles Reich. Nach der Christianisierung wird dazu von jedem, der vom Verstorbenen Abschied nimmt, Weihwasser versprengt. Dort, wo der Glaube an Holle besonders verbreitet war, wurden auch die Grabkreuze aus Holunderholz vom Hofbaum gefertigt.
So wachte der Baum der Göttin schützend über das Grab des Toten.

Die Himmelskönigin braut das Wetter

Holle ist auch als strahlende Himmelskönigin überliefert, die über den jahreszeitlichen Zyklus, das Wetter und die Elemente herrscht. Aus ihrem Haar fließen goldene Sonnenstrahlen, wenn sie es kämmt.
Dichter Nebel steigt aus Wald und Flur, wenn sie kocht. Am Himmel ziehen ihre Schafe in Form von Wolken und es regnet, wenn sie ihr Waschwasser über die Erde gießt. Wie im Märchen von „Frau Holle" geschildert, fällt Schnee, wenn die Göttin die Federbetten schüttelt. Sie deckt die Felder zu, damit die Keime im Schoß der Erde nicht erfrieren. Als Lebenserhalterin steht alles unter ihrem Schutz, was dem nächsten Vegetationszyklus entgegendrängt.

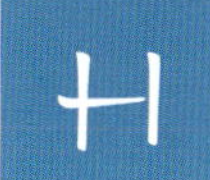

Der mythologischen Überlieferung nach lehrte Holle die Frauen die Kunst des Spinnens und des Webens, mit der auch das Spinnen und Verweben der Schicksalsfäden verbunden ist.
Am 29. September wurde nach altem Brauch das Spinnen in den Stuben wieder aufgenommen. Die Ernte liegt wohl verwahrt in der Scheune und im Keller, sodass nun Zeit für die Herbst- und Winterarbeit ist. Als Anweisung für diesen Schwellentag in die dunkle Jahreszeit ist der Spruch überliefert:

„St. Michael zünd's Licht an,
das Gesinde muss zum Spinnen ran."

Der Erzengel mit dem Flammenschwert gibt den Startschuss für das abendliche Zusammensein der Frauen und das Surren der Spinnräder. Bis Imbolc, dem Fest der Frühlingsgöttin Brigid, wurde nun im Schein der Fackeln und Kerzen gesponnen. Nach der Christianisierung bedeutete Maria Lichtmess das Ende der winterlichen Arbeit. Holle achtet als Schirmherrin der Spinnerinnen auf Ordnung in den Spinnstuben. In den Raunächten werden die Fäden des Schicksals neu verwoben. In diesen magischen Nächten ist Holle den Menschen in ihrer winterlichen Erscheinungsform besonders nah.

Holle in Märchen, Ortsnamen und Reimen

Die Erinnerung an die gütige Göttin lebt in Märchen und Ortsbezeichnungen weiter. Am bekanntesten ist wohl das Märchen von „Frau Holle", das die Brüder Grimm in ihre Märchensammlung aufgenommen haben. Frau Holle erscheint als gütige, alte Frau, die das fleißige Goldmariechen, das in einen Brunnen fällt, in ihrem Reich prüft und schließlich reich belohnt zurück auf die Erde schickt.

Viele Attribute, die der Göttin zugeordnet sind, tauchen in diesem Märchen auf. Die Spindel, an der sich das Mädchen die Finger blutig

scheuert. Der Backofen, aus dem sie das fertig gebackene Brot herausholt. Der Apfelbaum, den sie eifrig schüttelt, um die Äpfel sorgsam einzusammeln. Der Apfel war für die Kelten der Vitaminspender, der sie heil über den Winter brachte und zugleich die Frucht, die man den Toten auf den Weg ins Jenseits als Speise mitgab. Der Apfel symbolisierte Fruchtbarkeit und Lebenskraft.
Als Goldmariechen Frau Holle erblickt, erschrickt sie zunächst, denn die Alte hat wirres Haar und große lange Zähne. Trotz der furchterregenden Erscheinung bringt die alte Frau dem Mädchen nichts als Freundlichkeit entgegen.
Als Goldmariechen zurück ins Diesseits, in ihr Erdenleben möchte, erfüllt Frau Holle ihr diesen Wunsch, ohne zu zögern. Die alte Göttin selbst führt das Mädchen an das Tor des Übergangs und gibt ihr die Spindel, die in den Brunnen gefallen war, zurück. Von Neuem wird Goldmariechen die Schicksalsfäden spinnen, ausgerüstet mit gutem Karma oder dem Segen Holles. Denn als das Mädchen durch den Torbogen geht, fallen Goldstücke auf sie herab.
Ganz anders ergeht es der Stiefschwester der fleißigen Goldmarie. Sie erfüllt keine der Aufgaben, die ihre Schwester so fleißig meisterte. Schließlich schickt Frau Holle sie zurück auf die Erde. Ihr Lohn unter dem Torbogen ist schwarzes Pech, das an ihr kleben bleibt. So gibt es also für Pechmarie keinen Segen und kein gutes Karma, sondern Pech, das schwer abzuwaschen ist.

Die Göttin tritt in diesem Märchen, das vom Weltbild unserer Vorfahren erzählt, als Richterin über die guten und schlechten Taten einer Seele auf. Sie beschenkt die Fleißigen und bestraft die Faulen.

In Ortsnamen wie Hollabrunn (Niederösterreich) oder dem Holle-Teich auf dem Hohen Meißner lebt die Göttin weiter.

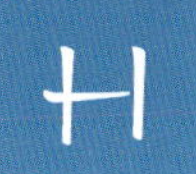

Auch im alten Kinderreim:

„Ringel, Ringel, Reihe,
sind der Kinder dreie,
sitzen unterm Hollerbusch,
machen alle husch, husch, husch."

klingt die Erinnerung an die gute Göttin Holle. Kreistänze wie der Tanz um den Maibaum gehören zu unserem ältesten Brauchtum. Zum Lied dieses Kinderreimes halten sich die Kinder an den Händen und tanzen im Kreis herum.

Bei den Worten husch, husch, husch, setzen sie sich auf die Erde, das mütterliche Element der alten Göttin. In der Zahl Drei schwingt Holles Kraft als dreifache Göttin.

Der Gefährte der Göttin

Als Erdgöttin regiert Holle in verschiedenen Erscheinungsformen mit dem Sonnengott an ihrer Seite über das Jahr und die lebensspendenden Vegetationskräfte. Zur Wintersonnenwende wird der Lichtgott tief im Schoß der Erde geboren, just dann, wenn neues Leben sich im winterkalten Schoß der Erde zu regen beginnt.

Im Frühling, zu Imbolc, gewinnt er an Kraft, das Licht nimmt zu, um die Vegetation zu wecken. In den Mairiten wirbt er um die junge Göttin als Braut, um sich mit ihr in der „Heiligen Hochzeit" (Hieros Gamos) zu vermählen. Die Sommersonnenwende markiert den Höhepunkt der Sonnenkraft. Der Gefährte der schwangeren Erdgöttin ist am Zenit seiner Herrschaft. In den Erntefeuern des Schnitterfestes transformiert er zum feurigen Gott des Sommers, der mit seiner glutheißen Kraft die Ernte zur Vollendung führt. Bald wird er seinen Thron verlieren. Wenn die Herbstnebel ins Land ziehen, verliert er zusehends an Kraft und überlässt die Herrschaft den Unterweltherrschern.

Holle im Spiegel der Natur

Als Herrscherin über den Vegetationszyklus verkörpert sie an den Stationen des Jahreslaufes bestimmte Qualitäten der Natur.
Im Frühling erscheint sie als „Weiße Göttin", die in den blütenschweren Mainächten Hochzeit mit dem Lichtgott feiert und die Erde mit ihrem Segen befruchtet. In den glutheißen Sommertagen birgt sie als „Rote Göttin" die Ernte in ihrem Leib. Als winterliche, dunkle Totenmutter zieht sie in den nebelverhangenen Spätherbsttagen das Leben und die Wachstumskraft in ihren Erdschoß zurück.
Ihr Segen bringt Fruchtbarkeit und Leben.

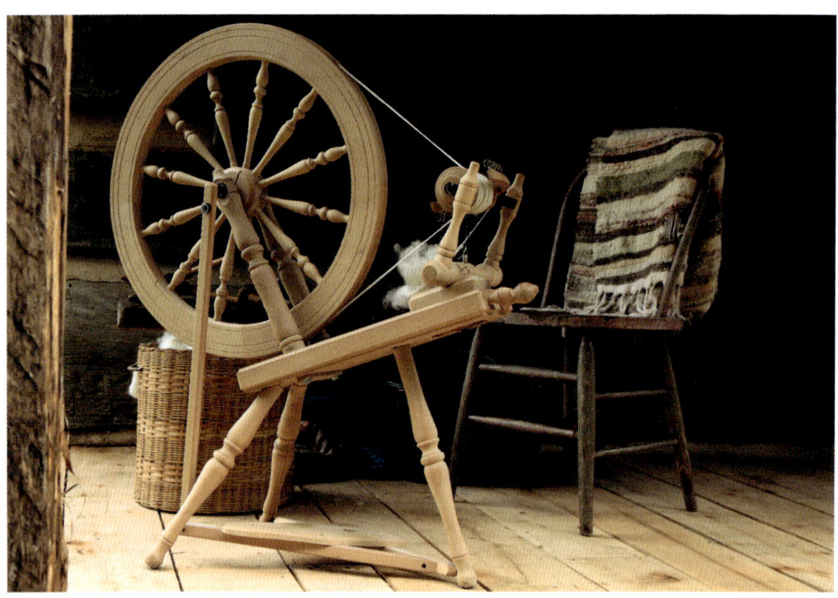

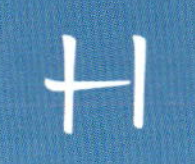

Die Pflanzen der Göttin Holle

Holles Pflanzen sind vegetative Doppelgänger ihrer dreifachen Erscheinung im Jahreszyklus und Eingänge in ihre verborgene Welt, beseelt mit magischer Kraft. Sie bringen den Segen der Fruchtbarkeit, Gesundheit und Heilung oder Schutz und Nahrung. Manche sind mit der Welt der Ahnen verbunden, andere mit dem Reich der Naturgeister, die eng mit dem Wirken der Göttin verwoben sind.

Flachs

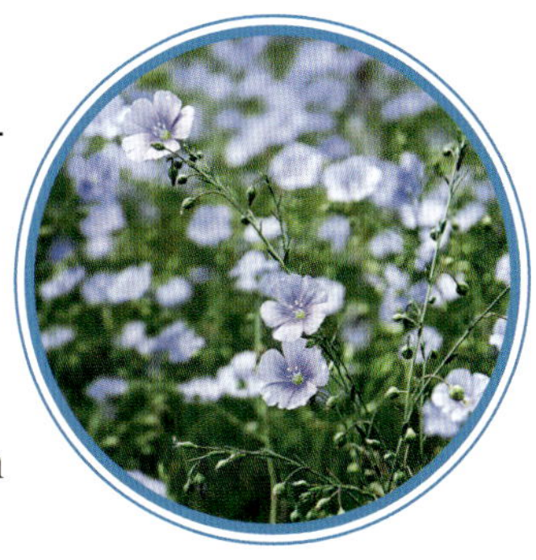

Flachs oder echter Lein lässt sich über Jahrtausende als Kulturpflanze zurückverfolgen. Funde belegen die Verarbeitung dieser Pflanze bereits vor über 10 000 Jahren. Ägyptische Papyrusrollen erwähnen Flachs ebenso wie das Alte Testament. In Ägypten wurden die Mumien in Leinen gewickelt.

Die Pflanze, die weltweit schon so lange geschätzt wird, liefert den Rohstoff für Leinen und die wertvollen Samen, aus denen Leinöl gepresst wird. Die heilende Wirkung der Samen senkt den Blutdruck und das Cholesterin, unterstützt bei der Bekämpfung von Krebs und wirkt der Verkalkung der Arterien entgegen.

Auch eine sanft abführende Wirkung wird dem Leinöl nachgesagt. Gebäck mit Leinsamen schmeckt nicht nur gut, sondern verfügt auch über wertvolle Nährstoffe.

Die Fasern der Pflanze sind der Rohstoff für Leinen. Sie werden aus den Stängeln gewonnen und nach der Vorbereitung und Reinigung zu Flachs versponnen. Die einzelnen Fasern werden dabei zu Fäden verbunden und anschließend auf eine Spule aufgewickelt. Das Spinnen in den Herbst- und Wintermonaten war Frauensache, die Spinnstube der Herrschaftsbereich der Frauen. Holle ist die Schirmherrin der Spinnerinnen und Spinnstuben. Sie prüft, ob der Flachs ordentlich versponnen ist und die Spinnerinnen fleißig sind. In den Spinnstuben wurde für die Aussteuer der jungen Mädchen, die Wäsche für den Haushalt und die Bekleidung gesponnen. Hier tauschten Frauen sich aus, erzählten Geschichten, teilten Freuden und Sorgen. Während die Hände fleißig waren, spannen die Gedanken die Fäden des Schicksals.

Leinen war über Jahrhunderte ein überaus begehrtes Handelsgut, das Städte reich machte und Händlern Wohlstand bescherte. Erst die Baumwolle verdrängte im 19. Jahrhundert Stoff aus Leinen. Nachfolgende synthetische Fasern drängten den Flachs und das Leinen in die Bedeutungslosigkeit.
Heute gilt Leinen als qualitativ hochwertiges Produkt mit entsprechendem Preis. Als Naturprodukt gibt der Stoff Feuchtigkeit rasch ab, sodass er kühlt, in weiterer Folge jedoch angenehm warm hält.
Leinen gilt als schmutzabweisend, knittert jedoch stark. Um edel zu wirken, müssen Kleidungsstoffe aus Leinen daher aufwendiger gepflegt werden als solche aus synthetischem Material. Das Tragegefühl macht dies jedoch allemal wett.

Haselnuss

Der strauchartige Baum schützt als Bestandteil des Hag (Hecke) seit der Steinzeit die verstreuten Siedlungen, die man dem europäischen Urwald durch Brandrodung entrissen hatte. In Begleitung anderer wehrhafter, schützender Gehölze wie Hainbuche, Heckenrose,

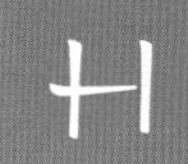

Holunder und Brombeere bildete er einen grünen Schutzwall gegen wilde Tiere und destruktive Kräfte aus der Welt der Geister.
Die Kelten verehrten den Haselnussstrauch als heiligen, magischen Baum. Er steht im keltischen Baumalphabet an neunter Stelle und wurde „Coll" genannt. Drei war für die Kelten eine magische Zahl, die mit der Muttergöttin in ihrer dreifachen Erscheinung in Verbindung stand. Die Drei war das Sinnbild der göttlichen weiblichen Macht. Drei mal drei, also neun, war der Ausdruck vollkommener Weisheit, die Harmonie der kosmischen Kräfte, die sie im Haselnussstrauch verkörpert sahen.

Dass die Haselnuss eine Verbindung zu den jenseitigen Kräften, zu den Energieströmen der Erde und zu den Elementargeistern herstellt, samt der Schätze, die sie hüten, wussten die Chinesen und Kelten schon lange vor den modernen Rutengehern. Darüber hinaus leitet der Baum die Weisheit andersweltlicher Sphären in die Welt der Menschen. Die Verbindung, die dieser magische Strauch zur jenseitigen Welt herstellt, ist auch in den Märchen, die in gewisser Weise das Weltbild vergangener Völker überliefern, erhalten geblieben. Im Märchen „Aschenputtel" schlägt der Haselnussstrauch, den das Mädchen auf das Grab der Mutter pflanzt, die Brücke in die Anderswelt. Von dort erhält sie von ihrer Ahnin Hilfe und weise Führung. Um diese ratgebende Führung aus der göttlichen Welt zu erhalten, trugen keltische Richter Haselstäbe und die Gerichtsplätze wurden mit Haselruten umsteckt.

Das überlieferte Heilwissen wird heute nicht mehr genutzt. Früher wurden Rinde und Blätter als adstringierendes, blutstillendes, fiebersenkendes und wundheilendes Mittel verwendet.
Das begehrteste Produkt des Baumes sind seine Nüsse. Sie sind reich an ungesättigten Fettsäuren, die positiven Einfluss auf das Gehirn haben. Zusätzlich enthalten sie Vitamin E, B, Magnesium, Phosphor,

Kalium, Eisen und Kalzium, die sie zu einem gesunden, allerdings kalorienreichen Nahrungsmittel machen.

Holunder

Seit der Steinzeit ist der schwarze Holunder eng mit dem Menschen verbunden. An einem idealen Standort – schattig und mäßig feucht – kann Holles Baum bis zu 10 Meter hoch emporwachsen. Als Strauchgehölz erfüllt er wichtige ökologische Funktionen. Zahlreiche Vögel finden im Laubwerk seiner Äste Nistplätze und ein schützendes Zuhause. Im Mai ist die duftende Blütenwolke von Bienengesumm erfüllt. Unter der Glut des Sommers wandeln sich die schirmartigen Blüten zu blauschwarzen Beeren, die für die Vögel und andere Waldbewohner vitaminreiche Leckerbissen sind.

Holunderbeeren enthalten den natürlichen roten Farbstoff Sambucyanin, der die chemischen Farbstoffe der Lebensmittelindustrie ersetzt. Die Nachfrage nach den Früchten ist daher stetig steigend. Unerkannt findet sich Holunder in Milchprodukten wie Fruchtjoghurt oder Pudding, Süßigkeiten wie Gummibärchen sowie Dressings und Soßen. Zudem werden sowohl aus den Blüten als auch aus den Früchten Saft und Marmelade hergestellt.

Im Holunder sahen unsere Vorfahren die Göttin Holle in ihren verschiedenen Aspekten verkörpert. Der Baum war Sinnbild für die dreigestaltige Erscheinungsform der Göttin und Eingang in ihr andersweltliches Reich.
Das duftende Blütenkleid im Frühling verkörperte die junge, zur

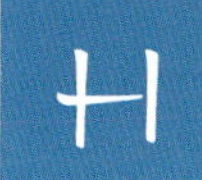

Hochzeit bereite Vegetationsgöttin, deren Kraft das Leben nach den lebensfeindlichen Wintermonaten zurückbringt. Die üppigen, roten Fruchtstände waren Sinnbild für die reife Fruchtbarkeitsgöttin des Sommers, die ihr Füllhorn an Gaben über die Menschen ausschüttet. In den dunklen Herbstfrüchten trat das Prinzip der Totengöttin zutage, die die Schatten des schwindenden Lichtes durchwandert, um die Seelen der Toten in ihr verborgenes Reich im Leib der Erde zu holen, wo sie im Schutz der Göttin ausruhen. Im Holunder, dem Sippenbaum, verkörperten sich der Schutz und Segen Holles in der Nähe der Menschen.

In der Volksheilkunde wird der Holunder seit jeher hochgeschätzt. Holunderblütentee ist ein bewährtes Mittel bei Erkältungskrankheiten. Die Früchte lindern, zu Mus verarbeitet, Durchfall.
Die Beeren sind zudem reich an Vitaminen, die das Immunsystem stärken.
Von der überschäumenden Fülle der duftenden Blüten, über die schwere Last der roten Sommerbeeren bis zur spröden, altersgebeugten Erscheinung des Baumes im Winter führt uns der Baum das Prinzip der Lebensenergie im steten Wandel ausdrucksstark vor Augen.

Mit einer Räucherung von Holunderholz verbindet man sich rituell mit Ahnenthemen insbesondere zu Samhain (Allerheiligen). Zur Wintersonnenwende vermittelt diese Räucherung den Schutz und Segen der Göttin Holle, wenn der Übertritt in einen neuen Jahreszyklus vollzogen wird.
Die süß duftenden Blüten bringen Holles Segen und den Aspekt der Fruchtbarkeit in jede Beltane- (Walpurgis) und Sommersonnen-

wenderäucherung, wenn man Werte, Aufgaben und Ziele vorantreiben und zur Reife bringen möchte.
Blüten und Holz unterstützen in einer rituellen Räucherung das Bewusstsein für den steten Wandel, dem wir unterworfen sind und die Anpassung daran.

Wacholder

Der Wacholder spielt zwar als Nutzholz keine Rolle, wird jedoch gerne in der Landschaftsgärtnerei verwendet.
Bereits im alten Ägypten wird der Baum im Papyrus Ebers als Heilmittel erwähnt. In der Volksmedizin werden Heilmittel aus Wacholderbeeren seit Hunderten von Jahren bei Erkältungskrankheiten, Bronchitis, Rheuma, Gicht, Arthrose und zur Entwässerung verwendet. Wacholder unterstützt die Verdauung, stärkt den Magen und fördert den Appetit. Wacholderschnäpse wie Steinhäger oder Gin bringen – in kleinen, medizinischen Dosen genossen – Erleichterung, wenn man zu üppig und fett gegessen hat. Mit Wacholderholz wird geräuchert, um Fleisch und Fisch haltbar zu machen und ihnen den charakteristischen, würzigen Geschmack zu verleihen. Der volkstümliche Name „Quickholder" erzählt von der kräftigenden und erfrischenden (erquickenden) Wirkung des Baumes.
Die schwarzblauen Beeren sind als Gewürzzutat nicht aus der Küche wegzudenken. Da sie eine dreijährige Reifezeit benötigen, finden sich immer unreife und reife Früchte zugleich an den nadeligen Zweigen.

Eine Räucherung mit Nadeln, Beeren und Holz stärkt, klärt und vermittelt eine gelassene, wache Aufmerksamkeit. Der würzige,

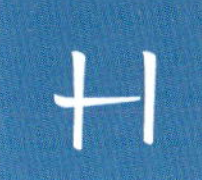

belebende Duft erfrischt und zentriert. Als Wächter zwischen den Welten öffnet der Wacholder das Tor zu anderen Seinsebenen, um die Botschaften der Ahnen und Naturwesen zu vernehmen. In Erkältungszeiten vermindert die desinfizierende Wirkung des aromatischen Duftes die Ansteckungsgefahr.

Weißdorn

Seit der Sesshaftwerdung der steinzeitlichen Nomadenvölker erfüllt der Weißdorn getreulich seine Aufgabe als Heckengehölz, das den Lebensraum der Menschen, Felder und Viehherden mit seiner dornenbewehrten Gestalt schützt. Die Kelten sahen den blühenden Strauch als Sinnbild der jungen Vegetationsgöttin, die ihr Brautkleid übergeworfen hatte, um mit dem Lichtgott Hochzeit zu feiern. Als irdische Vertreterin dieser Göttin wurde das schönste Mädchen der Dorfgemeinschaft während der Mairiten mit blühenden Weißdornzweigen geschmückt. Die Artusmythen erzählen, dass Merlin, der zaubermächtige Lehrer Artus', im Dämmerlicht des legendären Waldes Broceliande von der Fee Viviane in einen tiefen Schlummer versetzt wurde. Sie umgarnte ihn mit Liebreiz und magischen Kräften, um ihm alle Geheimnisse seiner Zauberkunst zu entreißen. Bereitwillig unterwarf er sich ihrer Macht, sodass sie Merlin mithilfe seiner eigenen magischen Gaben unter den Zweigen eines Weißdorns in immerwährenden Schlaf sinken ließ.

Glastonbury ist seit keltischer Zeit ein heiliger Ort, der mit der vorchristlichen Muttergöttin verbunden war. In den Artussagen taucht Glastonbury in Verbindung mit Morgane oder Morgen la Fey, Artus und den Rittern der Tafelrunde auf. Glastonbury ist jedoch auch mit einem Weißdorn verbunden, der zweimal im Jahr blüht. Joseph von Arimathäa brachte der Legende nach den Gral mit dem Blut aus den Wunden des Heilands nach Glastonbury. Auf seiner langen und beschwerlichen Reise aus dem Heiligen Land nach Britannien stützte ihn ein Wanderstab aus Weißdornholz. Bei seiner Ankunft in Glastonbury steckte er den Stab in die Erde, wo er alsbald Wurzeln schlug und sich zu einem gesunden Baum entwickelte. Das englische Königshaus erhält jedes Jahr einen blühenden Zweig aus dem Nachkommen dieses Weißdorns.

Im Mittelalter betrachtete man den Weißdorn als Hexenbaum. Der volkstümliche Name „Elfenbirne“ oder „Feenbirne“ belegt die Verbindung des Baumes zum Reich der Naturgeister. Im inselkeltischen Irland erweist man dem Baum als Wohnort der Feen großen Respekt.

Die Heilkräfte dieses Pflanzenverbündeten werden sehr geschätzt. Der Weißdorn hat in körperlicher und emotionaler Hinsicht heilenden Einfluss auf das Herz. Er normalisiert den Blutdruck, reguliert die Herztätigkeit und hilft bei Herzschwäche und Schwindel. Überdies vertreibt er Erschöpfung und Müdigkeit.

Stress, Rastlosigkeit oder seelischer Schmerz führen bisweilen zu einer beklemmenden Enge.

Verräuchert man die Blüten sanft auf dem Sieb eines Stövchens, so unterstützen die Duftimpulse, wenn die Anforderungen der Außenwelt erdrückend werden. Weißdornblüten fördern die Fähigkeit, Grenzen zu ziehen und Gefühle zuzulassen, damit Heilung stattfinden kann.

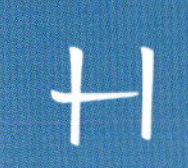

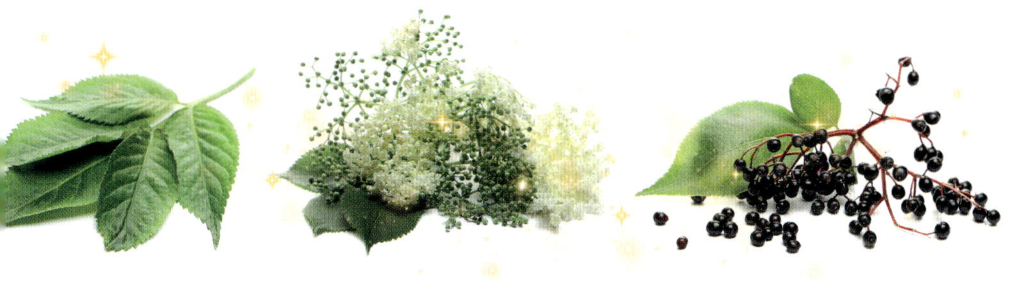

Holles Pflanzenmagie

Die Magie von Holles Pflanzen spannt den Bogen von der Geburt bis zum Tod.
Es sind fruchtbarkeitsverheißende Pflanzen und Pflanzen mit schutzmagischer Kraft. Manche öffnen die Tore zu Holles verborgenem Reich, andere übertragen Lebenskraft. So wie die Göttin selbst begleiten auch die Pflanzen aus ihrem Zaubergarten alle Stufen eines Lebenszyklus und darüber hinaus.

Flachssamen unters Kopfkissen gestreut, zeigen in der Andreasnacht (30.11.), Christnacht, Neujahrsnacht oder in der Nacht der Wintersonnenwende den Zukünftigen. Vor allem jedoch scheint seine Magie die Aussaat und Ernte zu betreffen. Die Schalen der Ostereier sollten in das Saatgut gemischt werden, damit der Flachs gut gedeiht. Die Bäuerin sollte bei der Aussaat dabei sein oder noch besser mithelfen. Sie muss mit aufgehobenem Rock über das Feld gehen, denn so hoch sie den Rock hebt, so hoch wird der Flachs wachsen. Ist sie beim Gang übers Feld unter dem Rock nackt, wird der Flachs üppig wachsen, denn er sieht, dass Kleidung gebraucht wird.

Die Haselrute zählt zu den überlieferten Lebensruten, mit deren Schlag Fruchtbarkeit und Zeugungsfähigkeit übertragen wurde. Hildegard von Bingen war der heidnische Fruchtbarkeitskult ein Dorn im Auge. Sie verteufelte den Haselnussstrauch als Sinnbild der Untreue und Wollust.

Im Brauchtum der Raunächte hat dieser Schlag mit der Lebensrute noch überlebt. Am 28. Dezember, dem Tag der unschuldigen Kinder, wird dieses Quicken und Faseln als „Frisch und g'sund" zelebriert. Die Kinder versetzen den Erwachsenen mit einer Haselnussrute (oder Birkenrute, Weidenrute) leichte Schläge und sagen dazu artig ihr Sprüchlein auf.

„Frisch und g'sund, frisch und g'sund,
das ganze Jahr rundum g'sund.
Gern geb'n, lang leb'n.
Das Christkindl am Hochaltar
Wünscht a guats neu's Jahr."

Der Spruch ist je nach Gegend in leicht veränderter Form erhalten, die jungen Segenswünscher erhalten aber überall einen entsprechenden Obolus für das Geschenk der Lebenskraft, das mit der Haselrute übertragen wird. Auch der heilige Nikolaus trägt eine Haselrute in seinem Gabensack. Sie birgt die Magie der Fruchtbarkeit und Lebenskraft, die der heidnische Vorgänger des Heiligen, der „Grüne Mann", als magisches Instrument überlieferte.

In den Höfen und Gärten unserer Vorfahren war die Haselnuss ein gern gesehener Baumfreund. Man war von der Schutzkraft des Baumes gegen dunkle Mächte aller Art überzeugt. Er sollte Blitzschlag, Feuer, wilde Tiere, Krankheitsdämonen und zauberkräftige Wesen fernhalten. Vor allem jedoch galt er als Symbol für Fruchtbarkeit und Sexualkraft.

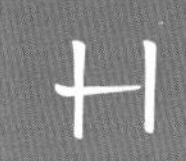

„Vor dem Holunder soll man den Hut ziehen", haben uns die Alten überliefert. Die Ehrfurchtsbezeugung galt der Göttin Holle, die in diesem Baum über die Sippe wachte. Unter den Holunder stellte man Opfergaben, damit sowohl Haus und Hof geschützt waren als auch Krankheit und Leid fernblieben. Niemals durfte der Baum mutwillig verletzt oder gefällt werden, damit die destruktiven Energien, die er zum Schutz der Sippe in seinem Holz band, nicht freigesetzt würden. Als Schwellenbaum hütet der Holunder die Grenze zwischen der Welt der Menschen und dem Reich der Andersweltlichen. Als Tor zu Holles verborgener Welt ist er Lebensbaum und Totenbaum zugleich. Unter dem Holunder opferten die Frauen, um die Göttin um ein Kind zu bitten. Durch das Tor von Holles Baum gelangen die Geistwesen der Kinder in die diesseitige Realität.
Andererseits tischlerten unsere Vorfahren gerne die Särge für die Toten aus Holunderholz, damit der Verstorbene auf diese Weise behütet, sicher in Holles Reich gelangte. Der Kutscher, der den Sarg zum Friedhof fuhr, trieb sein Gespann mit einer Gerte aus Holunderholz an. So spannt der Baum der Göttin den Bogen vom Beginn bis zum Ende des Lebens, um jeden Wandel der menschlichen Existenz zu begleiten.

Wacholder ist in der Volkstradition auch unter dem Namen „Räucherstrauch" bekannt. Als Räucherpflanze hat dieser Schutzbaum eine jahrtausendealte Tradition. Funde aus den Felshöhlen, die als steinzeitliche Verehrungsstätten der großen Göttin Alteuropas dienten, zeigen die Verwendung von Wacholder-Räucheropfern in Zeremonien und Ritualen. Der Glaube an die reinigende und dämonenabwehrende Schutzkraft von Wacholderräucherungen reicht bis weit vor die Christianisierung zurück. Besonders in den Raunächten und in der Walpurgisnacht (die Nacht vom 30. April auf den 1. Mai) zog der duftende Rauch durch Haus und Stall, um Menschen und Tiere vor Schadenergien jeder Art zu schützen. Mit dieser Kraft schützte der

Wacholder auch in den rituellen Feuern aus neunerlei Holz, die man zu den keltischen Festen im Jahreskreis entzündete, das Vieh vor Krankheiten.
Zu Zeiten der Pest loderten in Dörfern und Städten riesige Feuer aus Wacholderholz. Mit den daraus entnommenen glühenden und rauchenden Scheiten reinigte man die Krankenzimmer, um die Dämonen der Pest zu vertreiben. Die Vögel sollen die Menschen auf die Schutzkraft dieses Baumfreundes hingewiesen haben.
Sie zwitscherten:

„Esst Kranewitt (Wacholder) und Bibernell,
dann stirbt's nit so schnell."

Der Baum galt seit jeher als Schwellenbaum zwischen der Welt der Menschen sowie jener der Ahnen und unsichtbaren Geistwesen. Unter seinen Wurzeln finden nach alter Überlieferung die Naturwesen des Erdelementes Zuflucht und Wohnstatt. Unsere Vorfahren bezeugten diesen hilfreichen Elementarwesen ihre Verbundenheit, indem sie Opfer- und Dankesgaben unter den Wacholder stellten. Seine große schutzmagische Kraft rief man auch mit Zauberstäben aus seinem Holz zu Hilfe. Sie gehören zu den mächtigsten, vor allem, wenn damit Schutzkreise um einen Ritualplatz gezogen werden.

Auch im Totenkult ist der Wacholder fest verankert. Seinen Ruf als Totenbaum verdankt der Baum vermutlich dem germanischen Brauch, die Toten auf Scheiterhaufen aus Wacholderholz zu verbrennen. Dabei soll Holles Baum die Seele des Verstorbenen bei ihrem Übertritt in eine andere Realität geschützt haben.

Der Weißdorn ist als Baum der weißen Magie überliefert, mit dessen Hilfe dunkle Mächte im Zaum gehalten wurden. In diesem Sinne verwendeten ihn die Slawen als Abwehr gegen Vampire.

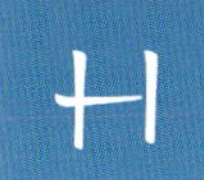

Unsere Vorfahren krochen durch die stacheligen Zweige des Strauches, damit Krankheiten, die sie plagten, an den Dornen hängen blieben und die Krankheitsdämonen, die auf der feinstofflichen Ebene ihr Unwesen trieben, ebenfalls abgestreift wurden. Auch das Vieh wurde durch das dornenbewehrte Gehölz getrieben, damit Ungeziefer, Krätze und Räude dort hängenblieben und die Tiere zwar zerkratzt, aber gesund aus den Sträuchern hervorkamen. An Häuser und Stallungen nagelte man die Zweige, um jegliches Unheil abzuwehren.

Holle als Urbild der Seele

Holle ist das weibliche Urprinzip, der weibliche Wesensanteil, der in jedem lebt. In ihrer Herrschaft über den Vegetationszyklus repräsentiert die Göttin nicht nur bestimmte Qualitäten der Natur, sondern auch die Stufen des Lebenszyklus.

Holles Kraft wird von jedem Mädchen gelebt, das die Möglichkeiten ihrer weiblichen Entfaltung auslotet. Partnerwahl und Hochzeit trägt das Urbild der Maigöttin nach außen. Im sommerlichen Aspekt Holles finden Mutterschaft und das nährende Prinzip auf allen Ebenen ihren Ausdruck. Diesen Aspekt Holles tragen Menschen nach außen, die Kinder erziehen, ein Projekt kreativ nähren oder in Pflegeberufen ihre fürsorgliche Seite leben. Holles Kraft als Wintermutter befähigt uns, nach außen gerichtete Kräfte abzubauen und den Rückzug von Aktivitäten einzuleiten. Diese Kraft leben wir, wenn wir Bilanz ziehen, Programme und Menschen loslassen oder uns dem Erlöschen der körperlichen und geistigen Kraft stellen.

Wenn wir Holles Kraft bewusst leben, erkennen wir die Aufgaben jeder Lebensphase und nehmen das zyklische Werden und Vergehen in Frieden mit uns selbst an.

Mit Ritualen die Verbindung zur Kraft der Göttin Holle knüpfen

Ritual:
Das Raunen der Clanmütter, ihre Weisheit und ihr Segen

Wenn du dieses Ritual als Frau durchführst, so berührt es die Themen der weiblichen Kraft und die Art und Weise wie du und unzählige Frauen deiner Sippe sie über Zeitalter hinweg gelebt haben.
Wenn du dieses Ritual als Mann durchführst, so mag es die Mutter-Sohn-, Schwester-Bruder- oder Vater-Tochter-Beziehung berühren.

Vorbereitung des Rituals

In diesem Ritual verbindest du dich mit den Urmüttern aus deiner weiblichen Ahnenlinie, die den Clan mit ihrer Erfahrung nährten und schützten. Sie hüteten einst das Feuer, um das sich die Sippe versammelte, waren mit den heilenden Kräften der Pflanzengeister vertraut und kommunizierten mit der Welt der Geister. Sie banden die Geschichte des Clans, seine Regeln und Gesetze in Erzählungen, um dies an die nächste Generation weiterzugeben. Mit dieser Kunde verbanden sie die Vergangenheit mit der Gegenwart und verwoben beides mit der Zukunft. Ihr weiser Rat führte den Clan auf den richtigen Weg. Die Fundamente, die deine Urahninnen gebaut haben, sind die Säulen, die deine Familie noch immer tragen. Die Göttin Holle schimmert als das weibliche Urprinzip durch die Urmütter deines Clans.

Die sanfte Verräucherung von Beifuß, schwarzem Copal und Styrax auf dem Sieb deines Räucherstövchens unterstützt dich dabei, dein Bewusstsein für das Raunen deiner Clanmütter zu öffnen.

Durchführung des Rituals

- Schenke dir für die Verbindung zu deinen Clanmüttern am besten am Abend Zeit, damit die Eindrücke auch noch in der Bildsprache deiner Traumwelt wirken dürfen.
- Wähle einen Platz, an dem du ungestört bist und dich wohlfühlst.
- Schaffe mit dem Verglimmen von Beifuß, schwarzem Copal und Styrax auf dem Stövchen und Kerzenlicht eine Atmosphäre der Ruhe und Bereitschaft, das Tor zu den Clanmüttern zu durchschreiten.
- Setze dich mit aufrechtem Rücken hin und lege die Hände entspannt in den Schoß. Wenn es dir leichter fällt, dich liegend zu entspannen, lege dich hin.
- Beginne nun, tief und ruhig zu atmen. Spüre, wie jeder Atemzug die Bauchdecke sanft anhebt und dein Atem in den letzten Winkel deines Körpers fließt. Atme sanft und tief durch die Nase ein und durch den Mund wieder aus.
- Schließe die Augen. Konzentriere dich einige Minuten lang auf deine Atemzüge, bis du das Gefühl tiefer, vollkommener Entspannung in deinem Körper wahrnimmst.
- Dein Atem fließt langsam und ruhig. Du spürst den Rhythmus deines Herzens. Du nimmst den Duft der verglimmenden Räucherkräuter wahr und fühlst, wie leicht dein Herz und dein Geist werden.
- Du bist bereit, dich auf den Weg zu deinen Clanmüttern zu machen. Du bittest ein Krafttier, dich zu begleiten.
- Du genießt den Duft und lässt Bilder und Gedanken, die aus deinem Inneren emporsteigen, vorbeiziehen, ohne etwas zu wollen oder zu bewerten.
- Du nimmst dein Krafttier wahr und dankst ihm dafür, dass es dich begleiten wird.

- Ihr macht euch auf den Weg. Dein Krafttier führt dich auf einen Waldweg, der rechts und links von Bäumen gesäumt ist.
- Du hörst die Geräusche des Waldes. Du fühlst dich leicht und frei.
- Schließlich steht ihr vor einem uralten Baum, in dessen Stamm ein offenes Tor ist. Du siehst Stufen im Inneren des Baumes.
- Dein Krafttier winkt dir, ihm zu folgen und gemeinsam steigt ihr die Stufen hinunter in die verborgene Welt Holles.
- Schließlich kommst du am Ende der Stufen in einer Höhle an. In der Mitte brennt ein Feuer. Rund um das Feuer sitzen Frauen im Kreis.
- Ein Platz am Feuer ist frei und die Frauen bitten dich, in ihrem Kreis Platz zu nehmen.
- Du spürst ihre Liebe, ihre Güte und ihre Freundlichkeit. Du fühlst, wie sehr sie sich freuen, dass du in ihrem Kreis bist. Freude steigt in dir empor. Du bist glücklich über die starke Verbundenheit zu den Müttern deiner Sippe.
- Du bittest um den Rat deiner Ahninnen. Du kannst ihnen jede Frage stellen, die dir auf dem Herzen liegt. Ihr weiser Rat schenkt dir Hilfe für deinen Lebensweg und für das Schicksal deiner Familie.
- Nimm dir Zeit mit deinen Clanmüttern und genieße sie voller Freude. Lausche ihrem Raunen. Bitte um ihren Segen.
- Du knüpfst nun für deine Familie das Band zwischen Vergangenheit, Gegenwart und Zukunft.
- Schließlich verabschiedest du dich und machst dich mit deinem Krafttier auf den Weg zurück.
- Du kommst wieder an dem Platz an, an den du dich für dieses Ritual zurückgezogen hast.
- Du verabschiedest dich von deinem Krafttier und bedankst dich für seine Begleitung.

- Genieße das Gefühl tiefer Entspannung und Freude, mit dem deine Clanmütter dich beschenkt haben und lass es in dir nachklingen. Sie werden immer mit dir verbunden sein. Du wirst ihren Rat hören, wann immer du ihn brauchst.
- Öffne nun die Augen. Bewege die Arme und Beine, dehne und strecke dich, bis du ganz in die Gegenwart zurückgekehrt bist.
- Schreibe anschließend die Erinnerung an deine Zusammenkunft mit deinen Clanmüttern und deine Gefühle dazu auf ein Blatt Papier. Lies diese Aufzeichnungen immer wieder durch, wenn du die Geborgenheit in ihrem Kreis, die Verbindung zu ihrer Kraft und ihren gütigen Rat in dir wachrufen möchtest.

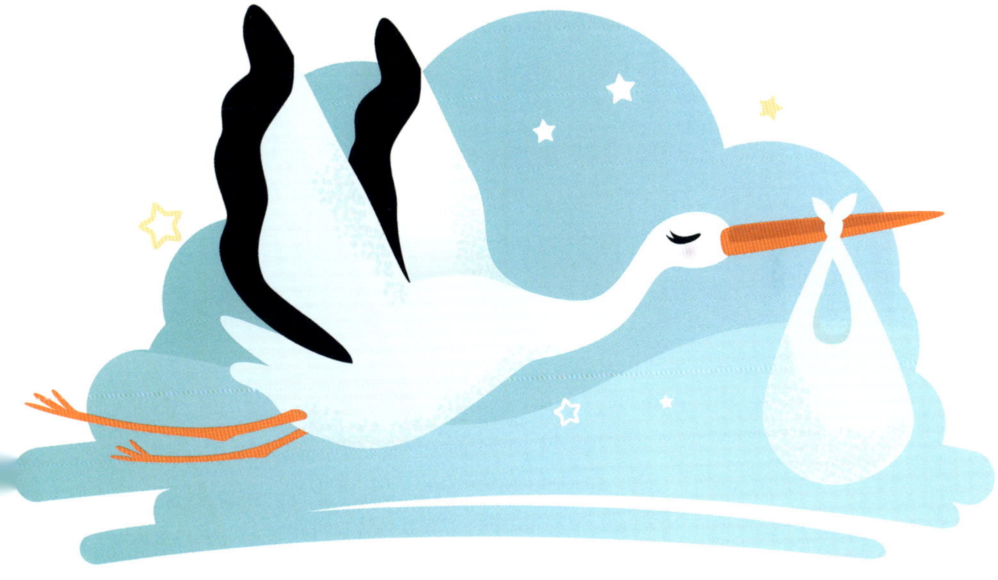

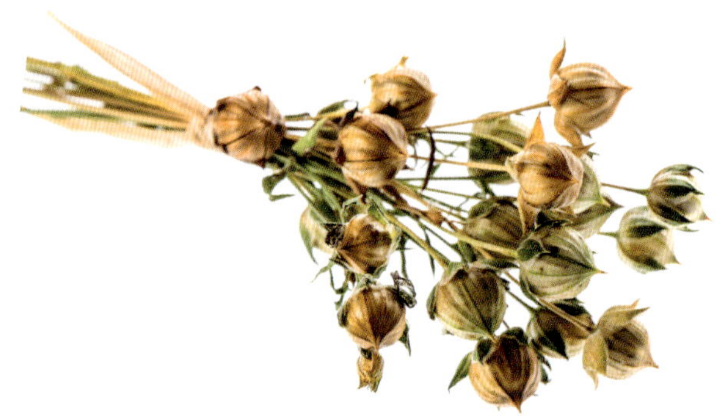

Ritual: Das kleine Volk einladen

Der Überlieferung nach ist die Göttin Holle die Herrin des „kleinen Volkes“.

Wenn du Naturwesen in deinen Garten einladen möchtest, um ihn mit ihrer besonderen Energie zu erfüllen, so kannst du folgende Kräuter pflanzen, die besonders in der Gunst des „kleinen Volkes“ stehen sollen:

Alant, Baldrian, Erdrauch, Gundelrebe, Haselnussstrauch, Stechpalme, Wacholder und Weißdorn.

Vielleicht möchtest du aber auch einen Vertreter aus dem Reich des „kleinen Volkes“ zu einem Zwiegespräch einladen. Für dieses Vorhaben kannst du dich an einen verschwiegenen Platz in der Natur zurückziehen.

- Verglimme eine Auswahl der oben angeführten Räucherkräuter auf deinem Stövchen.
- Schließe die Augen. Atme tief und ruhig. Entspanne dich und sprich deine Einladung zu einem Zwiegespräch aus.
- Genieße die Bilder und Gedanken, die in dir hochsteigen und lasse dich in die Welt der Naturwesen entführen.
- Bewahre das, was sie dir zuflüstern und zeigen in deinem Herzen und fühle deine Verbundenheit zur Natur in all ihren Erscheinungsformen.

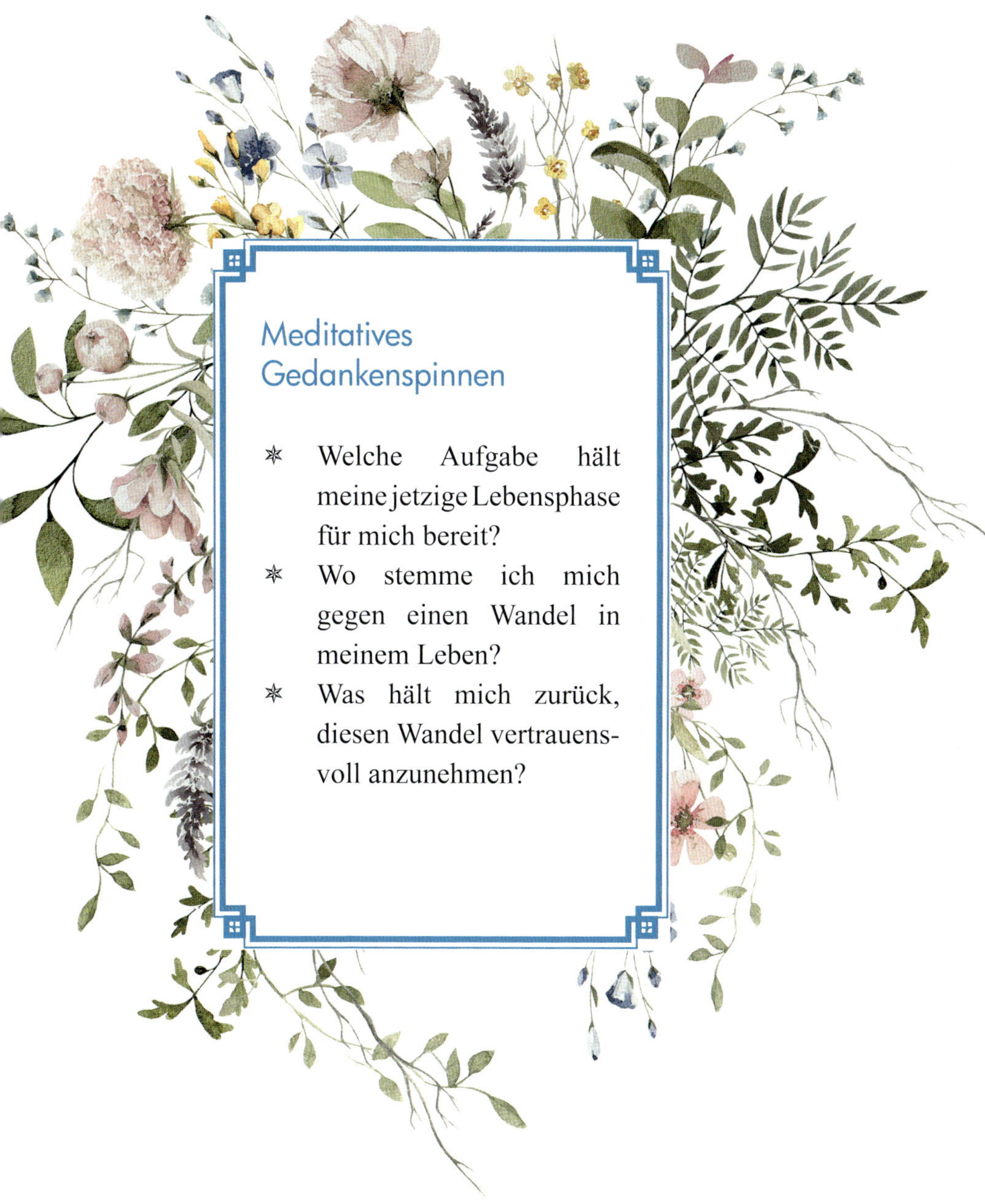

Meditatives Gedankenspinnen

- Welche Aufgabe hält meine jetzige Lebensphase für mich bereit?
- Wo stemme ich mich gegen einen Wandel in meinem Leben?
- Was hält mich zurück, diesen Wandel vertrauensvoll anzunehmen?

Isis

Die Zaubermächtige

Auf den Spuren der Göttin Isis

Die allumfassende Muttergöttin Isis ist unter zahlreichen Namen bekannt, die das Ausmaß ihrer Macht und das breite Spektrum ihrer Verehrung bezeugen. Ihre Mutter war die Göttin Nuit, der Raum zwischen den Sternen, ihr Vater der Erdgott Geb.
Isis leitet sich vom altägyptischen Wort *as(e)t* ab und bedeutet so viel wie *Sitz* oder *Thron*. Einer ihrer Beinamen ist „Spenderin allen Lebens". Als solche wird von ihr berichtet, dass sie den Sonnenstern gebar, als er das erste Mal über der Erde aufging. Isis ist als Göttin der Erde, der Fruchtbarkeit und des Mondes überliefert. Als Erdmutter ist sie Ägypten selbst, die oft im grünen Kleid dargestellt wird. Isis, die Allgegenwärtige, war mit ihrem Bruder Osiris verheiratet, den sie schon im Mutterleib liebte. Inzestuöse Götterverbindungen begegnen uns in vielen Kulturen. Speziell in der ägyptischen Geschichte scheinen sie auch als Vorbild und Rechtfertigung für die königlichen Geschwisterehen, die in den Herrscherdynastien auftauchen, zu fungieren. Isis ist die Himmelskönigin, die schützende Mutter, unter

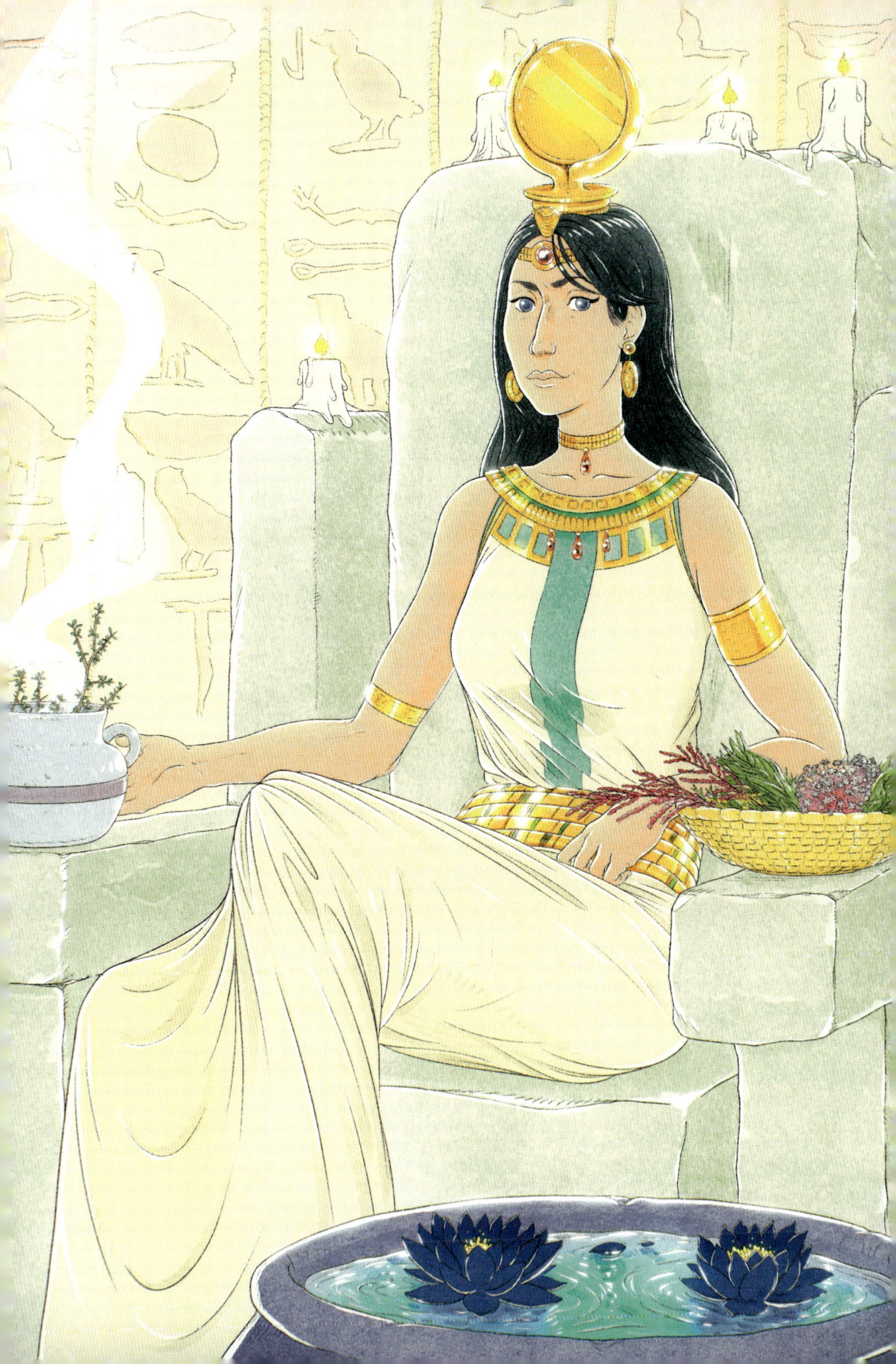

deren ausgebreiteten Vogelschwingen die Menschen Schutz, Trost und Geborgenheit finden.
Ihr Schoß ist der Thron, auf dem die ägyptischen Herrscher saßen. Die Pharaonen werden wie die Menschen von den Schwingen der Göttin beschützt.
Oftmals wird sie mit einer Sonnenscheibe zwischen zwei Kuhhörnern und zwei Straußenfedern als Zeichen der Wahrheit und Gerechtigkeit dargestellt. Insbesondere die Kuh repräsentiert den mütterlichen Aspekt der Göttin, ihr nährendes und gütiges Wesen. Sonnenscheibe und Kuhhörner finden sich auch als Attribute der Göttin Hathor. Die heilige Milch der Isis war als rituelle Speise Teil der zeremoniellen Einführung des Pharaos in sein Herrscheramt. Hin und wieder wird Isis, ähnlich wie die nordische Göttin Freya, auch als nährende Sau abgebildet, was sie wiederum als Muttergöttin ausweist.
Als Uräusschlange (stehende Kobra) mit den ihr zugeordneten Attributen (Kuhhörner, Sonnenscheibe, Straußenfedern) schenkt die unübertreffliche Kriegerin jenen, die sie darum bitten, Schutz gegen feindliche Angriffe.
Um 80 vor Christus breitete sich ihr Kult endgültig in Rom und weiter über das gesamte römische Imperium aus. Ihr unerreicht hoher Status spiegelt sich auch darin, dass andere Göttinnen den Beinamen Isis (Isis Norea) erhielten.
Auf den Spuren der allumfassenden Göttin Isis, die alles ist was war, was ist und was sein wird, begegnet man ihren nährenden Attributen in Form von Kuhhörnern und heiliger Milch. Ihre Vogelschwingen verbinden sie mit dem Falken, der Weihe und dem Schwarzmilan. Die Uräusschlange, das Nilpferd, die Kuh, die Sau und der Hund (Anubis) stehen ebenfalls unter ihrer besonderen Obhut.
Als Himmelskönigin sind ihr die Sonne, der Mond und Sirius zugeordnet.

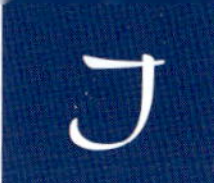

Magierin, Heilerin und Göttin der Wiedergeburt

Isis galt nicht nur als Sinnbild für weibliche Schöpfungskraft, sondern auch als mächtige Magierin und Heilerin, die der hermetischen Weisheit kundig war.

Während Isis mit ihrem Bruder Osiris verheiratet war, ist ihre Schwester Nephtys als Frau ihres zweiten Bruders Seth überliefert. Neid auf seinen Bruder Osiris trieb Seth zum Brudermord. Seth wollte anstelle von Osiris herrschen und damit einen Umsturz der göttlichen Ordnung herbeiführen. Mithilfe einer List gelang es Seth, seinen Bruder auf einem Gastmahl in einen eigens für Osiris angefertigten Sarkophag zu locken. Kaum lag Osiris im hölzernen Sarg, schlug Seth den Deckel zu, verschloss ihn und warf den Sarkophag in den Nil. Als der tote Osiris den Fluss hinabtrieb, strandete er schließlich am Ufer der Stadt Byblos. Als die untröstliche Isis ihn endlich fand, versteckte sie den Leichnam. Seth, der um die Kräfte der mächtigen Göttin wusste, spürte den Körper seines Bruders auf, zerstückelte ihn und verstreute die Teile im ganzen Land. Gemeinsam mit ihrer Zwillingsschwester Nephtys suchte Isis unermüdlich nach den Teilen und fand sie auch. Mithilfe ihrer Heilkunst und Magie gelang es Isis, ihren Geliebten wieder zusammenzusetzen und zum Leben zu erwecken. Einzig und allein der Penis ihres göttlichen Gatten blieb unauffindbar und wurde durch eine Nachahmung aus Gold ersetzt. In der Gestalt eines Vogels schwebte Isis über ihrem toten Geliebten und empfing ihren Sohn Horus.

Ihre machtvolle Magie verleiht der Göttin eine einzigartige Stellung unter allen Göttern Ägyptens. Ihre magische, heilende Kraft steht hinter dem Balsamierungsritual, mit dem sie Osiris zusammensetzte und erweckte. Dieses magische Mysterium verheißt Leben nach dem Tod und wird zum Bild der Hoffnung für das Volk am Nil. Der erweckte Osiris wird zum Herrn und Richter der Toten.

Isis, die fürsorgliche Mutter und Göttin der Geburt

Um ihn vor Seths Nachstellungen zu schützen, gebar Isis ihren falkenköpfigen Sohn Horus im Schutz eines Lotosdickichts. Als Seth sich dem Kind jedoch trotzdem in Gestalt einer giftigen Schlange näherte und es biss, wendete sich Isis an den Sonnengott Re und bat ihn um Hilfe. Re heilte Horus und Isis schützte ihren heranwachsenden Sohn umsichtig und liebevoll vor den Rachebestrebungen des eifersüchtigen Seth. Viele Abbildungen zeigen Horus geschützt und geborgen in den Armen seiner Mutter. Diese Form der Darstellung findet sich bei Maria und Jesus wieder, ebenso wie die Mondsichel und der sternenübersäte Schutzmantel der Himmelskönigin. Der Geburtstag der Göttin Isis wurde am 15. August gefeiert, ein Datum, das auch als Tag ihrer Himmelfahrt für die Verehrung der Gottesmutter Maria große Bedeutung hat.

Isis wurde als Schutzgöttin der Kinder verehrt und um Hilfe angerufen.

Die Herrin des Lichts gebietet über das Firmament

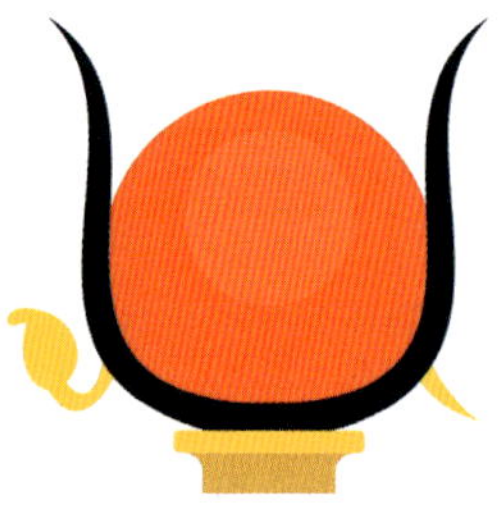

Als lebensspendende Fruchtbarkeitsgöttin gebietet Isis über die Kraft des Mondes. Auf Darstellungen sieht man die Göttin mit einer Mondsichel auf dem Kopf oder in der Hand.Alte Pyramidentexte setzten sie mit dem Sternbild Sothis (Sirius) gleich. Als Stern wird sie unter dem Namen „Herrin des Lichts“ am Ort der Finsternis verehrt. Die Sonnenscheibe zwischen den Kuhhörnern auf ihrem Kopf vervollständigt die Macht der Himmelskönigin.

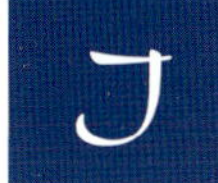

Der Gefährte der Göttin

Isis' Bruder und Gatte Osiris regierte das Reich am Nil. Aus der Hand von Isis erhielt er das Wissen um den Ackerbau, die Weinkultur und die Wissenschaft der Architektur. Auf ihre Weisung hin bringt er dieses Wissen zu den Menschen. Er legt Gesetze sowie Kult fest und lehrt die Menschen, die Götter zu verehren. In seiner Verschmelzung mit dem Nil tritt er als Vegetationsgott auf. Jährlich, wenn der Nil das Land, das Isis selbst ist, überschwemmt, bringt er Fruchtbarkeit für die Erde. Darstellungen des Osiris zeigen den Gott hin und wieder mit grüner Haarfarbe. Sein Bruder und Gegner Seth ist der Gott der Wüste. Wenn er Osiris tötet, durchleidet das Land eine Dürreperiode bis Isis, „die große Zauberin", ihn wieder erweckt.

Nachdem Isis ihm unter Weinen und Klagen mit ihrer Heilkunst und Magie wieder Leben eingehaucht hatte, wurde Osiris zum Totengott und Richter der Toten.

Seine grausame Ermordung wurde von seinem Sohn Horus gerächt, als er zum Jüngling herangewachsen war. Horus riss Seth im Kampf die Hoden ab, verlor aber selbst durch Seth sein Auge, den Mond. Das Auge heilte wieder, der Kampf um das Erbe des Osiris ging jedoch weiter. Schließlich bestimmte ein Göttergericht Horus als legitimen Nachfolger seines Vaters Osiris, denn Osiris hatte gedroht, die Mächte der Unterwelt zu entfesseln, sollte das Gericht nicht zugunsten von Horus entscheiden.

Als Herrscher über das Reich der Toten war Osiris ein äußerst mächtiger Gott, den Götter und Menschen gleichermaßen fürchteten.

Anubis, der Sohn von Nephtys und Osiris wiegt vor dem Totengericht das Herz des Verstorbenen gegen Maats Feder auf. Unter der Aufsicht von Osiris entscheidet sich dabei das Schicksal des Toten im Jenseits.

Isis im Spiegel der Natur

Isis regiert über die Tage der Frauendreißiger, wenn die flirrende Hitze der Hundstage ihre glutheißen Schwingen über das Land ausbreitet. Diese Hitzeperiode ist nach dem Sternbild des großen Hundes benannt, das von Ende Juli bis Ende August am nächtlichen Firmament zu sehen ist. Der bekannteste Stern daraus ist Sirius, der in den letzten Augusttagen beeindruckend hell in der Morgendämmerung leuchtet. Wenn Sirius/Isis am Himmel zu sehen ist, überschwemmt der Nil das Land, um Fruchtbarkeit und Gedeihen zu bringen.

Die Pflanzen der Göttin Isis

Isis ist die Schirmherrin bedeutender kultischer Pflanzen Ägyptens, die ihre magischen Facetten ebenso nach außen tragen wie alle Aspekte weiblicher Schönheit und ihren Schutz für gebärende Frauen. Das geheimnisvollste ihrer Pflanzengeschöpfe, der blaue Lotos, berührt die Hoffnung auf ein Leben im Jenseits und das Thema Wiedergeburt.

Blauer Lotos

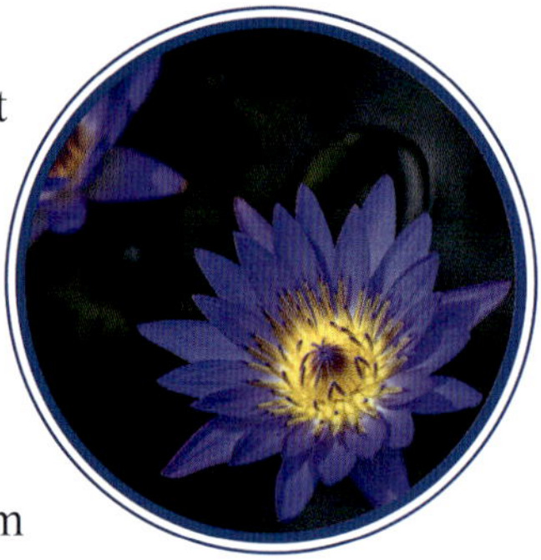

Die heilige blaue Blume Ägyptens leuchtet violettblau mit einer gelben Narbe. Ihr bevorzugter Lebensraum sind langsam fließende Gewässer. Der Name Lotos lässt eine Zugehörigkeit zur Pflanzenfamilie der Lotosgewächse vermuten. Tatsächlich zählt die blaue Schönheit mit dem lateinischen Namen Nymphaea caerulea zur Familie der Seerosengewächse (Nymphae). Die Blüten scheinen auf

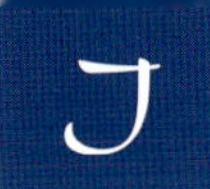

ihren kurzen Stielen, umrahmt von sattgrünen, ledrigen Blättern, über der Wasseroberfläche zu schweben. Sie öffnen sich am Morgen, schließen sich zu Mittag und bleiben nachts geschlossen, um am folgenden Tag wieder zu erblühen.

Eine weitere Vertreterin der Seerosengewächse spielte in Ägypten als Nahrungsmittel eine bedeutende Rolle, denn Wurzeln und Samen der Nymphae lotus enthalten viel Stärke. Die Rhizome ruhen wartend im sandigen Ufer des Nils. Sobald der Fluss in den Phasen der Überschwemmung das Land mit fruchtbarem Wasser tränkt, begann für die „Braut des Nils" zur Freude des Volkes ein neuer Vegetationszyklus.

Der heilige blaue Lotos war den Priestern und Herrschern zur rituellen Verwendung vorbehalten. Offensichtlich waren die psychoaktiven Inhaltsstoffe und ihre Wirkung bereits bekannt. Der Zustand der Trance, der damit hervorgerufen werden kann, ist ein Bindeglied zum Jenseits. Der blaue Lotos ist auf Gräbern und rituellen Gefäßen aus der Epoche der Pharaonen abgebildet.

Die Lotosblume ist ein Symbol für die weibliche Schönheit. Der blaue Lotos symbolisiert nicht nur die weiblichen Aspekte des Göttlichen, sondern ist vielmehr der mütterliche Schoß, aus dem die Götter geboren werden.

Eisenkraut

Eisenkraut ist nicht nur ein sagenumwobenes Druidenkraut, sondern auch ein Schützling der ägyptischen Muttergöttin Isis. Das zarte Kraut mit den bezaubernden rosa Blüten und zähen Stängeln findet sich seit der Steinzeit in der Nähe der Menschen. Es war das geschätzte Kraut der Schmiede. Feuer und Wasser transformieren Waffen und andere Erzeugnisse der

Schmiedekunst von Metall zum Endprodukt.
Eisenkraut wurde rituell in diesem Prozess eingesetzt, indem die Schmiede es dem Löschwasser zusetzten, um das Eisen hart zu machen. Schmiede hatten in der Gemeinschaft eine angesehene Stellung. Als „Magier" der Verwandlung bändigten sie Metall und zwangen es in die gewünschte Form.
Als „Isisträne" zeigt sich Eisenkraut von einer gänzlich anderen Seite. Als Kraut der mütterlichen Göttin fand Eisenkraut mit seinen wehenfördernden Eigenschaften Verwendung bei Geburten.
In der Bachblütentherapie wird Eisenkraut bei intensiven, überaktiven Menschen eingesetzt.
Allgemein zeichnet sich das Kraut der Göttin durch eine entkrampfende Wirkung aus. Die Volksmedizin schätzt die Pflanze als Hilfe bei Stoffwechselerkrankungen, nervösen Störungen sowie Leber- und Gallenproblemen.
Als Räucherkraut führt uns das „Heiligkraut" weit in die Zeit unserer keltischen Vorfahren zurück. Die reinigende, schützende Wirkung kann für die Klärung der Aura und der Räume eingesetzt werden.
Auf dem Sieb eines Stövchens sanft verräuchert, fördert der frische Duft geistige Klarheit und Zielgerichtetheit. Dass es auch die Intuition fördert, entspringt der keltischen Überlieferung.

Estragon

Das würzige, frische Aroma dieses Krautes wusste man bereits im alten Ägypten zu schätzen. Besonders in der Herrschaftsepoche der berühmten Pharaonin Hatschepsut erfreuten sich Duftöle großer Beliebtheit. Estragon-Duftöl stand in enger Verbindung mit der Göttin Isis.

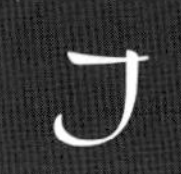

Trug man der mütterlichen Gottheit eine Bitte vor, so verbrannte man Estragon-Öl als Opfergabe.

In unseren Breiten ist Estragon als Heil- und Gewürzpflanze erst seit dem 16. Jahrhundert bekannt. Tabernaemontanus führt ihn unter der Bezeichnung Drakonkraut an. Ursprünglich ist die luftige Pflanze mit den lanzettförmigen Blättern ein Einwanderer aus dem Nahen Osten. Bereits 1000–2000 vor Christus wird sie in China als Gewürz angeführt. Über Südeuropa, wo der fragile Korbblütler in Wildbeständen vorkommt, wanderte Estragon schließlich in unsere Gärten. Vor allem die französische und die italienische Küche hat das aromatische Gewürzkraut erobert, während Estragon in heimischen Küchenbeeten noch immer eine eher untergeordnete Rolle spielt. Zu Unrecht, denn so wie seine berühmten Verwandten Beifuß und Wermut ist Estragon ein Artemisiagewächs, das die Verdauung und den Stoffwechsel in Schwung bringt. Zudem wirkt er auf das Venusorgan Niere und beugt einer etwaigen Nierenträgheit mit seinem harntreibenden Effekt vor.

Wissenschaftliche Studien legen einen Verzehr nur in Gewürzmengen nahe, denn Estragon enthält den Wirkstoff Estragol, dem man beim Verzehr größerer Mengen kanzerogene Tendenzen zuspricht. Die jungen Frühlingstriebe geben jedem Salat eine besondere Würze. Der aromatische Duft der Pflanze erreicht kurz vor der Blüte im Mai bis Juni seine größte Kraft. Daher wird Estragon am besten geerntet, bevor die kleinen grüngelben Blütenknöpfchen erscheinen.

Anhand ihres Namens lässt sich die weite Wanderschaft der Pflanze nachvollziehen. Das arabisch-persische Wort *tarchun* taucht im Türkischen *Tarhun*, im Ungarischen *Tàrkony* und in südeuropäischen Sprachen auf. Im Französischen formte sich daraus das Wort *Estragon*. Die lateinische Bezeichnung *dracunculus* bedeutet *kleiner Drache*. Mittelalterliche Überlieferungen sprechen dem Drachenkraut Heilkraft bei Schlangenbissen zu.

Da Estragon bei uns nicht wildwachsend vorkommt, muss man ihm

im Kräuterbeet ein Plätzchen zuweisen. Er dankt es uns mit feinem Geschmack und wertvollen Inhaltsstoffen wie Vitamin A und C, Jod und Kalium.
Räucherfans wissen den aromatischen Duft zu schätzen. Gleich seinem Verwandten, dem Beifuß, unterstützt Estragon in Veränderungsphasen dabei, verbrauchte Muster loszulassen. Er verleiht Kraft sowie den Willen, durchzuhalten, damit man in anstrengenden Zeiten den Mut findet, sich für neue Wege zu öffnen.

Myrrhe

Der Baum mit dem wunderbar duftenden Harz wächst an heißen, trockenen Standorten in Äthiopien, Jemen, Somalia, Sudan und im östlichen Mittelmeergebiet.
Während das Holz des Baumes kaum Verwendung findet, ist das Harz, das der dornige Strauch in seinen Sekretbehältern hütet, seit Jahrtausenden ein kostbares Handelsgut. Die Verwendung von Myrrheharz als Rauchopfer ist seit dem Neolithikum belegt. Zur Harzgewinnung wird die Rinde des Baumes oberflächlich angeritzt, bis eine helle „Wundmilch" austritt. Getrocknet, bildet das Harz unregelmäßige Klumpen in Farbabstufungen von gelb bis dunkelbraun. Der Duft qualitativ guter Myrrhe erinnert an Erde. Das kostbare Harz wurde bereits in vorchristlicher Zeit mit Kamelkarawanen durch die Wüste transportiert, um in den Weltreichen Babylon, Israel und Phönizien zu hohen Preisen verkauft zu werden.
Myrrhe schmeckt bitter. Der Name *Myrrhe* leitet sich vom arabischen Wort *murr* oder *maror* in der Bedeutung von *bitter* ab. Die griechische Mythologie überliefert, dass Adonis, der Geliebte der schönen Göttin Aphrodite, von einem Myrrhenbaum geboren wurde. Seine Mutter

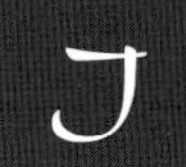

Smyrna war bei seiner Geburt in einen Baum verwandelt worden, der fortan ihren Namen trug. Smyrna ist das griechische Wort für Myrrhe. Der griechische Historiker Plutarch verweist auf die rituelle Tradition des Harzes in Ägypten. Die ägyptische Muttergöttin Isis wurde zu Mittag mit Myrrheräucherungen geehrt. In ägyptischen Überlieferungen heißt es, dass Myrrhe aus den Tränen ihres Sohnes, des Falkengottes Horus, entstanden sei.

In der Bibel taucht Myrrhe als Geschenk der drei weisen Magier aus dem Morgenland für den neugeborenen Messias auf. Nach Christi Tod am Kreuz salbten seine treuen Anhänger seinen Leib mit Myrrhe und Aloe, um ihn für die Beerdigung vorzubereiten.

Das Harz ist für seine desinfizierenden und immunstärkenden Eigenschaften bekannt. Die Ägypter verwendeten es zur Mumifizierung der Toten, um den Verwesungsprozess zu verlangsamen. Als kostbare Räuchersubstanz war Myrrhe Bestandteil der berühmten altägyptischen Duftkomposition Kyphi. Die ausgefeilte Rezeptur unterlag strengster Geheimhaltung und ist bis heute nicht vollends entschlüsselt. Der Räucherduft verbindet mit den Kräften der Erde und hilft uns somit, gut geerdet zu sein und sicher zu stehen. Vor allem kopflastige Menschen empfinden das als sehr wohltuend. Myrrhe lässt uns unseren Körper spüren und annehmen. Der Duft öffnet für Sinnlichkeit und ist Bestandteil vieler Liebesräucherungen. Die stark reinigende Wirkung erstreckt sich über das Körperliche hinaus in feinstoffliche Bereiche.

Myrrhe wird seit Langem medizinisch verwendet. Das Harz treibt den Heilungsprozess alter Wunden und Verletzungen voran, unterstützt die Narbenauflösung, wirkt entzündungshemmend und pilztötend. Vor allem Entzündungen im Mund- und Rachenbereich erfahren durch eine Behandlung mit Myrrhentinktur spürbare Besserung.

Paracelsus wusste die Heilkräfte des Harzes als Pestmedizin zu schätzen. Hippokrates setzte es bei Frauenleiden ein.

Tamariske

Tamarisken sind in ganz Ägypten verbreitet. Dank der kleinen Drüsen ihrer Blätter können sie selbst salzhaltige Gebiete problemlos besiedeln. Die Bäume neigen zu Wucherungen mit hohem Gerbstoffgehalt. Die Manna-Tamariske (Tamarix nilotica) produziert das berühmte Manna, getrocknete Zuckerperlen, sobald ihre Rinde von einer Schildlausart verletzt wird. Die orientalische Tamariske (Tamarix orientalis), von der in den Mythen um Isis und Osiris erzählt wird, erreicht Baumhöhe.

Die Bäume der sumerischen Palastgärten hielten im 18. Jahrhundert in den USA Einzug. Waren sie anfangs als Windschutz geschätzt, so bemüht man sich nun, ihre massive Ausbreitung einzudämmen.

In den mythischen Überlieferungen Ägyptens war es eine Tamariske, die den Sarg des Gottes Osiris schützte. Als Osiris in seinem Sarg den Nil hinabtrieb und am schilfbewachsenen Ufer der Stadt Byblos strandete, wuchs eine Tamariske um den Sarg herum, bis sie ihn gänzlich in ihrem Stamm einschloss. Das königliche Herrscherpaar der Stadt ließ den Stamm in seinen Palast bringen und als Säule aufstellen. Isis, die ihren Gatten verzweifelt suchte, fand den toten Gott schließlich eingeschlossen in der Tamariskensäule und brachte ihn nach Hause.

Der Schutz, den die Tamariske Osiris angedeihen ließ, fand in Reinigungs- und Schutzritualen Eingang. Der duftende Rauch verglimmender Tamariskenzweige sollte destruktive Energie fernhalten.

In der Heiltradition findet sich der Baum sowohl in Ägypten als auch in China. Im antiken Ägypten wurden Patienten mit Milzleiden dazu angehalten, aus Tamariskenholzgefäßen zu trinken. Die traditionelle chinesische Medizin verwendet Zweige und Blätter bei Fieber, Arthritis, Blasenleiden und Kopfschmerzen.

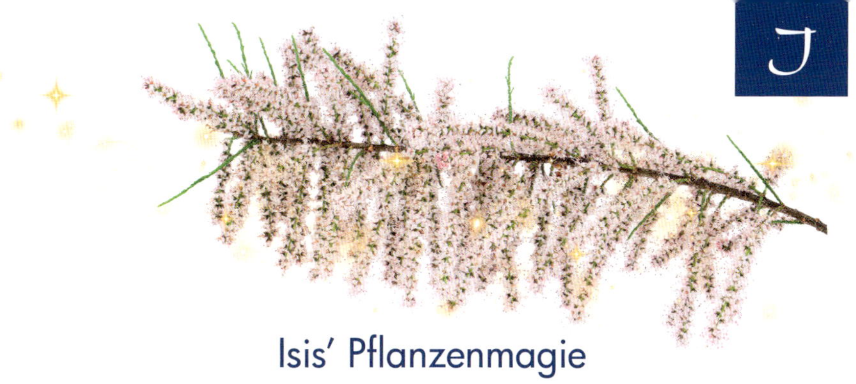

Isis' Pflanzenmagie

Die Pflanzen der Göttin Isis sind von weiblicher Fruchtbarkeitsmagie erfüllt. Sie sind Synonyme für die Vulva, aphrodisierende Zutaten in der Liebesmagie und Geburtskräuter. Ihr magischer Aspekt berührt auch die Hoffnung auf ein Leben im Jenseits und den Schutz der Toten.

Als die untröstliche Göttin versuchte, Osiris wieder zusammenzusetzen, um ihn wieder zum Leben zu erwecken, konnte sie seinen Phallus nicht finden. In manchen Überlieferungen formt sie keine Nachbildung, sondern findet ihn in einer Lotosblüte. Die Magie der blauen Blume liegt in ihrer Symbolik der Vulva. Als mütterlicher Schoß, aus dem die Götter wiedergeboren werden, ersteht Osiris aus Isis wieder auf.

Eisenkraut ist nicht nur das Geburtskraut der Göttin Isis. Da es Eisen hart machte, wenn man es dem Löschwasser zufügte, traute man ihm diese Fähigkeit auch in magischen Belangen zu. Im Liebeszauber sollte Eisenkraut das männliche Glied hart wie Eisen machen.

Estragon wird seit Jahrhunderten im Schutz- und Abwehrzauber verwendet. Sein Pflanzengeist ist ein Verbündeter gegen Hexen, Schwarzmagie und dämonische Kräfte.

Myrrhe ist seit der Antike ein beliebtes Aphrodisiakum. Als Zutat in magischen Liebesräucherungen soll das Harz vor allem Frauen stimulieren.

Die Tamariske bewacht die Ruhe des toten Osiris. Erst Isis befreit ihn aus der schützenden Umarmung des Baumes. Überlieferungen magischer, seherischer Praktiken bei den Skythen berichten, dass die Priester und Magier Tamariskenzweige in den Händen hielten, wenn sie das Orakel befragten.

Isis als Urbild der Seele

„Die große Zauberin" und schützende Mutter Isis ist sehr facettenreich.

In den mythischen Überlieferungen, die von der mächtigen Göttin Ägyptens erzählen, werden zwei ihrer Wesenszüge besonders beleuchtet: Isis, die Magierin, die Osiris mit ihrer Kunst wieder erweckt und Isis, die schützende Mutter.

„Die große Zauberin", die mit ihren magischen Kräften die Realität verändern kann, setzt nicht nur die Teile des getöteten Osiris wieder zusammen, sondern erweckt ihn wieder zum Leben.

Inspiriert durch die Liebe ist sie unnachgiebig und kreativ in der Verfolgung ihres Zieles. Ihre Magie, bisher Unmögliches möglich zu machen, wirkt in kreativen Künstlern, in Erfindern und Heilern, die neue medizinische Wege gehen. Der Glaube an die eigene magische Kraft ist das, was zählt.

Das Urbild der Mutter zeigt Isis als schützende Kraft, die ihrem Sohn Horus den Weg zum Nachfolger von Osiris ebnet. Mit all ihrer Macht und ihrem Einfallsreichtum sorgt sie dafür, dass Horus die Machenschaften Seths übersteht. Ihre Vogelschwingen schützen den Pharao und auch Osiris, selbst als er bereits der mächtige Herrscher des Totenreiches ist. Dieses Urbild wird von allen gelebt, die Menschen oder Projekte fürsorglich und schützend begleiten.

Mit Ritualen Verbindung zur Kraft der Göttin Isis knüpfen

Ritual: Isis Schutzöl herstellen

Die Göttin Isis ist als mächtige Magierin und Heilerin überliefert. Unter ihren Vogelschwingen finden Hilfesuchende Schutz und mütterliche Geborgenheit.
Ein Öl mit jenen Pflanzen, die besonders mit Isis verbunden sind, stellt in Phasen, in denen du entmutigt bist und Trost suchst, die Brücke zur Kraft der Göttin her. Es unterstützt dabei, die Kraft der Göttin in dir wachzurufen, damit du die Kriegerin in dir entdeckst, die für sich einsteht. Denn Isis ist auch als die unübertreffliche Kriegerin überliefert.

Für die Herstellung des Isis-Öles brauchst du:

- Ein dunkles Fläschchen mit einer Füllmenge von ca. 50 ml (aus der Drogerie oder Apotheke).
- 50 ml Olivenöl oder Mandelöl oder Jojobaöl
- Folgende ätherische Öle:
- 8 Tropfen Eisenkrautöl: Macht geistig munter und schürt die Lebensfreude.
- 5 Tropfen Estragonöl: Das Drachenöl verleiht Kraft, Mut und Durchhaltevermögen. Es diente als Opfergabe für Isis, wenn man ihr eine Bitte vortrug.
- 5 Tropfen Myrrheöl: Verbindet mit der Kraft der Erde und verleiht Standfestigkeit.
- 5 Tropfen Wacholderöl: Schützt und verleiht Tatkraft.
- 5 Tropfen Zypressenöl: Richtet den Blick auf das Wesentliche.

Die Herstellung des Öles

✻ Befülle das Fläschchen mit dem Basisöl und lasse ausreichend

Platz für die Zugabe der ätherischen Öle.

- Tropfe die angegebene Menge des jeweiligen ätherischen Öles zum Basisöl im Fläschchen.
- Verschließe das Fläschchen sorgfältig.

Das Öl vermengen und aufladen

- Vermenge nun das Basisöl mit den ätherischen Ölen, indem du das Fläschchen neunmal oder ein Vielfaches von neunmal in Form der liegenden Acht (∞) bewegst und dabei „Isis" sprichst oder vor dich hinsingst.
- Nimm das Fläschchen in beide Hände und bitte darum, dass das Öl mit lichtvoller Energie und Schutz aufgeladen wird.

Das Öl kann an beliebigen Stellen am Körper aufgetragen werden, wenn es dir in dunklen Zeiten Schutz, Licht, Mut und Kraft geben soll. Du kannst es aber auch in einer Meditation auftragen, um damit eine Brücke zur Energie der Göttin Isis zu bauen.
Vor der ersten Anwendung empfiehlt es sich, einen Tropfen aufzutragen, um zu testen, ob du das Öl verträgst und auf keinen der Inhaltsstoffe allergisch reagierst.

Ritual: Mein inneres Kind befreien

Isis ist die sorgende Mutter, die ihren Sohn liebevoll schützt. Die Herausforderungen des Alltags zwängen unser inneres Kind nur allzu oft und allzu streng in das Korsett eines Erwachsenen. Erlaube dir einen Tag lang, dein inneres Kind aus diesem Korsett zu befreien und der mütterlichen Obhut der Göttin Isis anzuvertrauen.

- Schenke dir einen Tag fern von den Zwängen des Alltags, um dich von Lebensfreude und Kraft durchströmen zu lassen.

- Lebe an diesem Tag aus dem Moment heraus, vergiss die Zeit und deine Pflichten.
- Erlaube dir, Kind zu sein, Spaß zu haben und den Tag mit „närrischer Unvernunft“ zu füllen.
- Nimm Platz unter den Vogelschwingen der Göttin und fühle dich umsorgt, beschützt, frei und getragen.

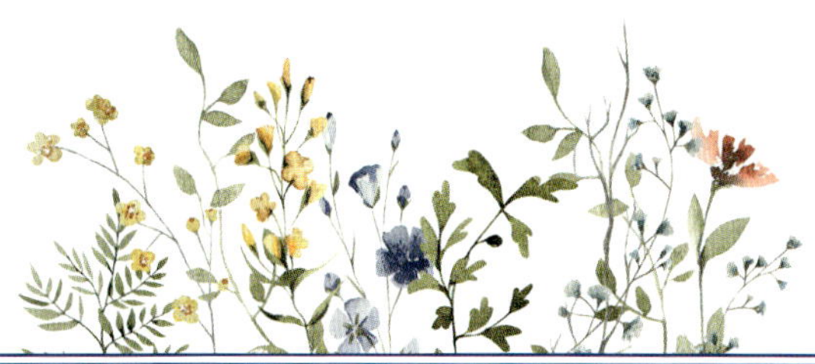

Meditatives Gedankenspinnen

- Wie sehr versorge ich mich selbst mütterlich?
- Welchem Licht folge ich in Phasen meines Lebens, in denen alle Lichter zu erlöschen scheinen?
- Wofür setze ich meine fruchtbare Energie aus der Quelle der Kreativität ein?

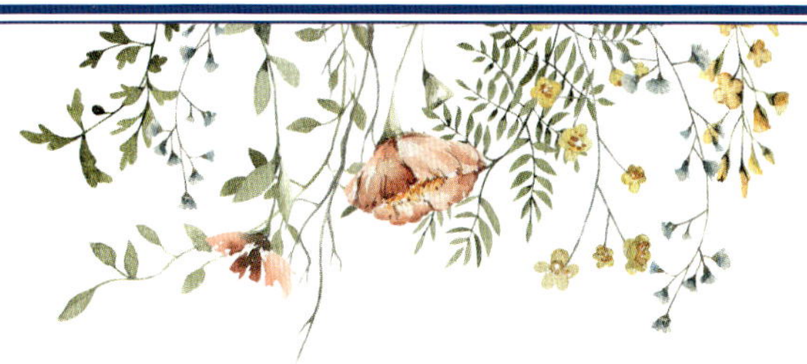

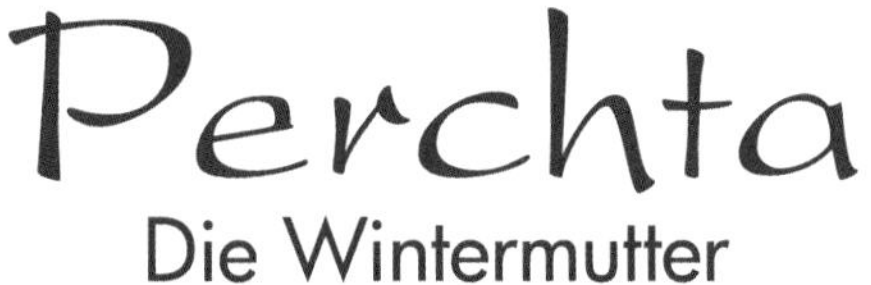

Perchta

Die Wintermutter

Auf den Spuren der Göttin Perchta

Die greise Wintergöttin übernimmt in den Raunächten, wenn das Jahresrad stillsteht, vornehmlich in der winterstarren Bergwelt der Alpen die Herrschaft.

Perchta oder *Berchta*, wie sie manchmal genannt wird, bedeutet die *Glänzende* oder die *Leuchtende*.

Feinfühlige Menschen erahnen die alte Göttin in der Stille der Winterwälder, in den harschen Felsformationen der Bergwelt und im Toben der Winterstürme. Die Glänzende strahlt im glitzernden Eis der zugefrorenen Seen und im Funkeln der Eiskristalle. Sie klagt im rauen Schrei der Krähen und webt ihre Ruhe in die nebelverhangenen Gipfel der Berge. Wenn sie über die kahlen Felder schreitet, erstarrt das Land in Winterruhe.

Zur Wintersonnenwende bringt Perchta in der tiefsten Dunkelheit die Hoffnung der Wiedergeburt des Lichtes.

Wenn die Wintermutter herrscht, dürfen wir ruhen. Sie gibt uns Raum, um innezuhalten und unseren Lebensweg zu überprüfen. Im wirbelnden Chaos der Raunächte ringt die greise Göttin mit den

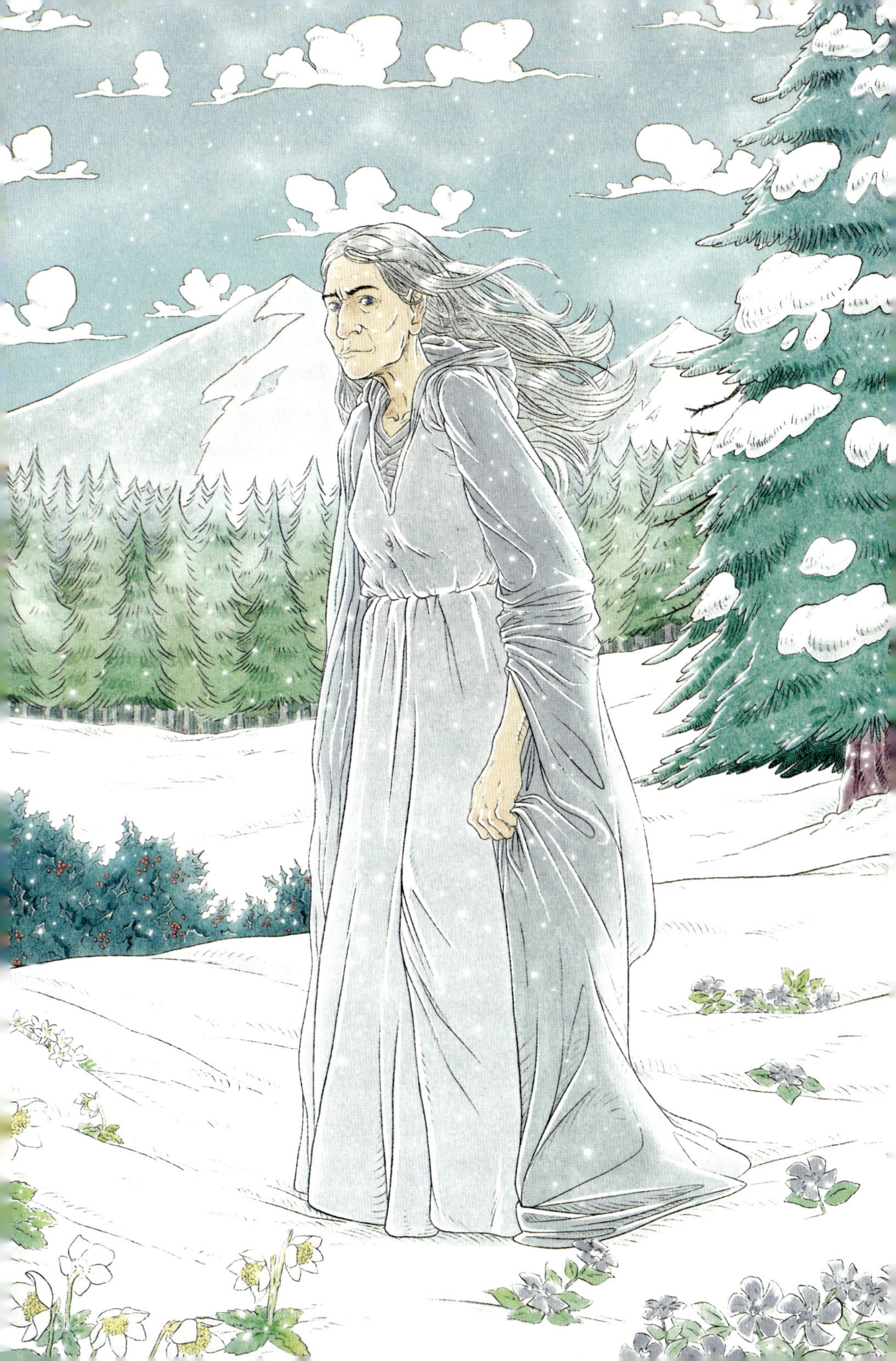

ungezähmten Winterkräften, die die Natur bedrohen, um wieder Leben und Fruchtbarkeit auf die Erde zu bringen.
Die Kelten nannten die Zeit von Perchtas Herrschaft das „In between“ und „In betwixt“, eine unwägbare Zeitspanne, in der alles möglich war und die Ebenen der Wirklichkeit miteinander verschmolzen. Die Tore der Welten öffnen sich und das Jahresrad steht still.

Die Anführerin der Wilden Jagd

In den Alpen ist Perchta als Anführerin der Wilden Jagd überliefert.
Im Geisterheer der greisen Göttin ziehen die unerlösten Seelen mit, die Ausgleich und Gerechtigkeit für das Unrecht, das ihnen widerfahren ist, suchen. In der letzten Raunacht, der Perchtennacht vom fünften auf den sechsten Jänner, versammelt die Wintermutter die Seelen der ungetauften Kinder um sich und zieht mit ihnen durch die frostklirrende Nacht. In manchen Gegenden trägt sie den Namen „Pudlmuatta“. In dieser Version ist sie weit entfernt von den furchteinflößenden Zügen der Totengöttin. In ihrer Erscheinung stillt sie eher die Sehnsucht nach der mütterlichen alten Gottheit, die ihre Kinder behütet und aus der Dunkelheit nach Hause holt. Im Wiegenlied der Winterstürme führt sie diese ungetauften Kinder, die nicht in geweihter Erde begraben werden durften, heim in ihr lichtes Reich. Bevor die Tore der Welten sich wieder schließen, kehrt Perchta in dieser besonderen Nacht in die Häuser ein, um den Segen der Fruchtbarkeit zu bringen oder erbarmungslos zu strafen.
Die Frau des Hauses ehrt die greise Göttin und ihr Gefolge mit der „Perchtlmilch“ auf dem gedeckten Tisch. Als Geschenk ruht der Segen der Göttin auf dem Haus. Aus der „Perchtlmilch“ wurde unter christlichem Einfluss die „Drei-Königs-Milch“. Auf jeden Fall sollten Mensch und Tier von dieser besonderen Speise essen, um das ganze Jahr über mit Fruchtbarkeit gesegnet zu sein. Die mächtige Wintergöttin prüft

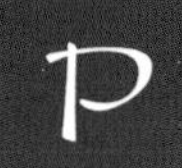

aber auch, ob das Haus blitzblank geputzt und der Flachs auf den Spinnrädern versponnen ist. Ist Perchta nicht zufrieden, tritt sie als furchteinflößende, hässliche Erscheinung mit Kräften jenseits des menschlichen Vorstellungsvermögens auf. Wehe dem, der sie in dieser Gestalt erblickt. Die Göttin bestraft den Frevler, so wie sie die Fleißigen belohnt.

Perchtenumzüge

In den Perchtenumzügen, mit all ihren schaurigen und liebenswerten Gestalten, ist die Stimme der Wintergöttin nur mehr als Murmeln zu hören. Die furchterregenden „Schiachperchten" versetzen den Frauen mit Birkenruten einen Schlag, um sie fruchtbar zu machen. Die Peitschen schnalzen und knallen, um die Wintergeister zu vertreiben. In den Glöcklerläufen, die erstmals Mitte des 19. Jahrhunderts schriftlich erwähnt wurden, ziehen die „Schönperchten" in der Perchtennacht durch die Orte. Ihre Glocken sollen die Wintergeister vertreiben. Wie die Wintermutter mit der „Perchtlmilch" geehrt wurde, so werden die Glöckler auf ihrem Umzug mit Speis und Trank versorgt.

Wer auf den Spuren der greisen Wintergöttin wandelt, begegnet uralten Raunachtsbräuchen, die zu den Wurzeln unserer Kultur führen. Immergrüne Nadelbäume stehen ebenso unter ihrer Schirmherrschaft wie die Pflanzenmagie der Raunächte, die Zugvögel, die überwintern, die Gans und der Schwan.

Der Gefährte der Göttin

Unter der Herrschaft der greisen Wintergöttin wird der Lichtgott neu geboren. In den dunklen, stillen Weihenächten beginnt er einen neuen Zyklus als Gefährte der Vegetationsgöttin. An dieser Nahtstelle der

Zeiten begegnen sich die Greisin und ihr Reich der Stille und der wiedergeborene Lichtgott, der die Hoffnung auf einen neuen Frühling bringt.
Der „Grüne Mann“, jene Wintergottheit, die mit ihrem Segen das froststarre Land heiligte, trägt mit der greisen Göttin das Lebensgrün in den nächsten Zyklus von Werden, Wachsen und Vergehen. In Tannenreisig, Mistel und Efeu gehüllt, trägt er eine Krone aus Stechpalmenblättern. Im vegetativen Weihnachtsschmuck ist er noch immer präsent.

Perchta im Spiegel der Natur

Die Wintergöttin führt uns durch die Raunächte und darüber hinaus, bis sie die Herrschaft in die Hände der Frühlingsgöttin legt. Sie ist die Nahtstelle zwischen den todbringenden Winterkräften und dem Wiedererwachen der Vegetation. Perchta, die Wandlerin, leitet uns von der Saturnstarre des Winters zum luftigen Prinzip Uranus’, der kurz vor Maria Lichtmess im Tierkreiszeichen Wassermann die kosmische Bühne betritt. Uranus bringt eine Energetisierung der verfestigten Saturnkraft und ein Aufbrechen verkrusteter Strukturen. Er bringt Bewegung und Luftigkeit, das Prinzip der Erneuerung und kindlichen Unbekümmertheit in seinem Gabensack.
Er kündigt die mädchenhafte Frühlingsgöttin an. Perchtas Werk ist getan und die greise Göttin darf sich im Wehen des Nordwindes zurückziehen.

Die Pflanzen der Göttin Perchta

Die Wintermutter steht mit den immergrünen Bäumen in Verbindung, die als Lichtbäume die Geburt des Sonnengottes begleiten. Magische Raunachtspflanzen, die sich auch im Totenkult finden, stehen ebenfalls unter ihrer Schirmherrschaft.

Fichte

Immergrüne Nadelbäume waren für unsere vorchristlichen Vorfahren heilige Bäume, die der „Großen Mutter" geweiht waren. Als „Wintermaien" repräsentierten sie die unzerstörbare Lebenskraft, die auch den lebensfeindlichen Bedingungen der kalten Jahreszeit trotzt. Fichte, Tanne und Kiefer waren die lichtvollen Schutzbäume, die in den Weihenächten über die Göttin und das wiedergeborene Sonnenkind wachten. In den Alpengebieten holte man zu Weihnachten einen Fichtenwipfel ins Haus und hing ihn kopfüber von den Balken der Stube. Die Wintermutter Perchta gab diesem „Berchtlboschn" ihren Namen. Der Vorläufer des Christbaumes brachte den Segen der greisen Göttin in Haus und Stall. Noch heute kündet er als Christbaum vom Sieg des Lichtes über die Dunkelheit.

Wenn man im Winter durch einen Fichtenwald geht, spürt man Perchtas Ruhe, Abgeklärtheit, Geduld und Weisheit. Harz und Nadeln der Fichte wurden bereits seit grauer Vorzeit als Räucherung eingesetzt. Der duftende Rauch klärt die Räume von belastenden Energien, desinfiziert und bewirkt eine Atmosphäre des Friedens. Auf dem Stövchen verglimmen die Nadeln mit einem frischen Duft, der die Atmung vertieft und zur allgemeinen Beruhigung beiträgt. Die Ärzte der Antike verwendeten Harz, Nadeln sowie die jungen Sprossen zur Behandlung von Gicht, Rheuma und Erkältungskrankheiten. Noch immer werden in der Kräuterheilkunde Salben mit Terpentin (Fichtenharz) bei Rheuma und Gliederschmerzen eingesetzt. Der Sirup aus den jungen Triebspitzen hat als schleimlösender Maiwipferlsaft in der Volksmedizin noch nichts an Bedeutung verloren.

Immergrün

Im Volksmund wird das Immergrün „Dauergrün", „Wintergrün", „Ewiggrün" und „Totengrünkraut" genannt. All diese Namen deuten auf die kleine Pflanze als Symbol für den immerwährenden Zyklus von Leben und Tod. Tatsächlich wird das Kraut gegen Symptome des Alterungsprozesses eingesetzt. Die Gehirnleistung und das Erinnerungsvermögen werden ebenso verbessert wie das Konzentrationsvermögen. Selbst nachlassendes Seh- und Hörvermögen werden durch Perchtas Pflanze verbessert. Für die keltischen Druiden schienen die ganzjährig grünen Blätter der „Zauberpflanze" dem Tod zu widerstehen. Sie verwendeten das „Veilchen der Zauberer" zur Aktivierung und Stärkung ihrer geistigen Kräfte. Das „Zaubermittel" der Pflanze, das in der Medizin als durchblutungsfördernd eingesetzt wird, heißt Vincamin.

Als „Großmütterchen Immergrün" hat die Pflanze Bezug zur greisen Wintergöttin, die uns durch diesen Pflanzengeist mit dem Wissen um Pflanzenseelen und Pflanzenkräfte verbindet.

Immergrün ist auch im Totenkult fest verwurzelt. Als Grab-

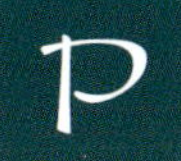

bepflanzung symbolisiert die Pflanze ewiges Leben und Treue über den Tod hinaus. Der Name „Totenblume“ weist jedoch auch auf die enge Verbindung zum Wissen aus der Anderswelt hin.
Die Verräucherung des getrockneten Krautes auf dem Sieb eines Räucherstövchens erhöht die Wahrnehmungsfähigkeit und stärkt die geistige Kraft. Prozesse der Sinnsuche werden unterstützt, verborgene Zusammenhänge leichter erkennbar. In den Raunächten hilft Perchtas Pflanze, die Schleier zwischen den Realitäten zu durchdringen und visionäres Potenzial zu aktivieren.

Schneerose

Eine Pflanze, die mitten im Winter blüht, erschien unseren keltischen und germanischen Vorfahren von unbesiegbarer Lebenskraft erfüllt zu sein. Als neunblättriges Kraut scheint die Schneerose von der Kraft der „Großen Göttin“ berührt zu sein, die uns zur Blütezeit dieser Blume als winterliche Totengöttin begegnet.
Die puristische Blüte und die pechschwarze Wurzel entsprechen der Kargheit der Wintermutter. Sie mahnt den Blick auf das Wesentliche und die Loslösung von überflüssig Gewordenem ein. In diesem Sinne wirkt die Schneerose als eines der ältesten Brech- und Abführmittel reinigend. Die Pflanze scheint sich mit ihrer winterlichen Blühzeit gegen die Norm zu stemmen. Der Anthroposoph Rudolf Steiner betrachtete sie als Krebsmittel, welches heilend auf ein irreguläres Zellwachstum wirkt. Weit vor der Christianisierung wussten die keltischen Gallier bereits um die tödliche Wirkung der Schneerose. Um sicher zu gehen, dass ihre Feinde tödlich getroffen waren, tauchten sie die Spitzen ihrer Speere in den Wurzelsaft der Schneerose.

Nach der Christianisierung wurde die heidnische Blume mit einer frommen Legende ummantelt. Als Christus im Stall von Bethlehem geboren wurde, machten sich die Hirten auf den Weg, um dem verheißenen Erlöser Geschenke zu bringen. Einer der Hirten jedoch besaß nichts, was er dem Messias hätte bringen können. Da er zu dieser Zeit auch keine Blumen fand, weinte er bitterlich. Seine Tränen benetzten die Erde und brachten schließlich die bezaubernde Blume hervor, die der Hirte als Christrose dem Jesuskind überbrachte. In der Symbolik der Schneerose finden sich Gift und Tod ebenso wie Schutz und langes Leben.

Stechpalme

Die Stechpalme zählt zu den geheimnisvollen Pflanzengeschöpfen der Raunächte, die in ihrem immergrünen Laub- oder Nadelgewand Lebenskraft durch die dunklen Wintertage in einen neuen Vegetationszyklus tragen. In der keltischen Tradition wurde der „Grüne Mann", der Gefährte der Göttin, mit Stechpalmenlaub bekränzt. Die roten Beeren symbolisieren die weibliche fruchtbare Energie der Göttin.

Obwohl die Stechpalme den keltischen Druiden als heilig galt, hat ihr englischer Name *holly* nichts mit heilig zu tun, sondern bedeutet *Hülsenholz*. Während der Baum im norddeutschen Raum als „Stechhülse" bezeichnet wird, ist im österreichischen Sprachgebrauch „Schrattlbaum" geläufig. „Schrattln" sind als koboldartige Wesen überliefert, die im Haus ihr Unwesen treiben, aber auch die Grundgrenzen bewachen. Unsere Vorfahren sahen in der Stechpalme einen Baum, der den Feen, Elfen und Kobolden als Wohnstatt dient, besonders zur Winterzeit, wenn die Zweige in die

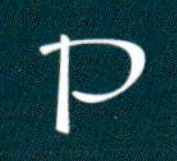

warmen Stuben gebracht wurden, um die Wintersonnenwende und die Raunächte zu begleiten. Spätestens am Dreikönigstag jedoch mussten die Zweige aus dem Haus entfernt werden.
Nach der Christianisierung wurden die stacheligen Zweige zur Dornenkrone Christi. Der Legende nach sollen sich die Palmzweige, die beim Einzug von Jesus in Jerusalem geschwenkt wurden, in Stechpalmenzweige verwandelt haben, als die Menschenmenge Pilatus zurief: „Kreuzigt ihn!"

Tanne

Die Tanne gedeiht bevorzugt in den Baumgemeinschaften der Bergmischwälder, wo ihre Wurzeln den Boden am besten von allen Nadelbäumen erschließen. Damit verankert sich die Tanne hervorragend im Erdreich und kann auf diese Weise so manchem Sturm besser trotzen als ihre Baumkollegen. Bei Verletzungen sondert der Baum nur wenig Harz zur Wundschließung ab, daher ist das sogenannte Straßburger Terpentin ein kostbarer Rohstoff, der in antiseptischen und durchblutungsfördernden Salben enthalten ist.
So wie die Fichte und die Kiefer ist die Tanne ein Baum, der in seinen immergrünen Zweigen das Leben durch die froststarren Tage des Winters trägt. Als Geburtsbaum des Lichtes zählt die Tanne zu den schützenden Mutterbäumen, die dem wiedergeborenen Sonnenkind zur Zeit des Julfestes halfen, die ersten zaghaften Schritte in den neuen Lebenszyklus zu tun. In ihrem Bemühen, die heidnischen Bräuche auszumerzen, wählte die christliche Religion den 25. Dezember als Geburtstag des Heilands, der dem Christentum als Verkörperung

des Lichtes gilt. Aus dem „Wintermaien“ der alten Göttin wurde der Christbaum, der die weihnachtlichen Stuben erhellt.

Verräuchert man Nadeln und Harz, so kehren Ruhe und Stille ins Gemüt ein, die Weisheit des Herzens erkennt das Wesentliche und folgt der inneren Führung.

Nach der Christianisierung wurden die Tannen der alten Wintergöttin zu Tannen Marias, die oftmals die Bilder der Gottesmutter trugen oder Wallfahrtsorte bezeichneten. So nahm der lichtvolle Baum in den Herzen der Menschen unverändert seinen heiligen Platz als Begleiter einer Muttergöttin ein.

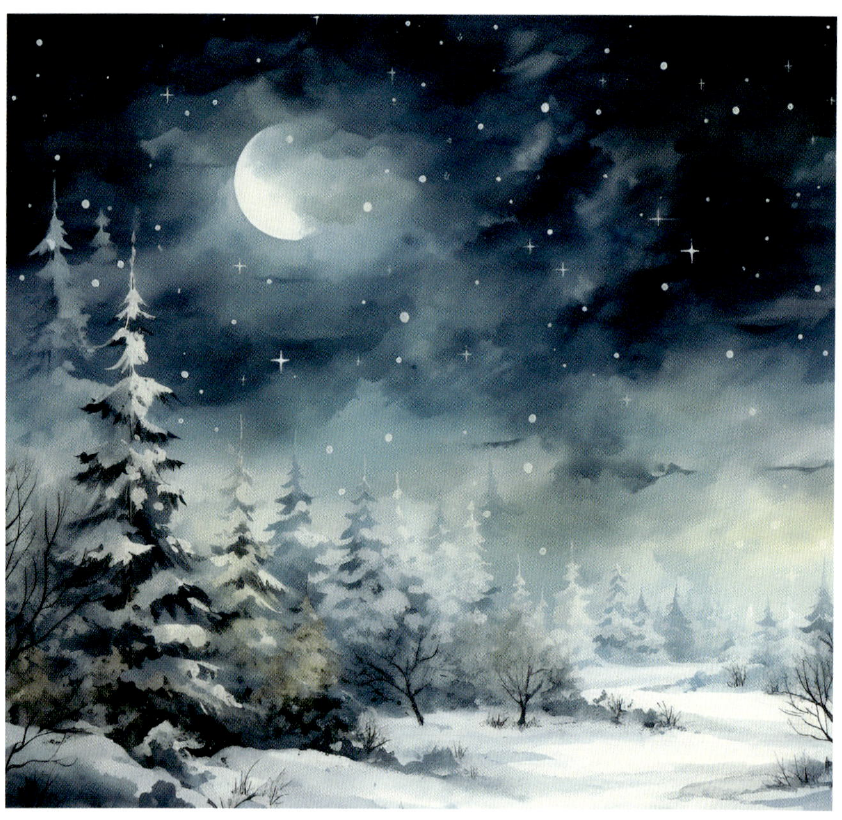

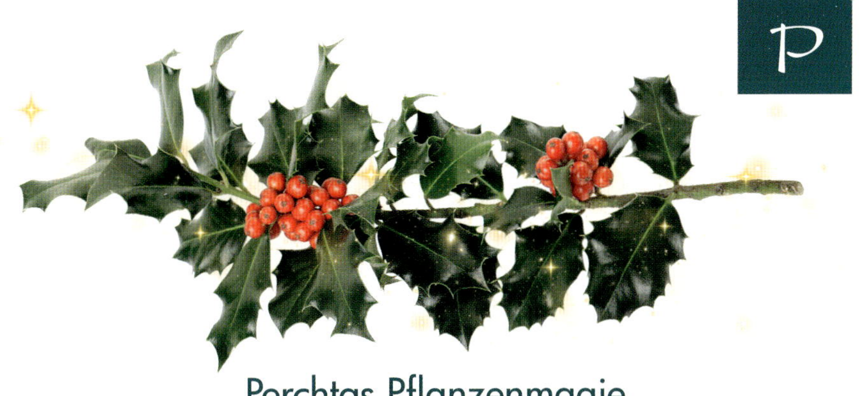

Perchtas Pflanzenmagie

Die immergrünen Pflanzen, die mit Perchta verbunden sind, erfüllen die Raunächte mit Schutz- und Abwehrzauber ebenso wie mit Fruchtbarkeitsmagie. Mit ihrer Hilfe werden dämonische Mächte gebannt, Lebenskraft über den Winter getragen und die Kräfte des Lichtes geschützt.

Die Fichte webt ihre Magie als Fruchtbarkeitssymbol der Hochzeitsbräuche. Als Zeichen für die ewig währende Gemeinschaft, die mit Fruchtbarkeit gesegnet sein sollte, waren Girlanden aus Fichtenzweigen ein beliebter Hochzeitsschmuck.

Die Schneerose stellt ihre magische Kraft als Orakelblume unter Beweis. Zu Weihnachten wurden 12 Knospen ins Wasser gestellt, um das Wetter für die kommenden 12 Monate zu prophezeien. Knospen, die sich öffneten, sagten gutes Wetter für den betreffenden Monat voraus. Blieben sie jedoch geschlossen, so war es um das Wetter des damit verbundenen Monats schlecht bestellt.

Der „Schrattlbaum" schützt der Überlieferung nach Haus und Hof. In der Wintersonnwendnacht gesammelte Stechpalmenzweige wurden als Garant gegen Hexen, Blitzschlag und Tod im Haus aufgehängt. Dieser mächtige Pflanzenzauber sollte auch gegen den Schrattldruck oder Alb wirksam sein. Selbst gegen die bösen Geistwesen, die im

Ruß des Kamins haften, half das magische Gewächs. Zum Besen gebundene Stechpalmenzweige kehrten den Rauchfang, um den Eingang für die guten Geister sauber zu halten. Die Stechpalme ist jedoch auch als Lebensrute überliefert, mit deren Schlag ihre fruchtbarkeitsspendende Kraft übertragen wurde.

Das Immergrün birgt ebenfalls die Magie der Fruchtbarkeit in seinem ledrigen grünen Laub. Als Beigabe in Liebestränken war die Pflanze Bestandteil des rituellen Fruchtbarkeitszaubers.

Unsere Vorfahren wussten noch um die magische Kraft der Tanne, die Mut und Stärke verleiht sowie destruktiven Energien Einhalt gebietet. Sie erkannten, dass die Tanne Unheil abwendet und Schutz verleiht. In schutzmagischen Räucherungen machten sie von dieser Unterstützung des „Wintermaiens“ Gebrauch.

Perchta als Urbild der Seele

Perchta verkörpert das Tor des Übergangs. Sie ist der Augenblick zwischen Einatmen und Ausatmen, die Nahtstelle zwischen Tod und Wiedergeburt. Die Lebensreise nähert sich ihrem Ende und der Blick ist auf das Tor des Überganges gerichtet. Geduld und die Weisheit des Alters prägen diesen Archetyp. Wer ihn in sich weckt, sieht die Früchte und Irrungen seines Weges, in Frieden mit sich selbst. Sie hütet den Kessel, in dem die Samen der Wiedergeburt und Erneuerung liegen. Sie wacht über den Übergang zwischen der sichtbaren und unsichtbaren Welt. Wenn Perchta uns begegnet, fordert sie klare Strukturen und die Besinnung auf das Wesentliche ein. Sie nimmt uns an Nahtstellen unseres Lebens an der Hand, wenn ein alter Weg zu Ende ist und ein neuer Pfad vor uns liegt.

Mit Ritualen die Verbindung zur Kraft der Göttin Perchta knüpfen

Ritual: In Perchtas Kraft eintauchen

Wenn du Perchtas Kraft durch dich fließen lassen möchtest, so bietet sich ein winterlicher Spaziergang an oder ein Rückzug in die schroffe Welt der Berge. Du kannst alternativ zu diesem Spaziergang auch in einer inneren Reise durch die Winterlandschaft spazieren.

Ein Gang durch die winterliche Landschaft schärft die Sinne und öffnet das Bewusstsein für Perchtas Kraft. Während die Stille von Nebel eingehüllt wird, breitet der Geist die Flügel aus, um die Welt jenseits des Tores zu Perchtas Reich zu durchdringen.
Öffne deine Sinne und dein Herz, um die alte Wintermutter zu fühlen. Du begegnest ihr in den schweigenden Nadelwäldern, die Perchtas Versprechen auf einen neuen Frühling in ihren immergrünen Zweigen tragen. Im Wehen des kalten Windes fühlst du ihren Atem. Im Glanz von Eis und Raureif umschmiegt dich die greise Göttin mit ihrer Weisheit und Güte. Während du dich in ihre saturnische Kargheit fallen lässt, erahnst du, wie Perchta mit wehendem weißen Haar über die winterkahlen Felder wandert. Ihr schlichtes, graues Gewand webt sich in die feuchte Schwere des Nebels, verschmilzt mit den Baumstämmen und ist im nächsten Moment schon nicht mehr wahrnehmbar. Krähen ziehen ihre Kreise im bleigrauen Winterhimmel. Im rauen Schrei von Perchtas Boten klingt das Lied der Winterfrau. Die roten Beeren der Stechpalme leuchten im fahlen Licht. Sie sind das Lebensblut der Göttin, die einem neuen Frühling den Weg bahnt.
Die greise Wintermutter erfüllt das Land mit dem Segen der Stille, damit du sie raunen und flüstern hörst. Weich und leicht hüllt dich Perchtas silbrig graue Gegenwart ein, um dir Zeit und Raum zu geben,

ganz bei dir zu sein. Wenn du das Raunen der alten Winterfrau in der Stille hörst, erahnst du das Wesentliche der Dinge. Der Geist wird leicht und klar, um zu erkennen, was es loszulassen gilt, damit du die Kräfte der Erstarrung abschütteln kannst.

Ritual: Themen verabschieden, Bürden loslassen

Perchtas Kraft bahnt den Weg zum roten Faden im Leben. In der Zeit ihrer Regentschaft, den geheimnisvollen Raunächten, werden Themen und Lasten bereinigt, um die Fäden des Schicksals bewusst zu verweben.

Für dieses Ritual brauchst du:

- Einen Zettel mit Schreibzeug.
- Eine feuerfeste Schale, in der du den Zettel verbrennen kannst.
- Zünder oder ein Feuerzeug.
- Ein Räucherstövchen mit Sieb und Teelicht.
- Eine Auswahl der folgenden Räucherstoffe, die eine meditative Stimmung unterstützen und das Loslassen von Themen erleichtern:
  Meditativ: Guggul, Kalmus, Weide, Weihrauch, Weißes Sandelholz.
  Loslassen: Beifuß, Immortelle, Iriswurzel, Mistel, Myrte.
- Triff eine Auswahl aus beiden Kategorien der Räucherstoffe, die du verräuchern möchtest.

Durchführung des Rituals

* Ziehe dich an einen ruhigen Platz, an dem du ungestört bist und dich entspannen kannst, zurück.

- Lege die ausgewählten Räucherstoffe an den Rand des Metallsiebes deines Räucherstövchens, um sie sanft zu verglimmen.
- Konzentriere dich eine Zeitlang auf deinen Atem, der ruhig und gleichmäßig in deinen Körper hinein- und herausströmt.
- Nimm den Räucherduft bewusst wahr und beobachte, was an Gedanken und Bildern aus deinem Unbewussten hochsteigt.
- Du fühlst dich entspannt, leicht und frei.
- Notiere auf einem Zettel das, was du loslassen möchtest.
- Anschließend verbrennst du diesen Zettel in einer feuerfesten Schale und bedankst dich für die Erfahrungen, die jene Themen bewirkt haben.
- Lausche deinem ruhigen Atem und dem, was in der kurzen Zeitspanne zwischen Ein- und Ausatmen als Raunen der greisen Wintergöttin durch deinen Geist schwebt.
- Die Asche des verbrannten Zettels übergibst du bei deinem nächsten Spaziergang einem fließenden Gewässer.

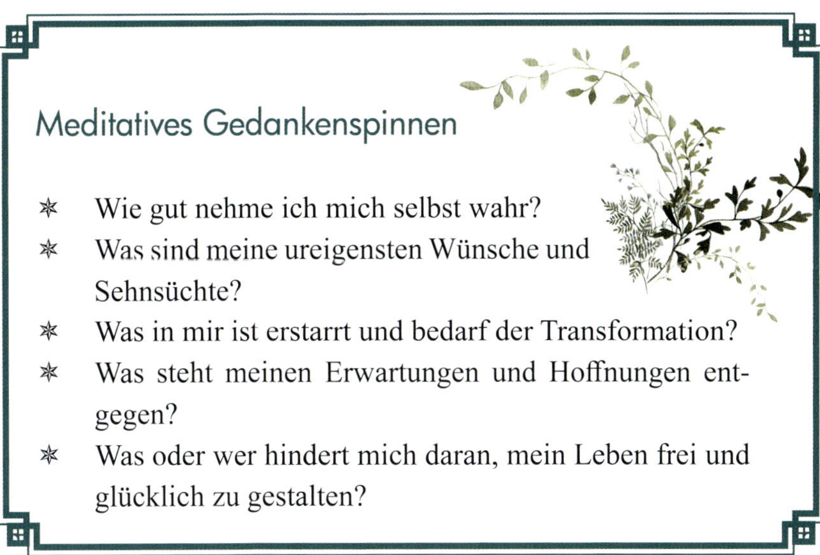

Meditatives Gedankenspinnen

- Wie gut nehme ich mich selbst wahr?
- Was sind meine ureigensten Wünsche und Sehnsüchte?
- Was in mir ist erstarrt und bedarf der Transformation?
- Was steht meinen Erwartungen und Hoffnungen entgegen?
- Was oder wer hindert mich daran, mein Leben frei und glücklich zu gestalten?

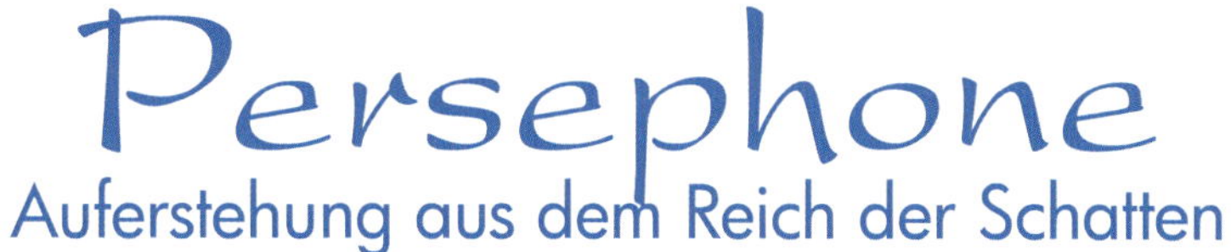

Persephone
Auferstehung aus dem Reich der Schatten

Auf den Spuren der Göttin Persephone

Persephone, die „Blumenreiche“, ist in der griechischen Mythologie als bezaubernde Frühlings- und Fruchtbarkeitsgöttin überliefert. Als Teil der göttlich weiblichen Triade repräsentiert ihre Mutter Demeter die Korn- und Erdmutter. Persephone ist die Totengöttin, die sich im Akt der Auferstehung in ihre verjüngte Form der Frühlingsgöttin wandelt. In ihrem Aspekt der Frühlingsgöttin wird sie auch als Göttin Kore angeführt.

Die verwöhnte Tochter mächtiger Eltern

Von allen geliebt, anmutig und verspielt, verbrachte Persephone ihre Kindheit und Jugend unter dem Schutz ihrer Mutter, der Korngöttin Demeter. Ihr Vater Zeus, der Bruder Demeters, herrschte über das Machtzentrum der Götter, den Olymp.

Persephone hatte keine Macht und auch keine Pflichten, außer das Leben als junge Göttin zu genießen und der Augapfel ihrer Mutter zu sein. Das sollte sich schlagartig ändern, als der mächtige Unterweltsgott Hades sie eines Tages erblickte und sich unsterblich in die junge Göttin verliebte.

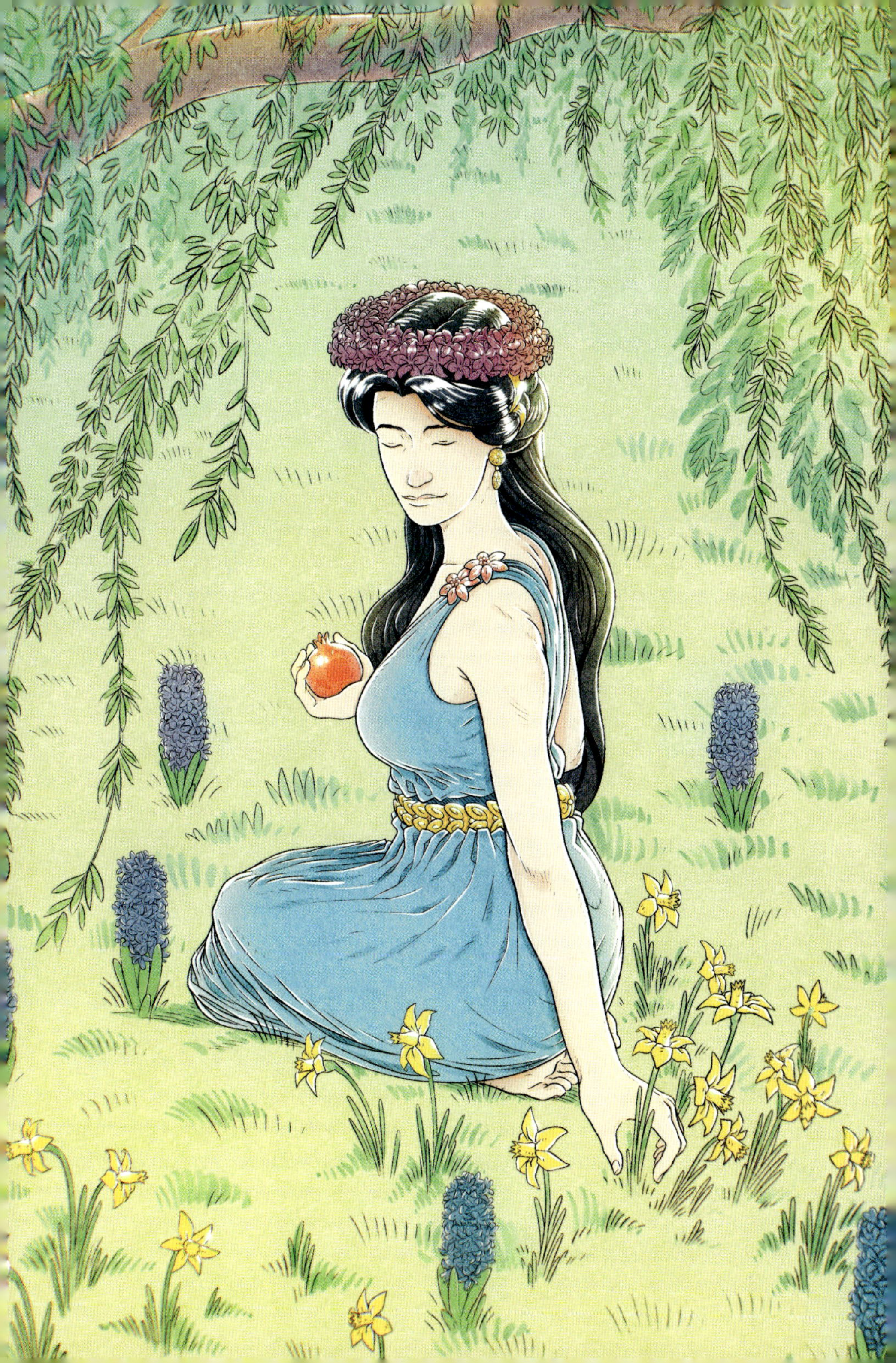

Ein ungewöhnlicher Bräutigam aus der Dynastie der Titanen

Hades war alles andere als beliebt. Seine Dunkelheit trifft auf das strahlende Leuchten, das von Persephones Jugend und Unschuld ausgeht. So wie Zeus und Poseidon war Hades der Sohn der Titanen Kronos und Rhea. Seine Kindheit als schwierig zu bezeichnen, würde die Sache verharmlosen. Seinem Vater Kronos war prophezeit worden, dass sein eigener Sohn ihn entthronen würde. Daher verschlang er seinen Erstgeborenen Hades unmittelbar nach seiner Geburt. Poseidon, den zweiten Sohn, traf dasselbe Schicksal. Erst dem dritten Sohn, Zeus, gelang es, das Blatt zu wenden.

Kronos verschlang an seiner Stelle einen Stein. Nach der Befreiung seiner Brüder und einem später folgenden, jahrelangen Kampf gegen Kronos und die Titanen teilten Zeus, Poseidon und Hades die Machtbefugnisse unter sich auf. Zeus herrschte über den Olymp, Poseidon wurde der Gott des Meeres und Hades erhielt die Macht über die Unterwelt.

Persephone war alles, was Hades nicht war, aber ersehnte. Der liebestrunkene Gott bat Zeus, den Vater der bezaubernden Göttin, um Persephones Hand. Zeus mag wohl Bedenken über den Erfolg von Hades Werben geäußert haben, legte dem mächtigen Fürsten der Unterwelt aber auch keinen Stein in den Weg.

Das Ende der Unschuld und der Abstieg in das Totenreich

Da vorauszusehen war, dass Persephone ihm nicht freiwillig ins Reich der Schatten folgen würde, plante Hades ihre Entführung.

Die Erdgöttin Gaia ließ auf Befehl von Zeus eine Narzisse auf einer blühenden Blumenwiese aus der Erde sprießen. Persephone, die dort den Tag mit ihren Freundinnen in ausgelassener Freude verbrachte, versuchte, die hübsche Blume zu pflücken. Als sie die Narzisse aus

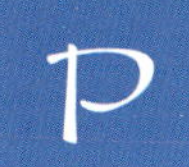

der Erde zog, sah sie mit wachsendem Entsetzen, dass sich ein Spalt in der Erde auftat, der rasch größer wurde. Hades galoppierte mit seinen Höllenpferden aus dem Schlund, riss Persephone ohne zu zögern auf seinen Wagen und verschwand so rasch, wie er aufgetaucht war.

Eine verzweifelte Mutter und diplomatische Verhandlungen

Neun Tage und Nächte suchte die verzweifelte Demeter als alte Frau nach ihrer verschwundenen Tochter. Schließlich hatte Hekate, die mächtige Zauberin und Göttin der Wegkreuzungen Mitleid mit Demeter und berichtete von den Schreien, die sie auf der Wiese gehört hatte.

Als Demeter den perfiden Entführungsplan entdeckte und ihre beiden Brüder Zeus und Hades als Urheber erkannte, ließ sie alle Pflanzen auf der Erde verdorren. Nun sah sich Zeus gezwungen, zu handeln. Verhandlungen mit Hades wurden aufgenommen, um Persephone auf die Erde zurückzuholen. Hades jedoch wollte die Geliebte nicht kampflos gehen lassen. Er hatte einen wunderschönen Garten für sie angelegt, in dessen Mitte ein Granatapfelbaum stand. Hades bot ihr an, von den verlockenden Früchten zu kosten. Persephone konnte nicht widerstehen und biss voll Verlangen in die köstliche Frucht. Da es jedoch nach dem Gesetz der Moiren, der Schicksalsgöttinnen, verboten war, etwas aus der Unterwelt auf die Erde zu bringen, schien Persephones Rückkehr zu Demeter gescheitert zu sein. Schließlich stimmte Hades einem Kompromiss zu. Da Persephone nur ein Drittel des Granatapfels geschluckt hatte, sollte es ihr erlaubt sein, einen Teil des Jahres auf der Erde zu leben. Das restliche Jahr sollte sie an seiner Seite über die Unterwelt herrschen.

Vom Mädchen zur Herrin der Unterwelt

Was vordergründig als trauriges Schicksal Persephones erscheint, entpuppt sich bei näherer Betrachtung als vielschichtig. Die von der Mutter Demeter überbehütete Tochter, die ihr Leben mit Spiel verbringt, wird an der Seite von Hades zur Frau, die, ihm gleichgestellt, mit großen Machtbefugnissen betraut ist. Persephone ist als gütige und gnädige Unterweltsherrscherin überliefert. In ihren Händen lagen die Schlüssel zum Himmel (Elysium) und zur Hölle (Tartarus). Der christliche Petrus, der die Himmelsschlüssel trägt, ist Persephones patriarchal ausgeprägter Nachfolger.

Wenn Demeter nicht zuhört, so flüstert man, dass Persephone ihren Fürsten des Schattenreiches schließlich doch geliebt hat.

Tod und Auferstehung

Persephone verwandelte im Reich der Schatten, tief im Schoß der Erde, das, was gestorben und verblüht war, um es verjüngt und mit neuer Lebenskraft erfüllt wieder auf die Erdoberfläche zu schicken. Persephone gilt als „Triebfeder des Lebens", die das Leben nach dem Winter zurückholt.

Wenn sie zu ihrer Mutter Demeter alljährlich für die vereinbarte Zeitspanne zurückkehrt, versinnbildlicht sie die Auferstehung der Vegetation nach den eisigen Kräften des Winters. In Griechenland feiert man die Rückkehr der Göttin aus der Unterwelt in den Eleusinischen Mysterienkulten, die ihrer Mutter Demeter geweiht waren.

Wer auf den Spuren Persephones wandelt, trifft unweigerlich auf den Granatapfel, dessen unzählige Kerne Fruchtbarkeit symbolisieren. Gleichzeitig steht er mit dem Thema Tod in Verbindung, denn es tritt Saft rot wie Blut aus, wenn die Frucht angeschnitten wird.

Die Fackel als Lotse im Reich der Schatten zählt ebenfalls zu Persephones Attributen.

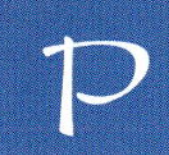

Der Hirsch ist als das heilige Tier der Göttin bekannt. Sein Geweih, das er jedes Jahr abwirft und neu wachsend wieder erhält, symbolisiert den steten Zyklus von Werden, Wachsen und Vergehen, der in Persephones Händen liegt.

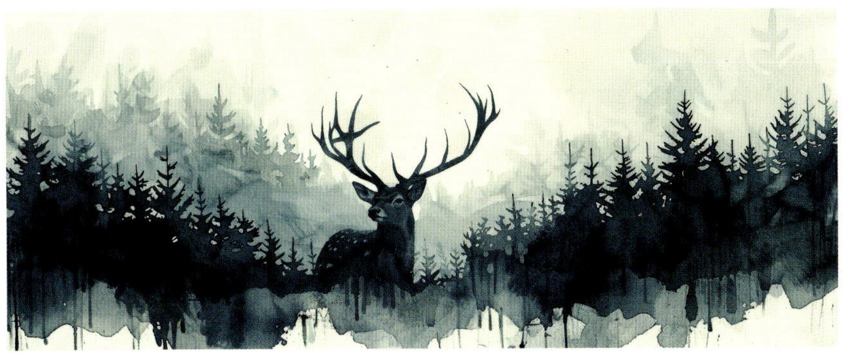

Der Gefährte der Göttin

Persephones Gemahl Hades hatte viele Beinamen, die seinem düsteren Charakter Ausdruck verliehen. „Der Ungeheure", „der Furchtbare", „der Schwarze", „der Raue" und „der Ungebändigte" drücken aus, mit welch angsterfüllter Ehrfrucht er betrachtet wurde. Der unerbittliche Fürst der Unterwelt war bei den Göttern und den Menschen verhasst. Wer den Fluss Styx, die Grenze zum Totenreich, überquert hatte, für den gab es keine Rückkehr. Einzig und allein Orpheus gelang es, mit seinem wunderbaren Gesang Hades zu erweichen und die Rückkehr seiner geliebten Eurydike aus dem Schattenreich unter der Bedingung, auf dem Weg zur Oberwelt nicht zurückzublicken, zu erreichen. Orpheus jedoch hielt sich nicht an die Abmachung. Er blickte zurück und Eurydike musste in das Totenreich zurückkehren.
Keine Göttin willigte ein, die Frau des verhassten Hades zu werden.

Auch Persephone hätte vermutlich nicht eingewilligt, wäre sie nicht entführt worden.

Obwohl er die junge Göttin auf so dramatische Weise zur Frau gewonnen hatte, war Hades keineswegs ein treuer Ehemann. Einer Liebesaffäre mit der Nymphe Minthe war ein tragisches Ende beschieden. Persephone raste vor Eifersucht und verletztem Stolz und verwandelte Minthe kurzerhand in einen Stock Krauser Minze.

Die Nymphe Leuke, die Hades gefiel, ereilte ein ähnliches Schicksal. Sie wurde von Hades in eine Pappel verwandelt, damit sie am Tor zur Unterwelt immer in seiner Nähe war.

Auch Persephone hatte nicht nur Augen für ihren rauen Gemahl. Als Aphrodite den wunderschönen Jüngling Adonis in der Unterwelt in ihre Obhut gab, verliebte sich Persephone leidenschaftlich in den jungen Mann und weigerte sich, ihn wieder zu Aphrodite zurückkehren zu lassen. Es bedurfte eines Göttergerichtes, um den heftigen Streit um Adonis zu schlichten. Schließlich wurde entschieden, dass Adonis den Sommer über bei Aphrodite bleiben sollte, im Winter jedoch leistete er Persephone im Reich der Toten Gesellschaft.

Persephone im Spiegel der Natur

Im Jahresreigen bringt Persephone den Frühling zurück auf die Erde. Wenn sie aus dem Totenreich emporsteigt, um Zeit mit ihrer Mutter Demeter zu verbringen, erwacht die Natur aus der winterlichen Totenstarre. Sie bringt jene Fruchtbarkeit in ihrem Gabensack, die in ihrem Attribut, dem Granatapfel mit seinen unzähligen Kernen, versinnbildlicht ist. Ihre Kraft setzt einen neuen Zyklus der Vegetation in Gang. Erst im Spätherbst, wenn Hades sie zu sich ruft, werden die Samen der geernteten Früchte im Schoß der Erde ruhen, bevor Persephone sie im Frühling zu neuem Leben erweckt.

Die Pflanzen der Göttin Persephone

Persephone sind die fröhlichen Frühlingsblumen, die eine Rückkehr des Lebens nach dem Winter verkünden, geweiht. Die Kräfte der Fruchtbarkeit und des Wachstums birgt der Granatapfel, der gleichzeitig mit der Thematik des Todes verbunden ist. Auch die Weide, als Schwellenbaum zwischen Winter (Tod) und Frühling (Auferstehung), ist Persephone geweiht.

Granatapfel

Der Granatapfel, der in Griechenland als „Apfel der Äpfel", als heilige Frucht betrachtet wurde, ist das Attribut vieler Liebesgöttinnen. Die griechische Göttin Aphrodite soll den ersten Granatapfelbaum gepflanzt haben. Offenbar waren die Früchte am Tag der Hochzeit von Zeus und Hera bereits reif, denn Zeus schenkte seiner Braut einen Granatapfel in Erwartung einer sinnlichen Hochzeitsnacht.

Diese Frucht ist auch Persephone geweiht.

Die Herkunft des Baumes, der häufig nur Strauchhöhe erreicht, wird in Kleinasien vermutet. Mittlerweile findet man ihn auch in den Gärten vieler Länder, da er aber nicht frosthart ist, überwintert er häufig im Glashaus. Die Früchte erreichen nur im heißen Klima ihr begehrtes süßes Aroma.

Der Liebesapfel ist voll von kostbaren Wirkstoffen. Durchblutungsfördernd, stoffwechselanregend, entzündungshemmend sind nur einige seiner guten Eigenschaften. Vor allem wirkt er überaus antioxidativ, womit wir einen Anti-Aging-Spezialisten erster Güte als Pflanzenverbündeten haben.

Er hemmt die Vernichtung von Kollagen, sorgt für eine verminderte Faltentiefe und zögert allgemein den Alterungsprozess hinaus. Kein Wunder, dass die Kosmetikindustrie diese Frucht für sich entdeckt hat. Phytohormone unterstützen im Wechsel, wenn der weibliche Körper mit einem veränderten Hormonhaushalt zurechtkommen muss. Auf das Herz und den Blutdruck hat der Granatapfel ebenfalls eine positive Wirkung. Grenadine, der Sirup aus dem Saft der Frucht, ist vor allem in der asiatischen und chinesischen Küche sehr beliebt.

Hyazinthe

Mitte des 16. Jahrhunderts kam die Hyazinthe aus den duftenden Gärten Arabiens nach Europa. Die Wertschätzung für die bezaubernde Blume mit dem intensiven Duft bezeugt ein eigener Hyazinthengarten im Serail in Konstantinopel, dessen Beete mit verschiedenfarbigen Hyazinthen bepflanzt waren, um die Frauen des Harems zu erfreuen. Ähnlich dem Hype um die Tulpe wurde auch die Hyazinthe begeistert in Europa aufgenommen und vor allem in Holland kultiviert.

Der persische Dichter Hafis gibt Einblick in die Wertschätzung, die man der hübschen Blume im Orient entgegenbrachte. In seiner Poesie verglich er das lockige, duftende Haar begehrenswerter Frauen mit den Blüten einer Hyazinthe.

Während die Blume im Orient ein Symbol der Schönheit und der Lebensfreude war, betrachtete das antike Griechenland sie als Sinnbild für Trauer und Tod.

Hyakinthos, der schöne Sohn des Königs von Sparta, war der Liebling des strahlenden Sonnengottes Apollo. In einem spielerischen

Wettstreit mit dem Diskus lenkte der eifersüchtige Windgott Zephir Apollos Diskus aus der Bahn, sodass er Hyakinthos am Kopf traf. Der tödlich getroffene junge Held sank zu Boden und wurde von Apollo bitterlich beweint. Der römische Dichter Ovid überliefert in seinen „Metamorphosen“, wie Apollo den toten Jüngling in eine Hyazinthe verwandelte, damit er in jedem Frühling zu neuem Leben erwachen konnte.

Eine andere griechische Sage erzählt, dass das Hochzeitsbett von Hera und Zeus mit den tiefblauen, duftenden Blüten der Hyazinthe bestreut war. Das wunderschöne Blau der Blüten führte im Christentum dazu, dass die Blume Maria und Jesus geweiht wurde. Der Jenseitsgedanke, den die Hyazinthe als Schützling Persephones offenbart, zeigt sich auch im Christentum in der Symbolik von Tod und Trauer. Das Ehebett von Hera und Zeus wiederum brachte die Hyazinthe mit ehelicher Treue, Vertrautheit und Wohlwollen in Verbindung.

1685 brachten Hugenotten schließlich das begehrte Blumenwesen auf ihrer Flucht vor den Verfolgungen in Frankreich nach Berlin. Dort erfuhren die Zucht und der Handel mit der zarten Zwiebelblume einen neuen Aufschwung.

Die in sich geschlossene, starre Form der Blütenanordnung vermittelt trotz des lieblichen Duftes etwas Kühles und Abweisendes.

In der traditionellen Blumensprache, die im 19. Jahrhundert viele begeisterte Anhänger hatte, bedeutet die Hyazinthe daher: „Deine Kälte lässt mich verschmachten.“

Narzisse

Die Neugierde auf eine Narzisse wurde Persephone zum Verhängnis. Als sie die hübsche Blume pflücken wollte, entführte Hades die junge Göttin in sein Reich der Schatten und des Todes.

Narzissen läuten mit anderen bunten Frühlingsblumen das Erwachen der Natur ein. Im Frühling zählen sie zu den wichtigsten Pflanzen des Blumenhandels. Die Vorbereitung für die Geburt der neuen Pflanze beginnt in der Blumenzwiebel, die giftig ist, bereits tief im Winter. Unter den ersten wärmenden Sonnenstrahlen nach den frostigen Wintermonaten schiebt die Narzisse forsch die Laubblätter hervor. Als Letzter reckt sich der blattlose Blütenstängel in der Mitte des Laubes nach oben. Während er im oberen Bereich hohl ist, umschließt er im unteren Teil ein schwammartiges Gewebe. Die Blüten variieren von Weiß und Gelb bis zu Orange. Der glockenförmige Teil der Blüte trug der Narzisse den Namen „Osterglocke" ein. In der Volksheilkunde spielt die Narzisse eine untergeordnete Rolle. In alten Kräuterbüchern finden sich Anwendungen als Brechmittel oder als Arznei gegen Keuchhusten. Der Saft der Pflanze macht vor allem Gärtnern zu schaffen, denn er kann Hautreizungen auslösen. Diese Kontaktdermatitis ist als „Narzissen-Krankheit" bekannt.

Die Geschichte der Geburt der bezaubernden Pflanze ist ebenso fantasievoll wie tragisch. Der wunderschöne Jüngling Narzissus, der von allen bewundert wurde, pflegte tagtäglich am Ufer eines Teiches zu sitzen, um voller Wohlgefallen sein Spiegelbild in der klaren Wasseroberfläche zu betrachten. Mit jedem Tag verzehrte er sich mehr nach dem schönen jungen Mann, der ihm entgegenblickte. Eines Tages ertrug er seine unerfüllte Liebe nicht mehr, er sehnte sich nach der Nähe des geliebten Wesens. Er beugte sich seinem Spiegelbild

immer weiter entgegen, sank ins Wasser und ertrank. Im Tod verwandelten ihn die Götter in eine Blume, die seinen Namen trägt und zum Symbol für die Selbstliebe wurde.
Im Entführungsdrama um Persephone befahl Zeus der Erdgöttin Gaia, eine Narzisse auf der Wiese, auf der die junge Göttin mit ihren Freundinnen spielte, aus der Erde sprießen zu lassen, um Persephones Neugier zu wecken.
In der Symbolik der Pflanze finden sich Begriffe wie Tod und Wiedergeburt, Erstarrung, Eigenliebe und Selbstzufriedenheit. Als floraler Bote übermittelt die Narzisse die unheilvolle Frage: „Liebst du wirklich nur dich selbst?"

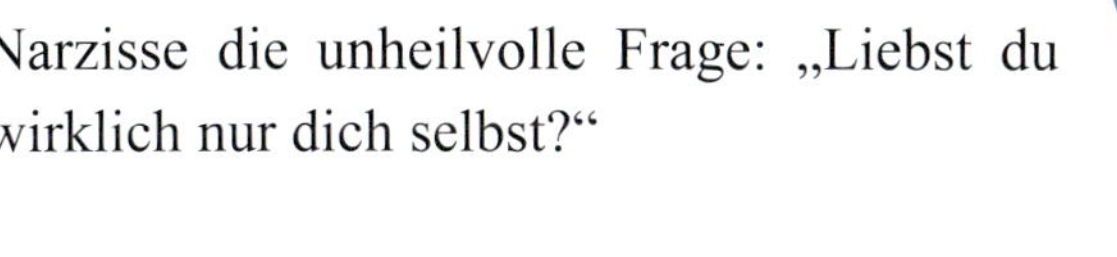

Veilchen

Der zarte Frühlingsbote ist ein begehrtes Blümchen, für das eine ganze Reihe von Göttinnen und Göttern gerne die Schirmherrschaft übernimmt.
Die zauberhafte, „veilchenhaarige" Liebesgöttin Aphrodite soll die kleine Blume im Frühling aus dem Winterschlaf geweckt haben. Damit teilt sie sich mit Persephone also nicht nur den hübschen Jüngling Adonis, sondern auch eines ihrer Pflanzengeschöpfe, die mit der vitalisierenden Kraft der Frühlingsgöttin in Verbindung stehen.
Die römische Entsprechung Persephones ist Proserpina. Um seiner Tochter Proserpina Freude zu bereiten, ließ Göttervater Jupiter Veilchen und Narzissen auf einer Wiese wachsen. Als die junge Göttin sie voll Freude pflückte, nutzte der verliebte Unterweltsgott Pluto die

Gelegenheit, um sie in sein Totenreich zu entführen. Als Proserpina die Veilchen aus den Händen fielen, wurzelten sie wieder und wurden zu den Stammeltern aller Veilchen.
Der kriechende Wurzelstock der kleinen Blumen zeigt einen bemerkenswerten Expansionsdrang, sodass es nicht lange dauerte, bis das Veilchen als Einwanderer aus dem Mittelmeerraum die Welt jenseits des Gartenzauns eroberte, der es ursprünglich schützen sollte. Diese stürmische Expansionsfreude und zähe Lebenskraft schienen dem wilden Fruchtbarkeitsgott Pan und dem eroberungsfreudigen Kriegsgott Ares gefallen zu haben. Beide stellten das Veilchen unter ihren Schutz.
Wenn die tiefblauen Blüten im Frühling aus dem Winterbraun der Wiesen leuchten, bringen sie den Frühling auch in unsere Herzen zurück. Vor allem an schattigen Plätzen und an Waldrändern kann man sie entdecken. Wenn die weiche, warme Frühlingsluft vom feinen Duft des wohlriechenden Veilchens erfüllt ist, zeigt sich Aphrodites Handschrift in der Blume unübersehbar. In der Signaturenlehre deutet man das als Venuskraft und wie wir wissen, ist Venus die römische Entsprechung der Liebesgöttin Aphrodite.
Liebe und Eroberung begleitete das Veilchen auch im Leben des französischen Kaisers Napoleon. Bei seiner Hochzeit mit Josephine Beauharnais trug die Braut ein Kleid, das mit Veilchen bestickt war und einen Brautstrauß aus Veilchen. Jedes Jahr schenkte der Kaiser seiner Frau Veilchen zum Hochzeitstag. Als Wappenblume begleitete der Liebesbote seine Eroberungsfeldzüge.
In der christlichen Kultur ist die bezaubernde Frühlingsblume ein Attribut der Gottesmutter.

In der Volksmedizin ist das Veilchen als blutreinigend, nervenstärkend und schleimlösend bekannt. Vor allem die Erneuerungskraft der zarten Blume wird heute noch in der Heilkunde geschätzt. Die Veilchen-

creme der mittelalterlichen Kräuterfrau Hildegard von Bingen ist ein bewährtes Narbenmittel, das selbst bei alten Narben Erfolg zeigt.
In der Sprache der Symbole bedeutet das Veilchen Demut und Bescheidenheit, Begriffe, die so gar nicht in unsere konsumfreudige Zeit zu passen scheinen. Aber die kleine Blume ist nicht zu unterschätzen, denn sie versinnbildlicht auch Zielstrebigkeit und Zähigkeit. Als Schützling Persephones drückt das Veilchen natürlich Frühling, Auferstehung, Hoffnung und Neuanfang aus.
Verschenkt man Veilchen, so sind sie eine romantische, verspielte und extravagante Geste der Zuneigung, die in jene Zeit versetzt, als man noch geduldig und kreativ um die Dame seines Herzens warb.
In der Blumensprache übermittelt das Veilchen die Botschaft: „Ahnst du, dass ich dich heimlich liebe?"

Weide

In der griechischen Mythologie ist die Weide Persephone und ihrer Mutter Demeter geweiht. Im Weidenhain der jungen Göttin berührte der Sänger Orpheus die Zweige der heiligen Bäume, um die Gabe der Kommunikation zu verfeinern.
Die Weide ist ein Schwellenbaum zwischen der Erstarrung des Winters und dem wiederkehrenden Leben im Frühling. Sie liebt wassernahe Standorte und befestigt das Erdreich an den Ufern der Bäche und Seen. Durch ihre Biegsamkeit und Nachgiebigkeit trotzt sie selbst starken Stürmen. In ihrer fließenden Kraft liegt große Macht, der Zauber der immerwährenden Erneuerung. Der Baum ist schnellwüchsig und äußerst vital. Immer wieder lässt er sich beschneiden und liefert mit seinen biegsamen Zweigen das Material, das Korbflechter benötigen.

Die frühe Blüte versorgt Bienen und Hummeln schon zeitig im Frühling mit kostbarem Nektar.

Der mondbeseelte Baum war bereits im Altertum als Heilmittel bekannt. Er steht praktisch mit seinen Wurzelfüßen im Wasser und bringt Erleichterung bei Krankheiten, die durch nasse Füße begünstigt werden. Die fiebersenkende, schweißtreibende Wirkung beschleunigt den Heilungsprozess bei Erkältungskrankheiten.
Der Wirkstoff Salicin ist das natürliche Aspirin des Baumes, das man viele Jahrhunderte lang in Form von Tee aus getrockneter Weidenrinde verwendete. Die alten Kräuterkundigen wie Hildegard von Bingen, Hippokrates und Paracelsus verordneten Weidenmedizin auch bei Zahnfleischbluten und Rachenentzündungen.

Die düstere, unwägbare Seite des Baumes offenbarte sich unseren Vorfahren über die nebeligen, unheimlichen Orte, an denen er oftmals wächst. Im Dämmerlicht des Nebels meinten sie, gespenstische Wesen aus den Reichen der Andersweltlichen um den Baum herum wahrzunehmen. Dieser Aspekt rückt die Weide auch in die Nähe der zauberkundigen Göttin Hekate und ihrer dunklen Seite der Macht. Der Baum der Hexenkönigin bleibt den Hexen und Zauberinnen auch nach der Christianisierung verbunden. Hexenbesen bestehen aus einem Stamm aus Eschenholz, an dem feine Birkenzweige mit Weidenruten befestigt werden.

Die Weide webt auch in der Verräucherung Mondmagie. Der Duft verglimmender Weidenrinde führt in der schamanischen Praxis über die Schwelle zu anderen Ebenen der Realität. Wenn man über die Verräucherung der feinen Rinde und Holzsplitter in einen Austausch mit dem Pflanzenwesen geht, spürt man die besänftigende und erfrischende

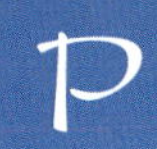

Wirkung für Geist und Seele. Die Weide bringt gestaute Emotionen in den Fluss, nimmt Unrast mit und erneuert die Lebenskraft.

Edward Bach erkannte in den feinen Schwingungen dieses Baumes einen wertvollen Pflanzenhelfer. Die Bachblütenessenz erleichtert es Menschen, die sich abkapseln und der Schwermut verfallen, sich zu öffnen und in Kommunikation mit der Umwelt zu treten.

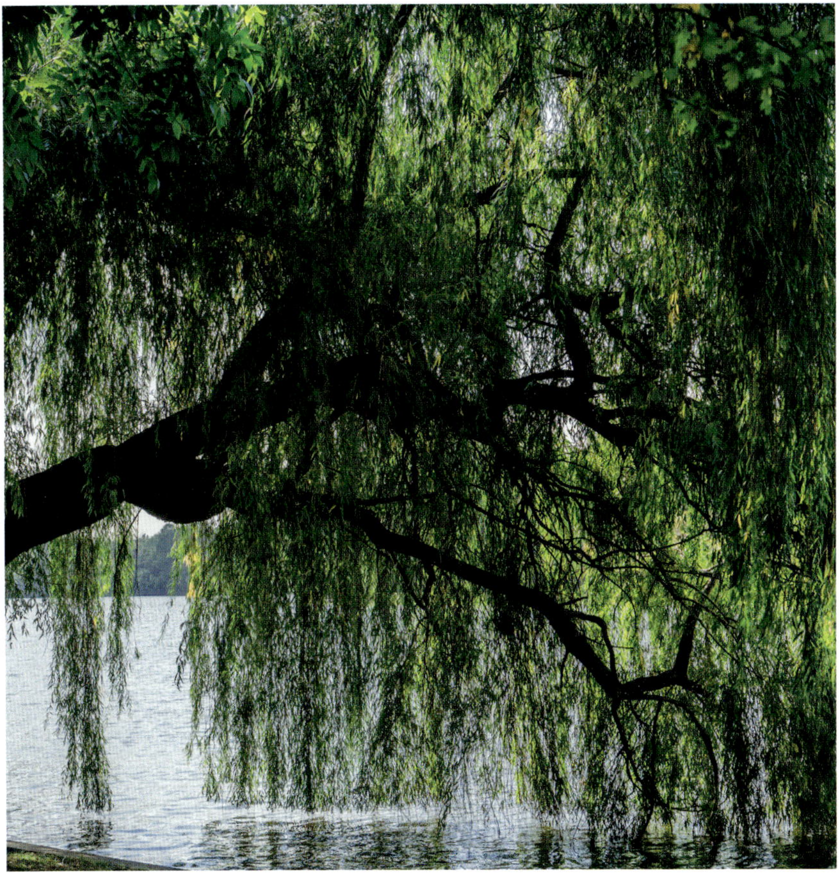

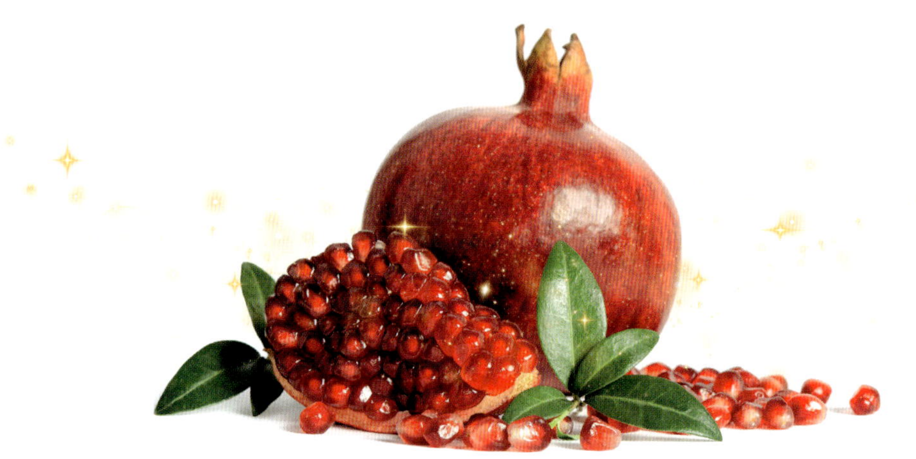

Persephones Pflanzenmagie

Die lichtvollen Frühlingspflanzen sind mit der Magie der Lebenskraft, Erneuerung und Fruchtbarkeit erfüllt.

Der Granatapfel war in Ägypten ebenso heilig wie in Israel, wo er im Hohelied der Liebe auftaucht.
In südlichen Ländern spielt die Frucht in den Hochzeitsriten eine fruchtbarkeitsverheißende Rolle. Bei Hochzeiten wird ein Granatapfel auf den Boden geschleudert, damit er zerplatzt. Je nachdem wie viele Kerne aus der Frucht hervorquellen, wird der Ausgang der Ehe sein. Viele Kerne deuten auf eine glückliche, fruchtbare Ehe hin. Treten jedoch nur wenige Kerne aus der zerbrochenen Frucht hervor, so soll die Ehe einsam und unglücklich werden. Der Saft gilt als magische Zutat in Liebestränken.

Der warme, betörende Duft der Hyazinthenblüten verströmte schon im Hochzeitsbett von Hera und Zeus seine Magie als Liebespflanze.

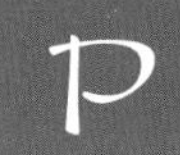

Die Blüten passen in jede Liebesräucherung, wenn Vertrautheit und Sinnenfreude geweckt werden sollen.

Narzissen künden von Lebensfreude und begleiten die Auferstehung nach schwierigen Lebensphasen.

Auch das Veilchen ist ein Bote aus der grünen Welt, der mit seiner Liebesmagie nicht nur das Hochzeitsbett von Hera und Zeus verzauberte.

Die Weide zählt zu unseren überlieferten Lebensruten, mit deren Magie der Fruchtbarkeit man Lebenskraft übertrug.
Unsere keltischen Vorfahren weihten den Baum ihrer lichten Frühlingsgöttin Brigid, unter deren Schirmherrschaft die Dichtkunst, das Heilwissen und die Magie standen.
Zu Frühlingsbeginn, wenn die blühenden Weidenkätzchen sich der wärmenden Kraft der Sonne entgegenstrecken, feierten die Kelten das Fest Imbolc, um das Wiedererwachen der Natur zu begrüßen. Sie steckten Weidenzweige in die Felder, um die Fruchtbarkeit der nährenden Erde zu fördern. Die österlichen Palmbuschen gehen vermutlich auf diesen Fruchtbarkeitsbrauch zurück. In einem anderen österlichen Ritual berühren die Burschen die Mädchen mit dem Schlag der Weidenrute, um deren Fruchtbarkeit anzuregen. Die naturverbundenen Kelten sahen in der Weide einen weiblichen Baum, der vom Mond beherrscht wird und großen Einfluss auf die intuitiven, seelischen Kräfte hat.

Persephones Baum schenkt die Gaben der Träume, der Intuition und der Kreativität. Seine magische Verwendung öffnet die Tore zwischen den Seinsebenen und schenkt die Erneuerung der Lebenskraft.

Persephone als Urbild der Seele

Persephone verkörpert die behütete Tochter, die sich jedoch letztlich ihrer Bestimmung stellen muss. Verspielt und frei von jeglicher Verantwortung lebt sie unbekümmert in den Tag hinein. Sie steht noch ganz und gar unter dem Schutz ihrer Mutter ohne Pflichten und voller Möglichkeiten. Noch weiß sie nicht, welche Kraft sie in sich hat und welchen Schatten sie sich stellen muss.

Diesen Archetyp lebt man, bevor man sich an einen Partner bindet oder einen Berufsweg wählt. Er tritt aber auch in ganz unterschiedlichen Lebensphasen auf, wenn man etwa die Verantwortung und Ausrichtung seines Lebens in die Hände eines anderen legt. Man möchte keine Entscheidungen treffen, keine Verpflichtungen und mögliche Konsequenzen übernehmen.

Erst der Abstieg in die Unterwelt ermöglicht es Persephone, erwachsen zu werden. Sie kämpft sich aus den Fesseln der allzu engen Bindung an die Mutter frei und stellt sich ihren eigenen Abgründen, um zu erfahren, wer sie ist und was in ihr steckt.

Der Entwicklungsweg in der Auslebung dieses Archetyps bedeutet von der Prinzessin zur Königin zu werden, anstelle nur die Frau des Königs zu sein.

Es ist eine Zeit des Erwachens voller Schwung und Lebenskraft, in der Veränderungen und Wachstum in das Leben treten.

Eine frische Brise fegt durch das Leben. Wir fühlen uns vital, kreativ und neugierig auf das, was kommt.

Mit Ritualen die Verbindung zur Kraft der Göttin Persephone knüpfen

Persephones Weg führt von jugendlicher Unbekümmertheit zur Frau, die Pflichten und Verantwortung übernehmen muss. Ihre Kraft rufen wir in Phasen der Veränderung in unserem Leben wach, wenn wir uns Herausforderungen und unseren Schatten stellen, um uns selbst entgegenzuwachsen.
An der Schwelle zu einem neuen Lebensabschnitt oder zu einem neuen Weg bahnt sich das Erwachen in ein verändertes Bewusstsein an.

Ritual: Persephones Fackel

Vorbereitung des Rituals

Eine Verräucherung von Weidenrinde und Weidespänen auf dem Sieb eines Räucherstövchens hilft, das Tor zum Unbewussten zu öffnen und die Wahrnehmungsfähigkeit zu sensibilisieren.

Für dieses Ritual brauchst du:

- Ein Räucherstövchen mit Sieb
- Teelicht und Zünder
- Getrocknete Weidenrinde und Weidespäne
- Schreibzeug

Durchführung des Rituals

Dieses Ritual machst du am besten am Abend, damit die Eindrücke auch noch in deiner Traumwelt wirken dürfen.

- Ziehe dich an einen ruhigen Platz zurück, an dem du dich wohlfühlst und gut entspannen kannst.

- Entzünde das Teelicht in deinem Räucherstövchen und lege die Weidenrinde und die Weidenspäne an den Rand des Siebes.
- Schließe die Augen und beginne sanft durch die Nase einzuatmen und durch den Mund auszuatmen.
- Atme tief und ruhig. Genieße den Duft der verglimmenden Weide.
- Stemme dich nicht gegen auftauchende Gedanken, sondern lasse sie gelassen vorbeiziehen.
- Atme tief und ruhig, bis du dich ganz entspannt und klar fühlst.
- Bitte nun Persephone zu dir, indem du die Bitte denkst oder sprichst oder singst.
- Bitte sie um Rat für den Schritt in eine Veränderung.
- Fühle ihre Kraft in dir aufsteigen, indem du ihren Namen sprichst oder singst.
- Visualisiere, wie Persephone dich in eine Halle führt, in der verschiedene verschlossene Türen zu erkennen sind.
- Die junge Göttin lächelt dich aufmunternd an. Sie hebt die Fackel, die sie in der Hand trägt und beleuchtet eine der Türen.
- „Hinter dieser Tür liegt das, was du zurücklassen musst“, sagt sie und öffnet die Tür.
- Du betrittst den Raum und siehst dich um, bis du erkennst, was Persephone dir zeigen möchte.
- Die junge Göttin beleuchtet eine andere Tür mit dem Licht ihrer Fackel und öffnet sie. „Hinter dieser Tür liegen die Bindungen und Verstrickungen, aus denen du dich lösen musst“, sagt sie.
- Du betrittst den Raum und siehst dich um, bis du erkennst, was Persephone dir zeigen möchte.
- Die Göttin beleuchtet eine dritte Tür und öffnet sie. „Hinter dieser Tür liegt das, was dich erwartet, wenn du neue Pflichten und Verantwortung übernimmst“, sagt sie.
- Neugierig betrittst du den Raum und siehst dich um, bis du erkennst, was Persephone dir zeigen will.

- Die Göttin beleuchtet eine weitere Tür und öffnet sie. „Hinter dieser Tür liegen deine Ängste“, sagt sie. „Wenn du diesen Raum betrittst, kannst du sie ansehen und mit dem Feuer meiner Fackel verbrennen.“
- Du fasst dir ein Herz und betrittst den Raum. Du siehst deine Ängste der Reihe nach an. Schließlich reicht dir Persephone ihre Fackel. Du berührst deine Ängste mit dem Licht der Fackel und verbrennst sie zu Asche.
- Schließlich begleitet dich die junge Göttin aus der Halle zurück zu deinem Wohlfühlplatz.
- Du fühlst dich zuversichtlich, leicht und lebendig, voller Freude auf das, was vor dir liegt.
- Du bedankst dich bei Persephone und verabschiedest dich von ihr.
- Genieße das Gefühl von Freude und Zuversicht, mit dem Persephone dich beschenkt hat und lass es in dir nachklingen, so lange du möchtest.
- Öffne nun die Augen. Bewege Arme und Beine, dehne und strecke dich, bis du ganz in die Gegenwart zurückgekehrt bist.
- Schreibe anschließend die Erinnerung an deine Zusammenkunft mit der Göttin Persephone und deine Gefühle dazu auf ein Blatt Papier. Lies deine Aufzeichnungen immer wieder durch, wenn du die Räume hinter den Türen und Persephones Fackel in dir wachrufen möchtest.

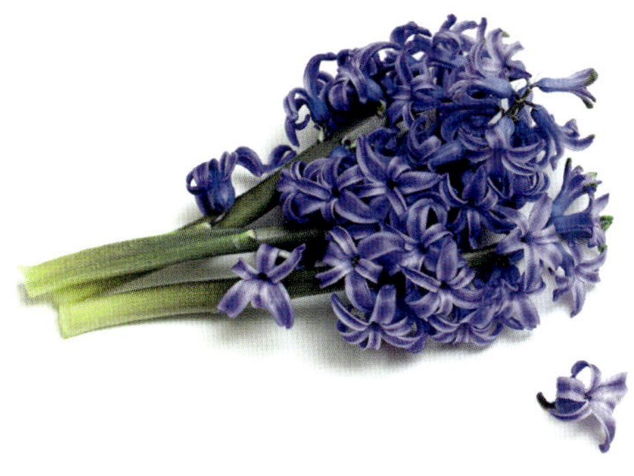

Ritual: Spiel und Spaß

Persephone ist ein Sinnbild für die Auferstehung der Natur. Sie verkörpert das junge, unbekümmerte Mädchen oder den jungen Mann, die voller Freude und Neugierde der Zukunft entgegenschauen.

Um Persephones Kraft in dir wachzurufen, kannst du dir einen „Tag der Freude“ schenken, an dem du die Zwänge des Alltags hinter dir lässt. Erfülle dir einen Wunsch, den du als Mädchen oder junger Mann hattest. Verbringe den Tag mit Freunden mit Spiel und Spaß. Erlaube dir, an diesem Tag aus dem Moment heraus zu leben, die Zeit zu vergessen und jung zu sein. Spüre der Kraft nach, die in dir pulsiert. Sei neugierig auf neue Erfahrungen, die auf dem Weg vor dir auf dich warten und erlaube dir, zu träumen.

Ritual: In Persephones Magie eintauchen

Wenn du Persephones Magie in dir wachrufen möchtest, so bietet sich ein Spaziergang in der wiedererwachten Natur im Frühling an. Du kannst alternativ zu diesem Spaziergang auch in einer inneren Reise durch eine Frühlingslandschaft spazieren.

Ein Spaziergang durch die frühlingshafte Natur schärft das Bewusstsein für die pulsierende Lebenskraft, die in der Luft liegt und schürt die Lebensfreude.

Öffne deine Sinne und dein Herz, um die verspielte, unbekümmerte junge Göttin zu fühlen.

Du spürst ihre jugendliche Freude im Glucksen und Gurgeln der Frühlingsbäche, die den winterlichen Eispanzer gesprengt haben. Du nimmst ihren Mut und ihre Neugierde in den ersten Frühlingsboten wahr, die ihre zarten Blütenköpfchen aus der winterkargen Erde strecken. Im Duft der Frühlingswiesen atmest du ihre Lebensfreude ein. Sonnenfunken tanzen zaghaft im Schatten des Waldes und flüstern von Auferstehung aus Kargheit in eine Welt voll Licht und Farbe. Im Zwitschern der Vögel klingt das Lied der Frühlingsgöttin. Golden und weich umfängt dich Persephone, bringt dein Herz zum Jubeln und deinen Geist zum Staunen. Aufbruch, Schwung und Tatkraft liegen in der Luft, pulsieren und pochen in jeder Zelle deines Körpers.

Persephone erfüllt das Land mit dem Segen der Fruchtbarkeit. Im Frühlingswind bläst sie dir die Spinnweben der Vorbehalte und Ängste aus dem Kopf und legt dir ihre Botschaft der Auferstehung ins Herz.

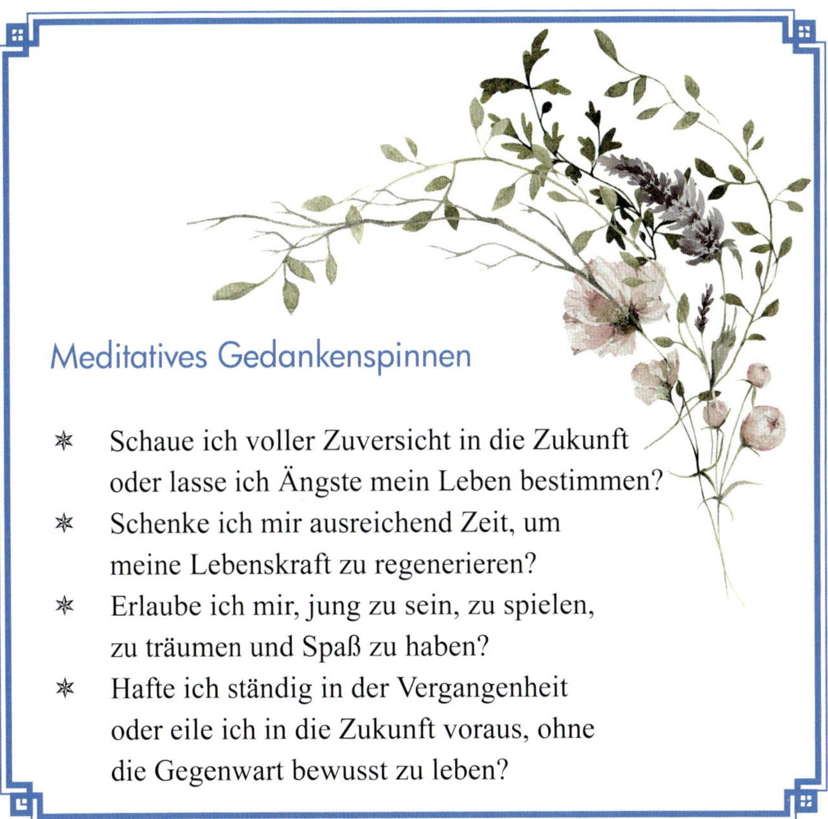

Meditatives Gedankenspinnen

- Schaue ich voller Zuversicht in die Zukunft oder lasse ich Ängste mein Leben bestimmen?
- Schenke ich mir ausreichend Zeit, um meine Lebenskraft zu regenerieren?
- Erlaube ich mir, jung zu sein, zu spielen, zu träumen und Spaß zu haben?
- Hafte ich ständig in der Vergangenheit oder eile ich in die Zukunft voraus, ohne die Gegenwart bewusst zu leben?

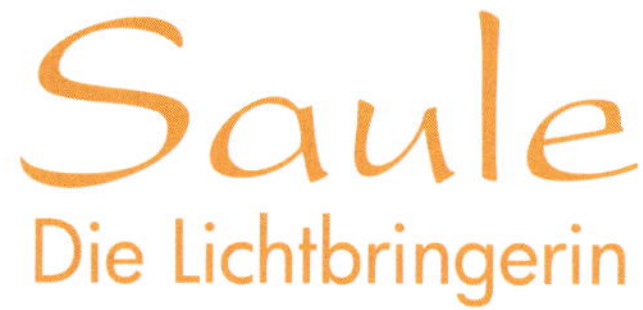

Auf den Spuren der Göttin Saule

An der Bernsteinküste Europas verehrten die Balten eine der bedeutendsten Göttinnen des Kontinents, die Sonnengöttin Saule. Es wird erzählt, der Schmiedegott Teliavelis soll sie geschmiedet und in den Himmel geschleudert haben.

In den Dainas, den althergebrachten Volksliedern Lettlands, wird berichtet, dass Saule auf dem Himmelsberg einen Bauernhof besitzt.

Jeden Morgen bricht sie mit ihrem Himmelswagen, gezogen von falben Pferden, auf. Sie treibt ihr Gespann über das Himmelsgewölbe und versorgt alles und jeden mit ihrer lebensspendenden Wärme. Ohne die Kraft ihrer Strahlen gäbe es kein Licht, das den Pflanzen als Lebensgrundlage dient und Mensch und Tier damit Nahrung bringt. Am Abend versinkt Saule nach getaner Arbeit im Meer, das nach ihr Balta Saulite, „Kleine, weiße Sonne", genannt wird. Sie badet ihre Pferde im erfrischenden Wasser und macht sich in einem Boot auf ihre nächtliche Reise auf den Weg nach Osten, nach Hause. Am nächsten Morgen wird sie von dort ausgehend ihre Reise über den Himmel erneut beginnen.

Saule ist mit einem Wort überaus pflichtbewusst und fleißig. Sie weiß um ihre Verantwortung gegenüber allen Geschöpfen auf der Erde.

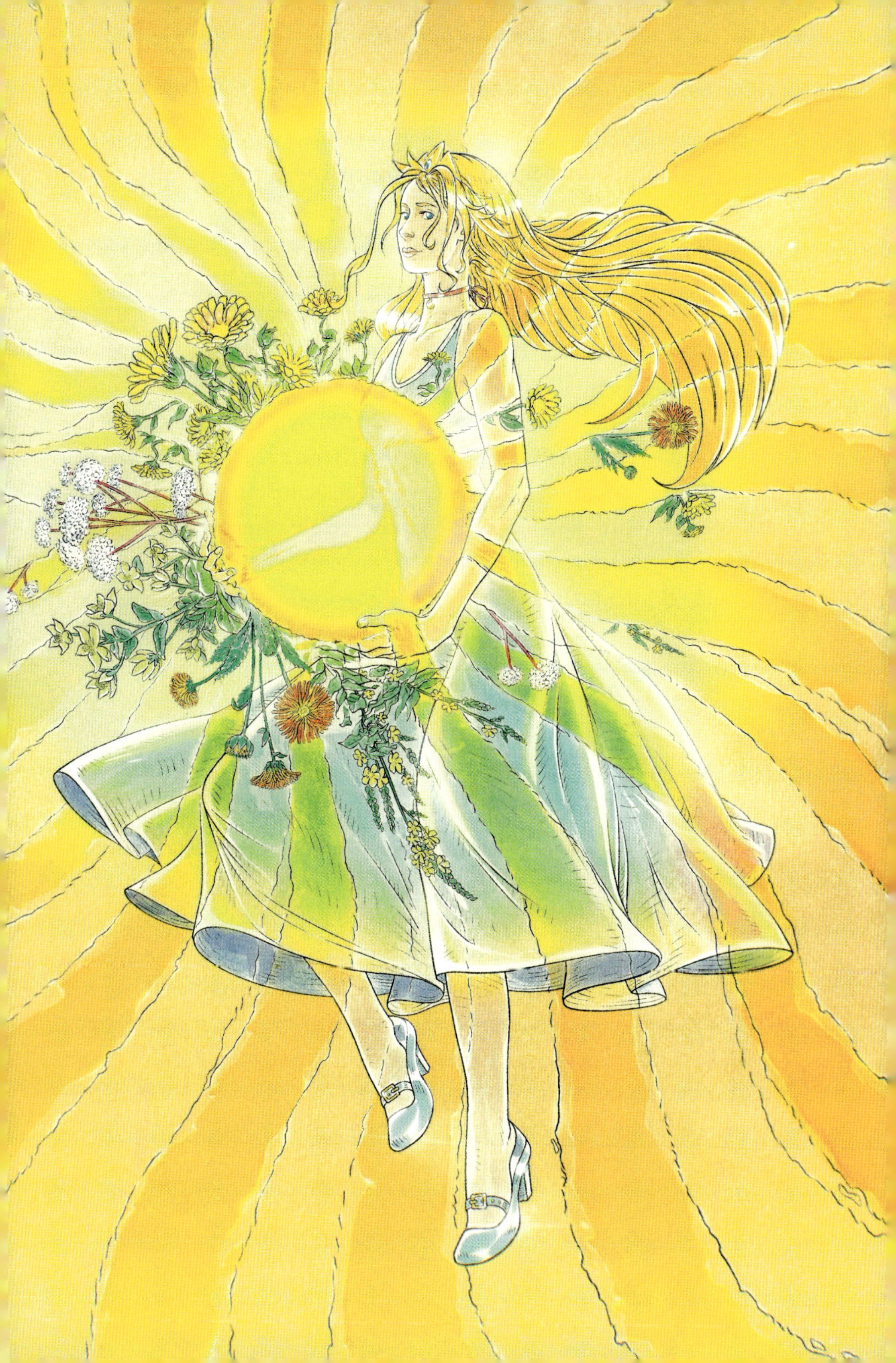

Wer auf Saules Spuren wandert, begegnet ihren Boten, der Meise und der Taube. Ihr goldener Wagen, gezogen von ihren Pferden, ist ihr Fuhrwerk am Tag. Ihr goldenes Boot bringt sie in der Nacht zurück nach Osten. Im Winter reist Saule auf einem Schlitten aus Lachsknochen.

Am Rande ihres täglichen Weges steht der Sonnenbaum, auf den sie Silber und Gold wirft. Im Westen liegt ihr Apfelgarten, in dem sie auch gerne ein Mittagsschläfchen hält.

Saules Farben sind Gold und Silber. Zu ihren Symbolen zählt auch das Rad, das als Jahres- oder Sonnenrad den Tierkreis darstellt, den Saule durchläuft. Das Spinnrad, mit seiner Spindel aus Bernstein, zählt ebenfalls zu den Attributen der Sonnengöttin. Saule spinnt darauf goldene Fäden, die von den Sterblichen als Sonnenstrahlen wahrgenommen werden.

Strahlend schön und voller Gefühl

Saule war wunderschön, so schön wie nur Feuer und Sonnenlicht es sein können, warm und glühend und golden. Ihre feurigen Strahlen brachten das sanfte Licht des Frühlings, das leuchtende Glühen des Sommers, die goldene Wärme des Herbstes und das fahle Licht der Wintertage.

An ihrem Licht konnte man erkennen, wie Saule sich fühlte.

In den Liederzählungen der Letten und Litauer wird die Göttin als sehr gefühlvoll beschrieben. Ihr Nachbar auf dem Himmelsberg, der Himmelsgott Dievs, geriet so manches Mal in Streit mit der schönen Göttin. Auch scheint ihre Ehe mit dem Mondgott Meness recht stürmisch gewesen zu sein. Saule bricht in Tränen aus, wenn ihre seidenen Betttücher vom Regen durchnässt werden oder sie eines ihrer Schmuckstücke verloren hat.

Die Göttin liebt den Luxus. Immerhin soll sie 100 Halstücher und Schals aus Wolle besitzen und seidene Kleider tragen. Der bäuerlichen Bevölkerung der Letten und Litauer muss das unermesslich kostbar und der Göttin geziemend erschienen sein. Der Bernstein, der aus ihrem Meer an die Küsten gespült wird, fängt Saules Licht zeitlos ein. In diesen Harztropfen längst versunkener Wälder glüht ihre Kraft auf kühle, sanfte Weise.

Eine Ehe mit vielen Kindern und tragischem Ausgang

In der Morgendämmerung der Schöpfung buhlten zwei Götter um die Hand Saules. Der Himmelsgott Dievs und der Mondgott Meness. Die schöne Sonnengöttin erhörte Meness und gebar ihm alsbald die Tochter Zemyna oder Zemynele, die Erde. Es folgten noch weitere Töchter wie Ausrine, die Morgenröte, die gleichzeitig der Abendstern Wakarine (Venus) war. Sie war es, die ihre Mutter am Morgen weckte und ihr am Abend ein Lager richtete. Auch die weiteren Töchter leuchteten als Sterne am Firmament.

Eine Tochter jedoch liebte Saule ganz besonders. Sie trägt den Namen Saules Meita, Tochter der Sonne. Jeden Abend, wenn Saule ihre Arbeit getan hatte, sah sie nach ihrer Tochter. Eines Abends jedoch konnte sie ihr geliebtes Kind nicht finden. Saule suchte verzweifelt nach ihrer Tochter, um schließlich zu entdecken, dass sie von Saules Ehemann, dem Mondgott, vergewaltigt worden war. Saule raste vor Zorn und Schmerz. Sie ergriff eine Sichel und zerschnitt das Gesicht des Mondes, um ihm Schmerz zuzufügen und ihn zu brandmarken. Er sollte immer daran erinnert werden, was er Saules Meita angetan hatte. Noch heute kann man die Furchen erkennen, wenn der Mond sein Antlitz am Nachthimmel zeigt. Dann verbannte Saule ihren Ehemann aus ihrem Leben und sie werden bis heute nicht mehr gemeinsam am Himmel gesehen.

Ein Fest für die Göttin, die über alles herrscht

Saule wurde als „Mutter Sonne" verehrt. Unzählige Volkslieder geben dieser Verehrung Ausdruck. Gebete, mit der Bitte um Feldersegen und reiche Ernte, stiegen zu ihr empor. Am Morgen begrüßte man Saule mit einer Verneigung gegen Osten, dort, wo ihre wärmenden Strahlen am Himmel emporsteigen.

Saule gebietet über alles, was das Leben ausmacht, von der Geburt bis zum Tod. Wenn eine Seele ihren Körper dem Tod übergibt, wird sie von Saule in ihrem Apfelgarten im Westen aufgenommen.

Zur Sommersonnenwende ehrte man Saule in einem Fest und Saule feierte mit.

Sie erschien mit einem Kranz aus roten Blüten geschmückt und tanzte mit silbernen Schuhen ausgelassen auf den Gipfeln der Berge und auf den Hügeln. Sobald Saule über dem Horizont auftauchte, sprangen die Menschen in Bäche und Flüsse, die in Richtung Osten Saule entgegenfließen, um im reinigenden Wasser im Licht von Saules Glanz zu baden. Frauen setzten sich Blütenkränze ins Haar und wanderten feierlich mit Liedern für die Göttin über die Felder, um Saule zu danken und um Segen für die Felder zu bitten.

Im Norden vertreibt Mutter Sonne die Dunkelheit

Der raue Norden Europas ist von langen dunklen Wintern geprägt. Die kurzen lichtvollen Monate nützt die Natur für einen explosiven Farbenrausch und drängende Wachstumsenergie.

Dort, wo Schnee und Kälte so lange an ihrer Herrschaft über das Land festhalten, wird die Sonne umso sehnsüchtiger erwartet. Saule hat in der germanischen Sonnengöttin Sol oder Sunna eine Entsprechung als weibliche Sonnengottheit. Mit ihren Pferden Arwakr (Frühwach) und Alsvidr (Allgeschwind) vollzieht sie unaufhörlich ihre Sonnenreise zwischen Asgard und Midgard. Die Samen verehrten die

Sonnengöttin Beiwe. Die weibliche Sonnengottheit versorgt das Land mit ihrer mütterlichen Energie.
Der Mond hingegen ist mit ewig scheinender Dunkelheit, die Kälte und Bedrohung repräsentiert, verbunden.
Die indoeuropäischen Sonnengötter, die den Lauf der Sonne durch das Jahr begleiten, treffen hier auf vermutlich wesentlich ältere Sonnengöttinnen, die in der Mythologie der Völker des Nordens bewahrt wurden.

Saule fordert Respekt ein

Der Umgang mit Saule fordert Achtsamkeit ein. Die Sonnenenergie beschenkt uns mit Leben, Lebensfreude und Fruchtbarkeit. Im Übermaß jedoch bringt sie Dürre mit Hungersnöten, Völkerwanderungen und Not. Wir brauchen sie, um gesund und lebensfroh zu bleiben. Exzessives Sonnenbaden jedoch verursacht schmerzhaften Sonnenbrand oder schädigt die Haut nachhaltig.
Der Umgang mit Saule erfordert also das rechte Augenmaß.

Der Gefährte der Göttin

Der Mondgott Meness kann in der Erfüllung seiner Pflichten mit seiner Frau nicht mithalten. Die Mythen überliefern ihn als faul, denn er spannt seinen Mondwagen nur gelegentlich an. Nur einmal im Monat, wenn er als Vollmond am Himmel zu sehen ist, zeigt er sich von seiner fleißigen Seite. Überdies ist er launisch und voller Abgründe, wie die Vergewaltigung seiner Tochter zeigt.
In der Tarotkarte Mond ist das Konzept der Unbeständigkeit und des Stimmungswechsels unter anderem enthalten. Die Begriffsinhalte,

die diesem Tarotschlüssel zugesprochen werden, erzeugen bisweilen Angst und nächtliche Albträume. Die dunkle Nacht, die Schatten der Seele, die Illusionen und verborgenen Abgründe manifestieren sich in Meness. Er zerstört die paradieshafte Unschuld, die herrschte, bevor er Saules Meita, die Tochter der Sonne, vergewaltigte.

Saule im Spiegel der Natur

Im Frühling, zu Imbolc, gewinnt Saule an Kraft. Ihre wärmenden Strahlen wecken die winterkalte Erde aus dem Schlaf. Zunehmend vertreibt sie die Dunkelheit. Zur Frühlings-Tagundnachtgleiche halten sich Licht und Dunkelheit die Waage. Die Sommersonnenwende markiert den Höhepunkt von Saules Kraft. Sie überschüttet das Land mit Lichtenergie und tanzt an diesem Festtag, ausgelassen in ihren silbernen Schuhen, fröhlicher und intensiver als der Rest Europas. Noch heute feiern die Menschen des Nordens die Sommersonnenwende intensiver als der Süden Europas.
Im Sommer treibt Saules Glut die Früchte und das Getreide der Ernte entgegen. Bald wird sie schwächer werden. Wenn die Herbstnebel das Land einhüllen, verblasst ihr Glanz und die Glut ihrer Strahlen verliert sich in der zunehmenden Dunkelheit. Nun zieht sie sich zurück, um zu ruhen. Die Arbeit des Jahres ist beinahe getan. Verjüngt kehrt sie am Tag der Wintersonnenwende zurück, um ihre Herrschaft erneut zu beginnen. So begleitet uns die Sonnengöttin durch den Lauf des Jahres und zeigt uns, dass es für alles ein Werden, Wachsen und Vergehen gibt.

Die Pflanzen der Göttin Saule

Saules Pflanzen sind von Sonnenenergie erfüllt. Gerne wenden sie ihre Blütenköpfchen in ständiger Anpassung Saule zu.
Sie stärken das Herz, das Immunsystem und die Lebensfreude. Selbstwertgefühl und Selbstvertrauen werden von Saules Pflanzen positiv beeinflusst. Sie speichern Licht und bringen es in unser Gemüt, wenn Dunkelheit und Kummer es verdunkeln.

Alant

Alant birgt die Strahlkraft Saules, mit der sie Lebensfreude ins Gemüt bringt. Die „Sonnenwurz" ist eine der ältesten Heilpflanzen Europas, die von keltischen Stämmen auf ihren Wanderzügen von Innerasien nach Europa gebracht wurden. Der Glaube an die Lichtkraft der Pflanze ist im einfachen Volk seit Jahrhunderten verankert. Weit in die keltische und slawische Kultur zurückreichend, wurde die Alantwurzel in der dunklen Jahreszeit geräuchert, um mit ihrer Sonnenkraft Traurigkeit und den Winterblues zu vertreiben. Mit dem warmen freundlichen Duft begrüßte man zur Wintersonnenwende das Wiedererstarken der Lichtkräfte. Die Völker des Nordens, die der Herrschaft des dunklen Winters viele Wochen lang ausgesetzt sind, zollten diesem Pflanzengeist besonderen Respekt. Die Namen „Odinskopf" und „Wodanskraut" weisen auf eine Nähe zu Odin (südgermanisch Wodan), dem Allvater der nordischen Völker, hin. Er gilt als der zauberkundige Urschamane Europas.
Die Mythen der Griechen berichten, Alant sei aus den Tränen der schönen Helena entstanden, als sie um ihren Geliebten Paris weinte.

Vermutlich half er ihr auch mit seiner Sonnenkraft, ihre Traurigkeit zu überwinden.

Alant ist hauptsächlich in Gärten zu finden, wo man für seine imposante Erscheinung für ausreichend Raum sorgen muss. Er dankt es mit seiner Strahlkraft, die noch den letzten Winkel des Gartens erfüllt.
Der Name „Elfenampfer“ weist Alant als alte Elfenpflanze aus, in deren Nähe unsere naturverbundenen Vorfahren die Andersweltlichen wahrnahmen.
Im Mittelalter galt Alant als universelles Heilmittel. Er wurde bei Erkrankungen der Lunge, der Atemwege und in der Frauenheilkunde eingesetzt. Das Kraftpotenzial der Pflanze liegt in der Wurzel, die während der Ruhephase, die ab Oktober beginnt, ausgegraben wird.

Verräuchert man die getrocknete, zerkleinerte Wurzel sanft auf dem Sieb eines Räucherstövchens, so duftet sie warm, weich und heimelig. Der Duft erfüllt uns mit Lichtenergie, die sowohl trübe Stimmungen und Stress heilsam ausgleicht als auch Kraft und Selbstwertgefühl aktiviert. Räucherungen für Saule, insbesondere zu den Sonnenwenden, sollten unbedingt Alant enthalten.

Angelika

Angelika wächst gerne an feuchten Standorten in Ufernähe. Bis zu zwei Meter hoch kann die Pflanze mit dem dicken, stammartigen Stängel und den großen Blättern werden. Die großzügigen Blüten mit den vielen Samen lassen die Fruchtbarkeit dieser vitalen Sonnenpflanze erkennen. Tatsächlich setzt die chinesische Medizin

Angelika als fruchtbarkeitsfördernde Pflanzenkraft ein, die überdies die Gehirnleistung verbessert. Die Signaturenlehre erkennt im roten Stängel das Wirken von Marskräften, die der Angelika zusätzlich eine kämpferische, vitale Prägung verleihen. Der feurige Mars entfacht die Lebenskraft und schenkt den Zögerlichen Entschcidungsfreude. Der Stängel ist innen hohl und scheint kosmische Kräfte in das gesamte Pflanzensystem weiterzuleiten.

Mönche brachten die „Engelwurz" im 14. Jahrhundert aus dem hohen Norden zu uns. Ihre Heilkräfte wurden bald so sehr geschätzt, dass man ihr den Namen „Theriakwurz" verlieh. Die Ärzte des Mittelalters unterstützten ihre Patienten mit den aufbauenden, abwehrstärkenden Kräften dieser Pflanze. Angelika wird in der Heiltradition als besonders heilkräftige Pflanze geschätzt, die positive Auswirkungen auf das Herz, den Kreislauf und das Immunsystem hat. Sie gilt als verdauungsfördernd und ist auch eine traditionelle Heilpflanze der Klostergärten. Alsbald verlieh man ihr den Namen „Engelwurz" und stellte sie unter die Schirmherrschaft des mächtigen Erzengels Michael. Tatsächlich scheint uns in dieser majestätischen Pflanze ein lichtspendender, kraftvoller Engel in Pflanzengestalt hilfreich Schutz und Stärkung anzubieten.

Inhaltsstoffe wie Limonen und a-Pinen weisen die Angelikawurz als Muntermacher aus, der nicht nur körperlich anregend und vitalisierend wirkt, sondern auch auf der psychischen Ebene stärkt. So kann man den täglichen Anforderungen mit mehr Widerstandskraft begegnen. Dioskurides therapierte mit der „Brustwurz" Husten.

Es lohnt sich, ihr einen Platz im Garten anzubieten. Sie braucht zwar sehr viel Raum, ist aber eine wahre Augenweide und ihre lichtvolle Ausstrahlung spricht für sich. Ab Oktober kann die Wurzel ausge-

graben, getrocknet und für Tinkturen oder als Zusatz im Magenbitter verwendet werden.
Verräuchert man die Wurzel schonend auf dem Sieb eines Räucherstövchens, so schenken uns die großen Lichtkräfte der Angelikawurz Schutz vor dunklen, destruktiven Energien. Der warme, aromatische Duft dringt bis in die verborgensten Winkel der Seele, spendet Licht und Wärme, schenkt Kraft und tröstet. Diese aufbauende, schützende Energie tut der Aura und Orten gleichermaßen gut. Angelika ist ein Grundbaustein jeder Schutzräucherung, vor allem auch, wenn Ängste und Mutlosigkeit besänftigt werden sollen. Die Hilfestellung bei Ängsten schlägt sich im Volksnamen „Angstwurz" nieder. Besonders Kinder stehen unter dem Schutz dieses Pflanzenengels.

Johanniskraut

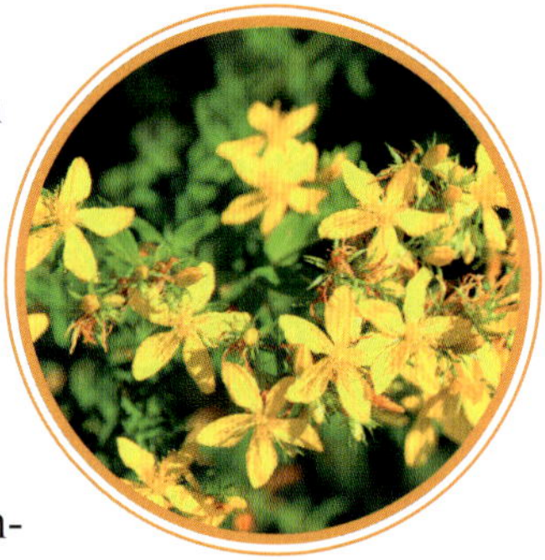

Johanniskraut ist mit den Sonnenwenden verbunden. Zur Sommersonnenwende markiert das „Sonnwendkraut" den Höhepunkt der Lichtkraft, die mit Festen zu Ehren Saules gefeiert wurde. Nun bricht die Jahreshälfte mit täglich schwindendem Licht an. Zur Wintersonnenwende symbolisiert das Johanniskraut den Sieg der Lichtkräfte über die Dunkelheit. Von nun an wird Saules Strahlkraft von Tag zu Tag kräftiger. Die Germanen weihten die Pflanze ihrem Lichtgott Baldur, die Christenheit ordnete sie Johannes dem Täufer zu, der auf Wunsch der betörenden Salome geköpft wurde.

Das echte Johanniskraut ist anhand der perforierten Blätter gut zu erkennen. Auf sonnigen, heißen Standorten an Wegrändern und in Gebüschen leuchten uns seine goldgelben Blüten entgegen. Der

Stängel ist so hart, dass man der Pflanze den Namen „Hartheu" gab. Goldgelb und fünfstrahlig erinnern die Blüten an kleine Sonnen, ganz so, wie es sich für ein Pflanzengeschöpf der Sonnengöttin gehört. Zerdrückt man die Blüten, so quillt roter Saft heraus, der den Einfluss von Marskräften zeigt. Mit diesen kosmischen Einflüssen vermag die Pflanze unsere Lebens- und Antriebskraft zu stärken. Sie scheint die ganze Lichtkraft der Sommersonnwendzeit in sich aufzunehmen und so ist das Wesen des Johanniskrauts auch im Bezug zum Licht zu finden. Mit dieser Sonnenlichtkraft erfüllt es uns ganz und gar. Die aufhellende Wirkung bei niedergeschlagener Stimmung ist keine Entdeckung der modernen Medizin, sondern war schon Paracelsus bekannt, der Johanniskraut als Heilmittel bei Depression, Melancholie und Hysterie empfahl. Die Lichtkraft der Pflanze ist so groß, dass bei längerem Gebrauch auch die Lichtempfindlichkeit der Haut erhöht wird.

Verglimmt man Johanniskraut auf dem Räucherstövchen, so bringt der zarte Duft spürbar Licht ins Gemüt, baut Spannungen ab und schützt vor dunklen Energien.

Geerntet wird Johanniskraut nach altem Brauch zwischen dem Sonnwendtag am 21. Juni und dem Johannistag am 24. Juni.

Königskerze

Die stattliche Pflanze bevorzugt sonnige, warme Standorte und scheint allgemein ein Energiezentrum für Sonnenkraft zu sein. Die hochaufgerichtete Haltung verleiht ihr mit den leuchtend gelben, zart duftenden Blüten eine wahrhaft königliche Gestalt. Die Handschrift Saules, der Sonnengöttin, ist nicht zu übersehen. Die Königskerze ist, wie es ihr Name

schon nahelegt, von starker Sonnen- und Feuerkraft beseelt. Unsere Ahnen nutzten diese Feuerkraft auf praktische Weise. Sie tauchten die robusten Stängel in Öl oder Pech und verwendeten sie als Fackel.
Die Königskerze hat die wunderbare Gabe, Spannungen auszugleichen und die Atmosphäre eines Platzes zu harmonisieren. Die Blüten der Pflanze bringen ihre heilsame Kraft in Husten- und Erkältungstees. Ihre strahlende Lichtkraft erhellt das Gemüt, weshalb Hildegard von Bingen sie gegen ein trauriges Herz verordnete.

Wie viele Pflanzen der alten Göttinnen, so wurde auch die Königskerze nach der Christianisierung der Gottesmutter Maria zugeordnet. Die Königskerze durfte vormals bei keinem Haus fehlen. Es wäre schön, wenn diese majestätische Pflanze, die schon seit Hunderten von Jahren ein Verbündeter der Menschen ist, wieder einen Ehrenplatz auf einem sonnigen Plätzchen im Garten bekäme.

Ringelblume

Mit der heiteren Strahlkraft dieses Pflanzenwesens lächelt uns die Sonnengöttin augenscheinlich an.
Auf der körperlichen Ebene sind die Heilimpulse der „Goldblume“ sehr vielseitig. Sie wirkt unter anderem antibakteriell, fungizid und entzündungshemmend. Vor allem jedoch schenkt uns diese Blume Wundheilungskräfte gemäß der vitalisierenden Energie der Sonnengöttin. Das Heilwirken der Ringelblume unterstützt jedoch nicht nur körperlich, sondern tröstet auch ein trauriges Herz, um es zurück zu Lebensfreude zu führen.

Doch nicht nur die Sonnengöttin der baltischen Länder ist mit der heilsamen Energie der Ringelblume verbunden. In der aztekischen Kultur begegnet uns die Ringelblume als heilige Pflanze der Göttin Xochiquetzal, der Beschützerin der Frauen, der Liebe und der Ehe. Als „Liebfrauenblume“ hat die Ringelblume in unserem Kulturkreis eine besondere Verbindung zur heidnischen Muttergöttin Europas, die das Zentrum aller Göttinnen ist, die je Teilaspekte ihrer universellen Energie repräsentieren. Nach der Christianisierung wurde die Ringelblume unter die Schirmherrschaft der Gottesmutter gestellt, wie es noch im englischen Namen „Marygold“ anklingt.

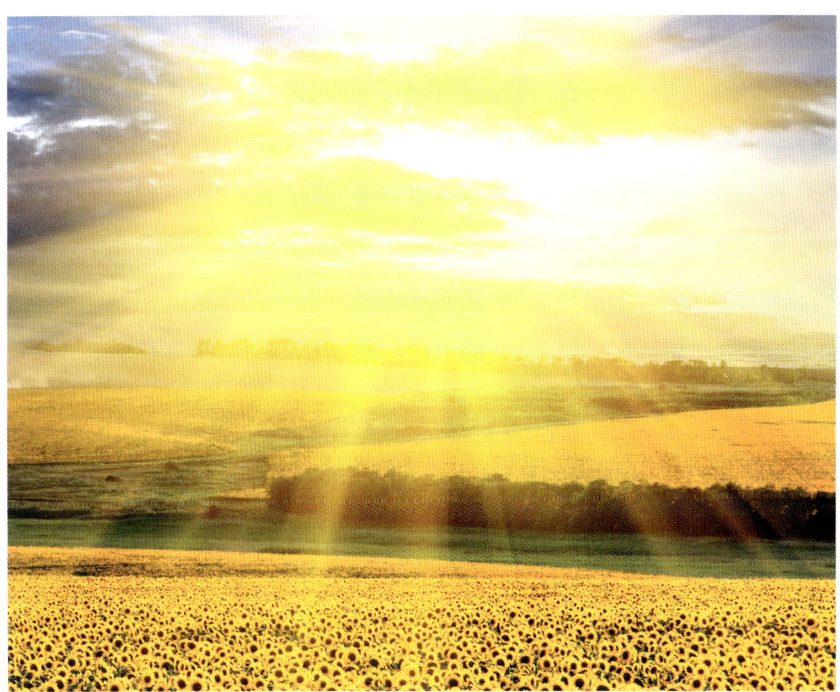

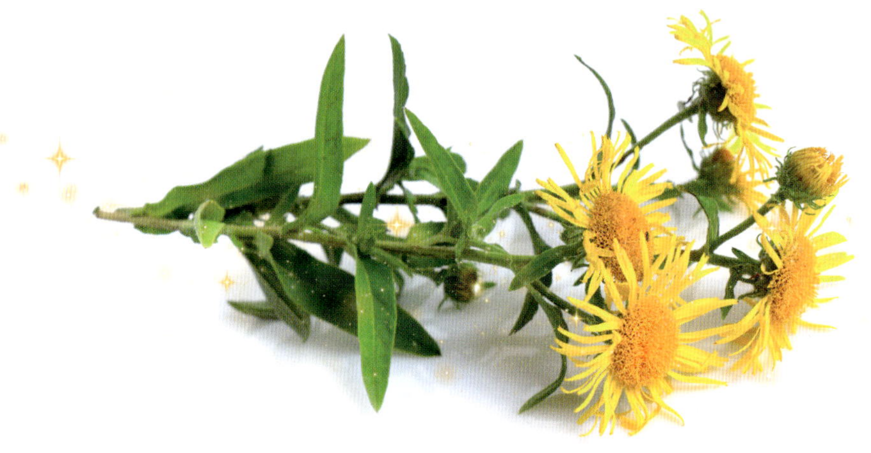

Saules Pflanzenmagie

Die Pflanzen der Sonnengöttin zeigen ihre magische Kraft auf vielfältige Weise.
Wenn Saules Glut die Luft in den flirrenden Hundstagen im August mit Spannung auflädt und Gewitter am Himmel stehen, besänftigen sie die zerstörerische Seite der Göttin. Sie sind mit der Welt der Feen und Elfen verbunden, die Saules Kraft so wie das Reich der Menschen erfüllt. Sie trösten ein trauriges Herz und weben ihre mächtigste Magie, die Heiterkeit, in die Herzen der Menschen.

Alant, der „Elfenampfer", zog nicht nur die Elfen in seine Nähe, sondern war in rituellen Räucherungen eine starke Schutzkraft gegen „Verzauberung" und die Mächte der Finsternis.

Von der „Engelwurz" fühlte man sich ebenfalls im Abwehrzauber beschützt. Wer die Wurzel bei sich trägt, wird von allen geliebt und verehrt. Dieses Pflanzenamulett ist ein Bollwerk gegen Angst und gegen angezauberte Impotenz. Die „Engelspflanze" steht im Ruf, nur auf besonders liebevollen Plätzen zu gedeihen und ihre lichtvolle Energie als Segen für alle in ihrer Nähe zu verströmen.

Johanniskraut und Königskerze zählen zu unseren althergebrachten Wetterpflanzen. Im Kräuterbündel, das traditionell am 15. August geweiht wurde, war die Königskerze, der „Himmelsbrand“, die zentrale Pflanze. An diesem Ehrentag der Gottesmutter hieß es: „Mit dem Himmelsbrand in der Hand, geht Maria über's Land.“ Bei einem aufziehenden Gewitter wurde etwas vom geweihten Bündel ins Herdfeuer geworfen, um Blitzschlag, Sturm und Hagel vorbeiziehen zu lassen. Auch dem Johanniskraut traute man diese entspannende, besänftigende Kraft zu. Es ist so wie die Königskerze ein traditionelles Wetterkraut. Der Pflanzengeist der Königskerze wurde auch als schützendes Bollwerk gegen dämonische Kräfte um Hilfe gebeten. Im volkstümlichen Namen „Unholdenpflanze“ ist dieser Aspekt erhalten geblieben.
Mit dem Johanniskraut hielten Kräuterkundige ein magisches Mittel gegen Liebeskummer in der Hand. Als Frauenkraut im Reigen der „Bettstrohkräuter“ half es, die Anspannung bei der Geburt zu besänftigen.

Die Ringelblume ist ein magisches Blümlein, das eng mit den Reichen der Andersweltlichen verbunden ist. Unter das Bett gestreute Blüten garantieren einen ruhigen Schlaf und rufen hellsichtige Träume hervor. Blütenwasser, auf die Augenlider getupft, hilft, die Welt der Feen wahrzunehmen und erleichtert das Betreten ihrer magischen Sphäre. Im Kräuterbündel, das in der Johannisnacht (24. Juni) unters Kopfkissen gelegt luzides Träumen begünstigt, ist die Ringelblume unverzichtbar.
Auf ein Pflanzengeschöpf mit so mächtigen magischen Kräften ist auch im Liebeszauber Verlass. Ein Wurzelstück der Ringelblume, in violetten Stoff gehüllt, soll ein unwiderstehlicher Liebeszauber sein.

Saule als Urbild der Seele

In Saule begegnen wir der Königin über ein Reich, das sie ohne König regiert. Sie scheut sich nicht, ohne König zu sein, denn er hat ihre Regeln und Werte verletzt.
Saule beschützt nicht nur ihre Kinder, sondern sorgt für alle in ihrem Sonnenreich. Sie schenkt ihrem Reich Leben, Fruchtbarkeit, Fülle und Liebe. Als wahrhafte Herrscherin dient sie ihrem Reich auch zum Wohle aller.

Dieses Urbild leben Frauen mit großer Kraft und Willensstärke, die nicht nur der Befriedigung ihrer eigenen Bedürfnisse dienen, sondern zugunsten jener, die ihnen anvertraut sind, eingesetzt werden.
Im Berufsleben sind es die geborenen Anführerinnen, die Menschen für die Umsetzung eines Projektes empathisch und weise führen. Sie wissen, was sie wollen und stellen ihre eigenen Regeln auf. Sie treten gegen jeden Mobbingversuch energisch auf und sparen nicht mit klaren Worten. Sie kennen ihren Wert und fordern Respekt ein. In der Familie nähren sie ihr Umfeld liebevoll, aber durchaus praktisch in ihrer Fürsorge. Oft strahlt dieses Urbild durch alleinerziehende Mütter oder junge Frauen, die ihren Weg schon gefunden haben.
Besonders spürbar und erfahrbar ist die Königin im Herbst des Lebens, wenn man viele Lebenserfahrungen gesammelt hat und uns nichts mehr so schnell aus der Ruhe bringt. Souverän und voller Würde steht die Königin in diesem Lebensabschnitt zu sich und ihren Werten. Sie übernimmt für sich selbst und oft für andere die Verantwortung. Die Opferrolle ist ihr fremd. Sie weiß, was im Leben wesentlich ist, schließt keine faulen Kompromisse mehr und tritt für ihre eigenen Bedürfnisse ein.
Wie gut, dass die Königin in allen Frauen lebt und nur darauf wartet, erweckt zu werden.

Mit Ritualen die Verbindung zur Kraft der Göttin Saule knüpfen

Runenritual mit Sowilo

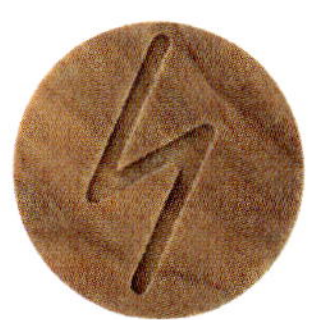

Die Rune Sowilo verkörpert das lebensspendende Prinzip der Sonne. Als magisches Zeichen ist sie mit Gesundheit, Heilung und Erfolg verbunden. Die Rune gleicht einem Sonnenstrahl, der Licht und Wärme spendet, aber auch einem Blitz, der gewaltige Energie freisetzt und zerstören kann.

Sowilo birgt die Energie Saules, aus der dir Regeneration auf allen Ebenen zufließt. Diese lichtvolle Kraft fördert Erkenntnisprozesse, sowie die damit einhergehende Entfaltung der Seele durch die Stufen ihrer Entwicklung. Diese Rune bringt dir als Bote Saules Lichtkraft und Vitalität, damit dein ganzes Wesen erstrahlt, dein Selbstvertrauen erstarkt und Erkenntnisprozesse vorangetrieben werden. Mit der Freisetzung dieser Kraft wird überdies dein inneres Kind berührt und Freude eingeladen.

Durchführung des Rituals

- Ziehe dich an einen ruhigen Ort zurück, an dem du das Ritual entspannt und ungestört durchführen kannst. Leise Entspannungsmusik im Hintergrund oder/und das Verglimmen besänftigender Räucherstoffe, z. B. Alant, Johanniskraut, Kalmus, Styrax, Weihrauch, tragen zu einer meditativen Atmosphäre bei.
- Setze dich entspannt mit aufrechtem Rücken hin und lege deine Hände in Form einer Schale in Höhe deines Nabelchakras ineinander.
- Konzentriere dich auf deinen Atem.

* Beobachte, wie sich deine Bauchdecke sanft im Rhythmus deines Atems hebt und senkt.
* Stemme dich nicht gegen auftauchende Gedanken, sondern lasse sie gelassen vorbeiziehen.
* Atme tief und ruhig, bis du dich ganz entspannt fühlst.
* Visualisiere die Rune Sowilo in strahlendem Licht.
* Mit jedem Atemzug fließt dieses Licht in dich hinein, erfüllt dich mit seiner Strahlkraft, bis du ganz und gar von Sowilos Leuchten erfüllt bist.
* Das Licht strahlt in deinem Inneren, um alle Zellen deines Körpers zu erfüllen. Es umhüllt dich und dehnt sich immer mehr aus, um weit über dich hinaus zu strahlen.
* Bleibe noch eine Weile in dieser Energie und bewahre abschließend das Licht in deinem Herzen, indem du den weit ausgedehnten Lichtschein in dein Inneres zurückfließen lässt und als Sonne in deinem Herzen bündelst.

Ritual: Sonnwendfeuer

Am Tag der Sommersonnenwende steht Saule am Zenit ihrer Lichtkraft. Wenn die Göttin mit silbernen Schuhen auf den Kämmen der Berge tanzt, kannst du ausgelassen ein Sonnwendfeuer umtanzen. Rufe dein inneres Kind hervor und freue dich über Saules pulsierende Kraft, die dir Vitalität und Lebensfreude schenkt. Von nun an wird Saules Kraft von Tag zu Tag unmerklich schwächer werden. Am Tag der Wintersonnenwende werden die Feuer zu Ehren der Göttin wieder lodern, um die Dunkelheit des Winters zu durchbrechen. Lasse die Vision deiner unzähligen Vorfahren in dir emporsteigen, die die lodernden Flammen des Wintersonnwendfeuers umtanzten, um das Wiedererstarken der Sonne zu feiern. Wenn Saules Kraft nun zunimmt, werden die Winterschatten verschwinden und der Frühling kann einkehren.

Ritual: Lichträucherung

Saules feurige Energie ist in manchen Pflanzengeschöpfen besonders gut gespeichert. Ihre wärmende Leuchtkraft wird im Prozess des Verräucherns freigesetzt und spürbar. Um sich mit Saules Kraft zu verbinden, kannst du folgende Pflanzen auf dem Sieb deines Räucherstövchens verglimmen:

Alant: Sonnenkraft für dunkle Zeiten
Mastix: ein heller Lichtstrahl
Johanniskraut: Lichtkraft
Königskerzenblüten: Feuerkraft für Schwung und Lebensfreude
Weihrauch: das Licht der inneren Führung
Angelika: Licht und Schutz
Quendel: Mutig vorwärtsgehen
Himalaya Rhododendron: Kraft und Selbstvertrauen
Lorbeerblatt: die Brücke zur Anderswelt

Genieße den Duft und lausche den Botschaften der Pflanzenspirits, die im Duft an dich herangetragen werden.

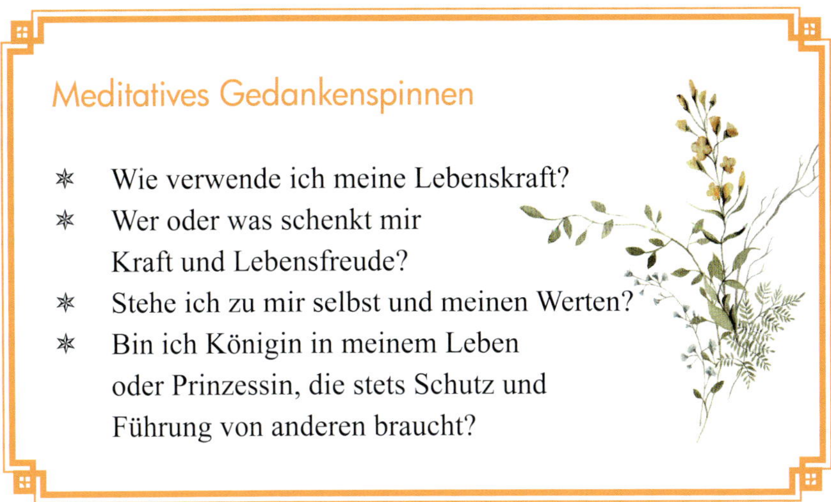

Meditatives Gedankenspinnen

- Wie verwende ich meine Lebenskraft?
- Wer oder was schenkt mir Kraft und Lebensfreude?
- Stehe ich zu mir selbst und meinen Werten?
- Bin ich Königin in meinem Leben oder Prinzessin, die stets Schutz und Führung von anderen braucht?

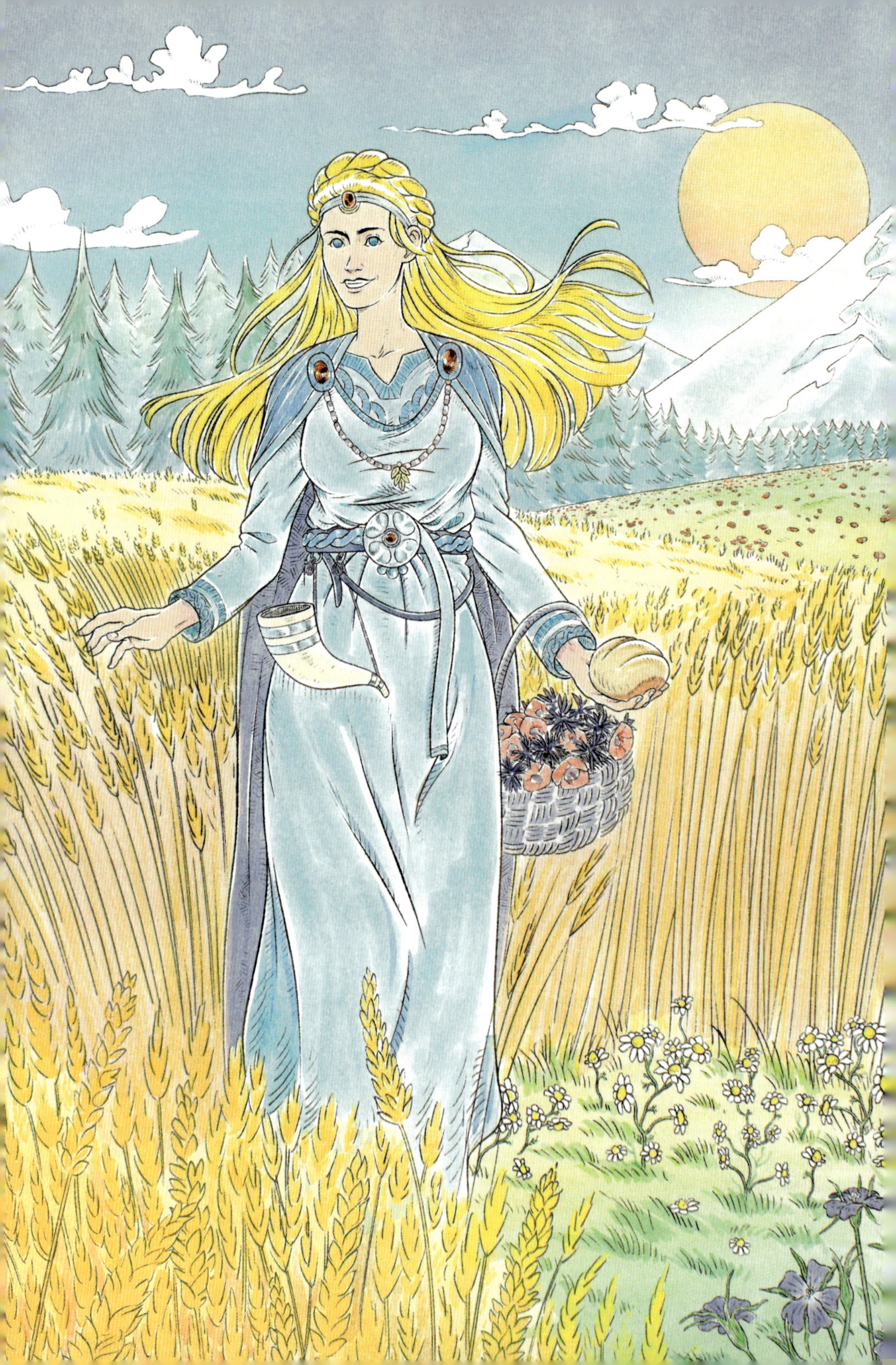

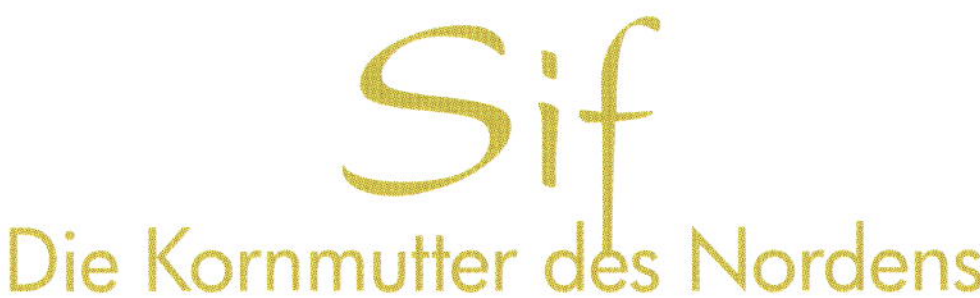

Auf den Spuren der Göttin Sif

Die nordische Mythologie überliefert die Göttin Sif als Ehefrau des Donnergottes Thor. Mit ihm lebt sie in ihrem Wohnsitz Thrudheim (Kraftheim) in Asgard, einer der neun Welten des Weltenbaumes Yggdrasil. Der Verbindung mit Thor entstammen eine Tochter namens Thrud (Kraft) und der Sohn Lorride. Berühmter noch als diese beiden Kinder ist Sifs Sohn Ull, den sie in die Ehe mit Thor mitbrachte. Ull erlangte als herausragender Schütze und Schiläufer Berühmtheit. Unter den Asen trägt er die Namen „Der jagende Ase" oder „Der Schi-Ase". Wegen seiner Treffsicherheit mit dem Bogen wurde Ull gerne im Zweikampf angerufen.

Sifs wunderschönes goldenes Haar trug ihr den Namen „haarschöne Göttin" ein. Eben dieses goldschimmernde Haar stach Loki, dem ständigen Unruhestifter und Widersacher der Asen, ins Auge. In einem beispiellosen Akt der Bosheit schnitt der göttliche Mephisto des Nordens Sifs Haar ab, als die Göttin schlief. Sifs Ehemann Thor war für sein aufbrausendes Temperament und seine Durchschlagskraft bekannt. Vor die Wahl gestellt, von Thor verprügelt zu werden oder den Schaden wiedergutzumachen, versprach Loki, Sif Haar aus purem Gold zu beschaffen. Die Schwarzalben (Zwerge), die für ihre Handwerkskunst berühmt waren, erfüllten Lokis Versprechen. Sie fertigten für Sif goldenes Haar an, das auf ihrem Kopf festwuchs. Odin, der mit Thor und Freyr über Loki richten sollte, erhielt den Speer Gungnir, Freyr das Schiff Skidbladnir. Letzteres konnte man so klein zusammenfalten, dass es in einer Tasche Platz hatte. Sif war entzückt über ihr goldenes Haar und Loki war dem Zorn Thors mithilfe der Alben entgangen.

Die wunderbare Bildsprache der Mythen zeigt sich in dieser Erzählung. Sifs goldenes Haar ist das erntebereite Getreide, das in den glutheißen Sommertagen (der feurige Loki) geschnitten wird. In den Zwergen offenbart sich die Magie des Elementes Erde. Mit diesen Kräften reift neues Getreide auf den Feldern. In vielen Mythen und Sagen tauchen die Zwerge als Hüter kostbarer Schätze auf. Sie haben besonderen Bezug zu den Geheimnissen der Erdkräfte und dem, was sie hervorbringen.

Als Wandler der Materie fertigen sie aus den Metallen herausragende Waffen und kostbare Geschmeide.

Aus Sifs Stroh wird in den Märchen Gold gesponnen. Das Getreide der Korngöttin, als Grundlage des Wohlergehens der Menschen, ist so kostbar wie Gold.

Die Göttin ist der Mittelpunkt ihrer Familie. *Sif* leitet sich von *Sippia*, *sippa* in der Bedeutung von *Sippe* oder *Verwandschaft* her. Wenn man in den Mythen des Nordens auf die Korngöttin stößt, dann wird von ihr im Zusammenhang mit ihrem Ehemann Thor oder ihren Kindern erzählt. Dieses vordergründig patriarchal ausgerichtete Bild von Sif als Ehefrau und Mutter steht im Widerspruch zum Frauenbild, wie es sowohl die Germaninnen als auch die Keltinnen lebten. Sie sind als starke, eigenständige Persönlichkeiten und auch Kriegerinnen überliefert.

Sif als Korngöttin ist das fruchtbare Land, ja die Lebensgrundlage der nördlichen Völker selbst und daher von weittragender Bedeutung.

Die nährende Göttin

Die nährende Göttin in Form der Kornmutter als Ernährerin der Welt ist eine der frühesten Erscheinungsformen der Muttergöttin der vorchristlichen Zeit.

Ihrem Füllhorn entspringen die Gaben, die für das Wohlergehen der Menschen sorgen. Aus ihrem Korn entsteht das Brot, das in einem weiteren Geschenk der Göttin, dem Backofen, gebacken wird. Sif ist die Erde selbst. Ihr Ehemann Thor befruchtet als Vegetationsgottheit der bäuerlichen Völker des Nordens die Felder mit lebensspendendem Regen. Bezeichnenderweise ist es Thor, der dafür sorgt, dass Sifs goldenes Haar/Korn, nachdem es von Loki abgeschnitten wurde, wieder ersetzt wird.

Der „Tod“ des Getreides trägt die Geburt des nächsten Zyklus bereits in sich. Die letzte Garbe der Kornernte umgibt ein heiliges Mysterium. In dieser Garbe, die auf dem Feld stehen bleibt, ehrt man die Kornmutter und lässt ihren Segen auf dem Feld bestehen. Diese letzte Garbe trägt Namen wie „die liebe Frau“, „Großmutter“ oder „Kornmutter“. Andere Überlieferungen deuten die verbleibende Garbe als „Kornwolf“ oder „Getreidekönig“, hinter dem sich ein Vegetationsgeist verbirgt, der in dieser Garbe mit dem Feld verbunden bleibt. Nach der Christianisierung findet sich Sifs wogendes Kornfeld in der Darstellung Marias als „Ährenmadonna“ wieder.

Die Hüterin der Sippe

Als Fruchtbarkeitsgott segnet Sifs Ehemann Thor das Eheversprechen von Braut und Bräutigam, indem er der Braut seinen Hammer in den Schoß legt. Sif selbst steht mit ihrem Namen (Sippe) als Symbol für die Familie und die Bündnisse, die sie inkludiert.

Sie schafft nicht nur die Lebensgrundlage für die Stämme und die Familien, sondern gilt auch als ihre Beschützerin.

Sie steht für die Wärme und Geborgenheit, die man in einer Gemeinschaft erfährt, den Platz, an dem wir uns zu Hause fühlen und die Herzensfamilie, in der wir Kraft finden.

Wer auf den Spuren der „schönhaarigen Göttin“ Sif wandert, stößt auf Korn und Brot, die Fülle der Ernte und die Kräfte der Erde. Sie ist überdies mit der Rune Jera und dem Hasen verbunden.

Der Gefährte der Göttin

Der ungezähmte germanische Gott Thor ist als Ehemann der goldhaarigen Korngöttin Sif überliefert.
Der Beschützer Asgards, der Wohnstatt der Götter, und Midgards, der Welt der Menschen, beherrscht die gewaltigen Kräfte von Blitz und Donner. Auf seinem von Ziegenböcken gezogenen Wagen trotzt er der Wut der Stürme, lässt aus seinem Hammer Mjöllnir Blitze auf die Erde regnen und entfesselt die Elemente.
Thor war bei den Wikingern überaus beliebt, entsprach er doch ihrem Idealbild des göttlichen Kriegshelden, der mit Mut, Kraft, Geschicklichkeit und der berühmten Berserkerwildheit in der Schlacht auftritt. Dem Mangel an taktischem Geschick und überlegten Verhandlungsstrategien stehen Draufgängertum und Durchschlagskraft gegenüber.
In Verbindung mit Sif entspricht er dem Fruchtbarkeitsgott der nordischen Völker. Der Regen, den er mit Blitz und Donner bringt, lässt das Korn auf den Feldern gedeihen. Mit ihm als Gegenpol kann das Korn im Bild von Sifs Haaren nach dem Schnitt im nächsten Zyklus erneut wachsen. Thors fruchtbarkeitsspendende Kraft tritt in den Hochzeitsriten zutage, wenn der Braut ein Hammer in den Schoß gelegt wird, um Kindersegen zu gewährleisten.

Sif im Spiegel der Natur

Als Vegetationsgöttin, die eins mit den Kräften der Natur ist, entspricht der Korngöttin die Zeit der Ernte. Im Hochsommer, wenn die Göttin ihr Füllhorn ausschüttet, ist die Zeit des Kornschnittes. Am ersten August feierte man das Fest des Erntebeginns, das als eines der acht vorchristlichen Jahreskreisfeste überliefert ist. Als „Schnitterfest“ oder „Fest der Brotlaibe“ offenbart es den Bezug zur Landwirtschaft. Für unsere Vorfahren war die Erntezeit, die sich über die kommenden Sommer- und beginnenden Herbstwochen erstreckt, nicht nur arbeitsintensiv, sondern auch von Freude und Sorgen gleichermaßen gekennzeichnet. Eine reiche Ernte bedeutete das Überleben, ein Ernteausfall durch Dürre oder Unwetter hingegen brachte Notzeiten. Wenn die Sichel ihr Werk im Kornfeld getan hatte und Sifs goldenes Haar wohlversorgt in den Kornspeichern lag, war es Zeit, der Göttin zu danken, Zeit, ein Fest zu feiern. Im angelsächsischen Kulturraum ist dieses Fest des Erntebeginns als Lammas/Loaf-Mass – die Feier des ersten Brotlaibes – überliefert. Aus den Körnern des ersten, rituell händisch geernteten Korns knetete und formte die Herrin des Hauses den ersten Brotlaib der beginnenden Ernte. Noch heute ist Sifs Geschenk die Grundlage unserer Nahrung.

Die Korngöttin regiert von der Hitze der Erntetage bis Allerheiligen, wenn die Matrone des Sommers sich zur greisen Wintergöttin wandelt.

Die Pflanzen der Göttin Sif

Sif ist mit Getreide verbunden, das die Menschen seit der Sesshaftwerdung begleitet. Überdies werden ihr die Blumen, die in den wogenden Getreidefeldern leuchten, zugeordnet.

Feldkamille

Die zierliche Blume zählt zu den Korbblütengewächsen. Obwohl der ihr zugeordnete Schirmherr der germanische Lichtgott Baldur ist, rückt ihre Vorliebe für die wogenden Kornfelder Sifs sie auch in die Nähe der Kornmutter des Nordens.

Die vielen Volksnamen bezeugen ihre Wichtigkeit in der überlieferten Volksheilkunde. In ganz Europa findet man die Feldkamille an Wegrändern, Äckern und Schutthalden. Die kleine Blume strotzt vor wertvollen Inhaltsstoffen, die antiseptisch, beruhigend, entkrampfend und schmerzlindernd wirken. Zudem erleichtert sie die Einschleusung von Magnesium. Kamillenblüten sind nicht nur in Form von wohltuenden Kräutertees oder Umschlägen heilsam.

Verglimmt man die Blüten schonend auf einem Räucherstövchen, so schafft der warme, krautige Duft eine Atmosphäre der Behaglichkeit und Entspannung. Tröstlich umhüllend mildert er Angst und vermittelt das Gefühl von Geborgenheit. Zusammen mit gemörsertem Anis und Fenchel verströmen die zarten Blütenköpfchen die mütterliche Nähe der nordischen Korngöttin Sif.

Kornblume

Die Kornblume tauchte in den Getreidefeldern mit der Sesshaftwerdung der steinzeitlichen nomadisierenden Stämme auf. Ihren Ruf als Schädling brachten ihr die zähen Stängel ein, denn sie machten Sichel und Sense stumpf. Übermäßige Düngung sowie Unkrautvertilgungsmittel haben das leuchtende Blau der

Kornblume ebenso aus den Feldern vertrieben wie die scharlachroten Tupfer der Mohnblume und die zarten Blüten der Feldkamille. In der traditionellen Volksheilkunde haben andere Heilpflanzen die Kornblume übertroffen. In der kräuterkundlichen Überlieferung finden sich Hinweise auf die mild abführenden, blutreinigenden, wundheilenden sowie harntreibenden Eigenschaften der Pflanze. Der Verzehr von einer oder zwei Kornblumen soll überdies die Gehirntätigkeit positiv beeinflussen. Mittlerweile hat sich die hübsche Blume einen Platz im Garten erobert. Das klare, tiefe Blau hat ihr als Seelenpflanze, die das Herz mit Freude erfüllt und den Geist beruhigt, einen Platz im Herzen der Menschen gesichert.

Eine alte Legende erzählt, der Himmel selbst soll sein Blau als Kornblume im Getreidefeld wachsen lassen. Die Farbe des Himmels spiegelt sich im kornblumenblauen Mantel, den die Gottesmutter auf vielen Bildern trägt. Im Mittelalter und in der Renaissance trägt die Königin des Himmels oftmals einen Kranz aus Kornblumen. Das Blau der hübschen Blume verblasst rasch, was man als Zeichen vergänglicher Treue betrachtete. Daher gilt die Kornblume, welche als Zeichen der Treue so beliebt war, zugleich als Zeichen der Unbeständigkeit.

Kornrade

Zu Zeiten der Regentschaft der Kornmutter Sif leuchteten aus den Getreidefeldern hübsche Wildblumen. Das leuchtende Blau der Kornblume, das brennende Rot des Klatschmohns und die zarten weißen Blüten der Feldkamille erfreuten Auge und Herz. Die Kornrade mit ihren purpurroten Blüten war ein gefürchteter Teil dieser Gemeinschaft.

Heute sind sie allesamt aus den Kornfeldern verschwunden. Sie haben modernen Agrartechniken Platz gemacht und sind dem Einsatz von Pestiziden zum Opfer gefallen.

Ursprünglich stammt die Kornrade aus dem Mittelmeerraum. Sie reift im Rhythmus des Korns, um ihre roten Blüten wenige Wochen vor der Ernte zu öffnen. Alle Pflanzenteile sind giftig, insbesondere die Samen. Die Kapseln mit den Samen hütet die Pflanze sorgfältig. Sie öffnen sich erst beim Dreschen, verunreinigen das Getreide und färben in weiterer Folge das Mehl bläulich. Im Brot oder im Viehfutter verursachen die Saponine des Nelkengewächses Magenreizungen und Nervenstörungen. Kein Wunder, dass man diesem typischen Ackerunkraut den Namen „Höllenkorn" gab. Heute ist die Kornrade fast vollständig ausgestorben.
Als Heilpflanze war sie kaum in Verwendung. Die Samen waren Bestandteil von Salben zur Behandlung von Geschwüren und Abszessen. Heute greift man auf andere pflanzliche Möglichkeiten zurück.
Die Kelten sahen in der Kornrade ebenfalls einen Schützling der Korngöttin. Man flocht die hübsche Blume in Kränze zu Ehren der Kornmutter oder legte sie als Kranz um die Obstbäume, damit das Obst gut reift.

Mohn

Papaver somniferum, der Schlafmohn, begleitet die Kulturgeschichte der Menschheit seit Jahrtausenden als Heil- und Nutzpflanze. Die Verwendung als Nutzpflanze lässt sich bis 6000 vor Christus zurückverfolgen. Als Arzneimittel wird der Schlafmohn bereits 4000 vor Christus in Keilschriften erwähnt. Eine einzige Samenkapsel enthält Hunderte von Samen, die als ölreiches Nahrungsmittel schon von Völkern vergangener Epochen geschätzt wurden. Ritzt man die Samen an, so scheiden sie einen Milchsaft aus, der in der Pflanzensignaturenlehre die Nähe zum Mond ausdrückt. Der Mond gilt als Herrscher über die Welt der Träume, der Visionen und die Gabe der Intuition. In getrockneter Form wird die milchige Flüssigkeit als Rohopium bezeichnet. Schlafmohn wird seit Langem wegen seiner betäubenden und schmerzstillenden Wirkung medizinisch eingesetzt. Paracelsus, dessen Kräuterkenntnisse der Medizin unschätzbare Impulse brachten, gebrauchte die Pflanze ebenfalls als Betäubungs- und Schlafmittel. Auch heute noch werden Opiate aus Schlafmohn bei starken Schmerzzuständen eingesetzt. In der Symbolik dieser Pflanze finden sich Begriffe wie Bewusstseinserweiterung, Vergessen, Phlegma und Trägheit. Im asiatischen und arabischen Raum zählt Opium zu den berühmtesten Aphrodisiaka. Klatschmohn (papaver rhoeas) ist der Bruder des Schlafmohns.

In Sifs Kornfeldern ist er seit Tausenden von Jahren ein Kulturbegleiter der Menschen. Zusammen mit der Kornblume und der Feldkamille war der „Feldmohn“ so lange ein vertrauter Anblick in den sommerheißen Getreidefeldern, bis der Einsatz von Pestiziden die Farbenpracht zum Erlöschen brachte. Obwohl der Milchsaft des Klatschmohns nur Spuren von Alkaloiden enthält, werden die scharlachroten Blüten ähnlich dem Schlafmohn zur Beruhigung und Krampflösung verwendet.

Weizen

Weizen zählt zu den Süßgräsern und ist weltweit als Grundnahrungsmittel unverzichtbar. Er gehört neben Mais und Reis zu den wichtigsten Pflanzen der Welternährung. Als Begleiter der menschlichen Zivilisation blickt diese Getreideart auf eine lange Geschichte zurück. Die ersten angebauten Weizenarten am Übergang der Sesshaftwerdung der archaischen Jäger und Sammler waren Einkorn und Emmer. Ötzi, der Mann aus den Alpen, hat sich laut Forschern, bevor er starb, von Einkorn, Fleisch und Kräutern ernährt.

Die ursprünglich wilde Form des Weizens, dessen Herkunft der Vordere Orient ist, hat sich in Tausenden von Jahren weiterentwickelt. Heute wird er weltweit als Getreideart angebaut. Er enthält wertvolle Inhaltsstoffe wie Kalium, Phosphor, Magnesium, Kieselsäure, B-Vitamine und Karotin. Trotzdem sind viele Nährstoffexperten gegenüber seiner Verträglichkeit skeptisch.

Die zunehmende Zahl an Weizenallergikern scheint ihnen recht zu geben. Als Zutat für viele Brot- und Gebäcksorten hat Weizen trotzdem nach wie vor einen Spitzenplatz inne.

Die äußere Haut des Korns, die Weizenkleie, zeichnet sich durch einen hohen Ballaststoffanteil aus, der für eine gut ausbalancierte Verdauung sorgt. Zudem enthält Weizenkleie wichtige Enzyme. Darüber hinaus findet Weizenkleie, zu Brei verarbeitet, als Peeling, Hautmaske oder Zutat zu Seifen kosmetische Anwendung. Die goldenen Haare der Korngöttin dienen als Stroh zur Einstreu in der Tierhaltung oder zum Dachdecken.

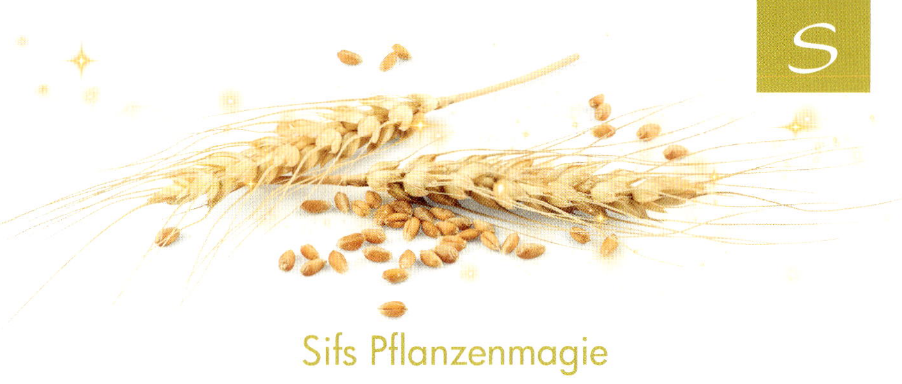

Sifs Pflanzenmagie

Die magischen Aspekte der Pflanzen der Kornmutter sind vielfältig. In den Raunächten haben sie ebenso ihren angestammten Platz wie im Abwehrzauber, der Fruchtbarkeitsmagie und der Entzauberung bei Liebeskummer.

Kamille und Johanniskraut wurden in die erste Garbe Heu gesteckt, damit Ungeziefer den Feldern fernbleibt.

Die Kornblume zählt mit Augentrost, Kornrade, Schafgarbe und Wegwarte zu den „Schababkräutern", die Mädchen in einen verschlossenen Korb legten, welcher abgewiesenen Verehrern überreicht wurde. Daher stammt die Redensart „Jemandem einen Korb geben". Diese charmante Art des Abwehrzaubers übertrifft die Kornblume als Bannkraut. Während der Sonnwendfeste warf man Sifs Blume in die hell lodernden Feuer, um zu gewährleisten, dass destruktive Kräfte von Haus und Feld gebannt wurden.

Die Kornrade passt auch gut zu Sifs Ehemann Thor, dem Donnerer. Wenn er Blitze auf die Erde schleudert und die Wut des Sturms entfesselt, toben Augustgewitter über die Felder. Die Kornrade darf man dann auf keinem Fall im Haus haben, denn sie steht im Ruf, Blitze anzuziehen und Brände zu entfachen.

Die zahlreichen Samen des Mohns sind ein Symbol der Fruchtbarkeit, weshalb nicht nur die Korngöttinnen mit Mohnkapseln geschmückt wurden, sondern auch die Liebesgöttinnen Aphrodite und Venus. Die Fülle der Samen symbolisiert darüber hinaus auch Reichtum,

daher findet sich Mohn auch als Attribut des griechischen Götterboten Hermes, unter dessen Schutz die Kaufleute standen. Der Überlieferung nach wuchs Mohn nicht nur in den Getreidefeldern der Korngöttin, sondern auch im Garten der zauberkundigen Göttin Hekate. Er diente den Priesterinnen der Göttin zur Wahrsagerei.
Weizen spielt in den Raunachtsbräuchen eine Rolle. Am Ehrentag Lucias, am 13. Dezember, werden Weizenkörner auf einen Teller gelegt und mit Wasser befeuchtet. Um das Keimen der Körner zu gewährleisten, stellt man sie an einen warmen Ort. Jene Höhe, die der keimende Weizen zu Weihnachten erreicht hat, zeigt an, wie hoch der Weizen in der nächsten Wachstumsperiode werden wird.
Im übertragenen Sinn symbolisiert das Weizenorakel auch, wie sich die Projekte entwickeln werden, die man in den Raunächten zum Keimen gebracht hat.

Sif als Urbild der Seele

In Sif ist die nährende Mutter Erde selbst verkörpert, die ihre Kinder mit allem versorgt, was sie brauchen.
Mütterlichkeit, Schutz und Fürsorge sowohl für ihre Bluts- als auch für ihre Herzensfamilie prägen diesen Archetypus. Die liebende Kraft der Mutter nährt eine Gemeinschaft und alles, was sie liebt, rückhaltlos, um Geborgenheit zu schenken und Gedeihen zu fördern. Sie liebt, was ihr anvertraut ist, und über ihre Liebe lässt sie alles wachsen. Wenn wir diesen Archetyp leben, erziehen wir Kinder, finden Erfüllung in einer Partnerschaft und sind der Mittelpunkt einer Familie.
Auch Pflegeberufe tragen dieses Urbild nach außen.
Die Mutter, die wachsen lässt und die Früchte ihres Seins in eine Gemeinschaft einbringt, drückt sich oftmals auch über kreative oder karitative Projekte aus.

Mit Ritualen die Verbindung zur Kraft der Göttin Sif knüpfen

In der nordischen Tradition steht die Korngöttin Sif mit der Rune Jera (Abb. Seite 279) in Verbindung. Als magisches Zeichen steht Jera für das Jahresrad und den immerwährenden Kreislauf von säen und ernten. Sie steht für die Ernte, die man nach getaner Arbeit einfahren darf. Wohlstand und Überfluss dürfen nach der Anstrengung genossen werden. Noch während man sich an der Ernte erfreut und sie genießt, wird der Kluge aus der Fülle der Gaben einiges als Saat für den nächsten Zyklus zurücklegen. Mit Jera kann man Projekten den letzten Schub zur Reife geben, um sein Ziel zu erreichen. Sifs Kraft wohnt jedoch nicht nur im wogenden Kornfeld, das zur Ernte bereitsteht, sondern auch im Feld, aus dem das frische Grün der Saat leuchtet, die wachsen und gedeihen soll. Sif begünstigt auch innere Prozesse, indem wir wachsen und uns entfalten.

Runenritual mit Jera

Vorbereitung des Rituals

Für dieses Ritual benötigst du eine kleine runde Scheibe aus dem Holz eines Haselnussstrauches. Dieser Strauch ist als Bindeglied zu kosmischen Energieströmen und als Tor zu anderen Seinsebenen überliefert. Du kannst anstelle der Holzscheibe auch einen glatt geschliffenen flachen Kieselstein aus einem fließenden Gewässer bereitlegen. Des Weiteren benötigst du einen Stift, mit dem du auf Holz oder Stein zeichnen kannst.

Für das Aufladen der Rune brauchst du Räucherkohle, eine Räucherschale, in der du die ausgewählten Räucherstoffe auf Glut verräuchern kannst und Sand. Wähle alle oder eine Auswahl der Pflanzen der Göttin Sif, die du verräuchern möchtest: Kamillenblüten, Kornblumenblüten, Kornradeblüten, Mohnblumenblüten, Weizenkörner.

Durchführung des Rituals

- Ritze das Runenzeichen Jera in die kleine Holzscheibe oder male es mit einem Stift auf die Scheibe. Wahlweise kannst du Jera auch auf den Kieselstein malen.
  Aufladen der Rune:
- Fülle den Boden deiner Räucherschale mit Sand. Lege die durchgeglühte Räucherkohle auf den Sand und streue die ausgewählten Räucherstoffe auf die Glut. Halte deine Runenscheibe in den emporsteigenden Rauch. Segne dein Amulett mit Worten: „Ich segne dieses Amulett und bitte Sif um Unterstützung für mein inneres Wachstum/mein Projekt."
- Diese selbstgefertigte Rune entfaltet ihre Kraft, wenn sie als Talismann am Körper getragen wird.
- Für das Gedeihen eines Projektes schreibe dein Vorhaben in einigen Sätzen auf ein Blatt Papier.
- Lege die Rune auf das beschriebene Blatt.
- Visualisiere nun, wie Jera dein Projekt in Form von Licht einhüllt und bitte um Wachstum, Blühen, Gedeihen und eine gute Ernte.
- Lasse die Rune auf dem „Projektblatt" so lange liegen, bis du deine Pläne manifestiert hast und das Ergebnis zur Ernte bereitsteht.

Ritual: Dank an Sif

Vorbereitung des Rituals

Für dieses Ritual brauchst du eine Gabe für die Korngöttin, z.B. Weizenkörner, Reis, Hafer, ein Paar Tropfen Alkohol und dieselben Räucherutensilien wie im Runenritual mit Jera.

Durchführung des Rituals

- Suche einen stimmungsvollen, verschwiegenen Platz in der Natur.

- Bereite deine Räucherschale mit der Glut und den Räucherstoffen vor.
- Grabe ein kleines Loch in die Erde.
- Lege deine mitgebrachten Gaben in die Erde und begieße sie mit ein paar Tropfen Alkohol als Dank an die geistige Welt.
- Danke Sif für die Ernte, die du einfahren durftest und ihren Segen, mit dem sie dein Projekt oder deine innere Entfaltung begleitet hat.
- Beräuchere deine Gabe, während du Sif dankst.
- Bedecke deine Gabe mit Erde und verteile den Rauch darüber.

Meditatives Gedankenspinnen

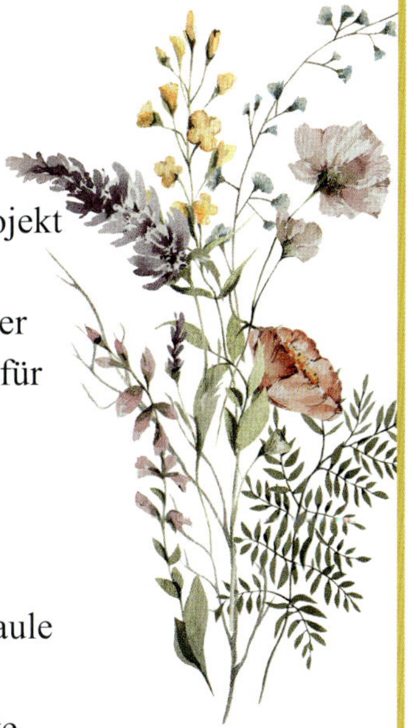

- Was habe ich gesät, das nun zur Ernte bereitsteht?
- Was muss ich tun, um meinem Projekt den letzten Reifeschub zu geben?
- Kann ich die Anstrengungen meiner Arbeit und den gerechten Lohn dafür auch entsprechend genießen?
- Schätze ich meinen Wert und die Anerkennung, die ich ernte?
- Welche Schritte und Handlungen habe ich gesetzt, die eventuelle „faule Früchte“ gebracht haben?
- Welche Erkenntnisse sind die Ernte meines inneren Wachstums?

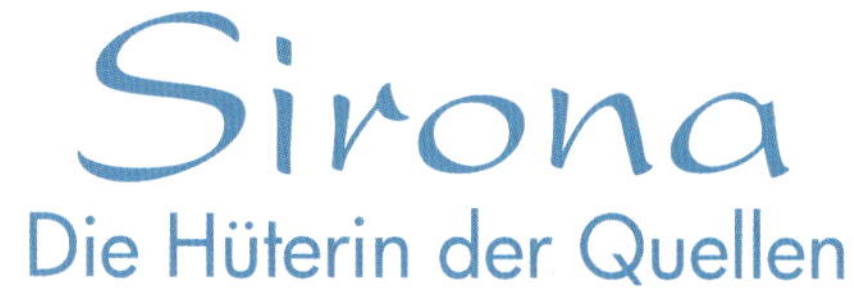

Die Hüterin der Quellen

Auf den Spuren der Göttin Sirona

Für vorchristliche Völker, insbesondere die Kelten, waren Quellen und Seen heilige Orte der Natur, die unter göttlichem Schutz standen. Heilkräftige Quellen und Flüsse sind der keltischen Muttergöttin Brigid geweiht, der Rhein ist Wohnort der Rheintöchter, Wellgunde, Woglinde und Flosshilde. Andersweltliche hüten die Donau. In Gestalt der Donauweibchen werden sie hin und wieder für das menschliche Auge wahrnehmbar.

Die Göttin Sirona wacht über heilende Quellen. Ihre Verehrung ist in Deutschland, Frankreich, Österreich und der Schweiz seit gallorömischer Zeit fassbar. Bei Hochscheid im Hunsrück, im Siedlungsgebiet der keltischen Treverer, befindet sich das berühmteste Heiligtum Sironas. Im Zuge von Ausgrabungen stieß man auf ein Relief mit einer lebensgroßen Statue der Göttin, die sie mit einer Schlange, die sich um ihren rechten Unterarm windet, zeigt. In der linken Hand trägt Sirona einen Becher, in dem drei Eier liegen.

Die Inschriften, die den Namen Sironas an verschiedenen Quellheiligtümern zeigen, weisen unterschiedliche Schreibweisen des Namens auf. Sirona findet sich hier ebenso wie Thirona oder Đirona. Die Vermutung liegt nahe, dass die Aussprache des Namens mit

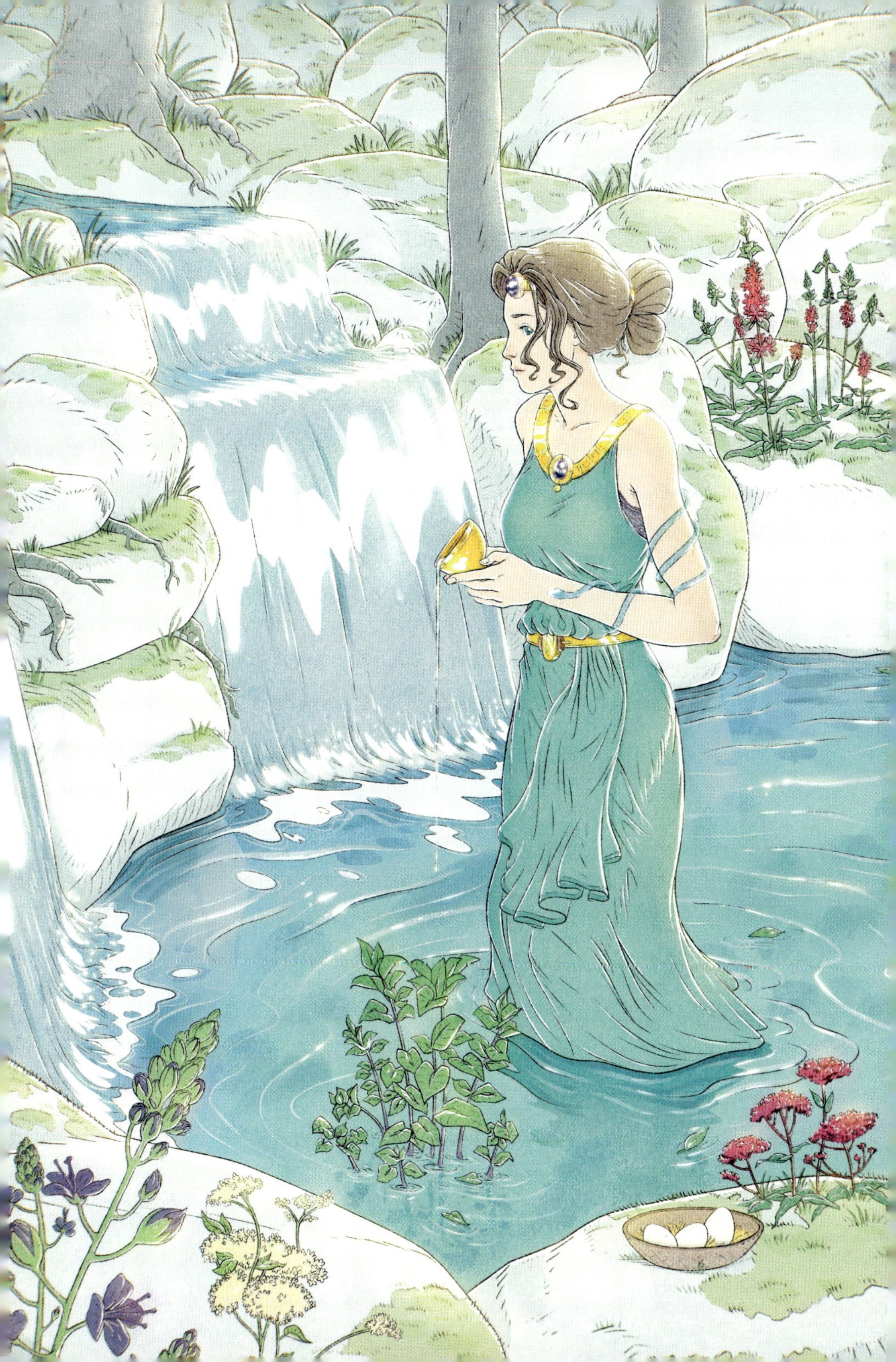

lateinischen Buchstaben schwer wiederzugeben war. Aller Wahrscheinlichkeit nach begann der Name der Göttin mit einem Buchstaben, den es zwar in der keltisch-gallischen Sprache gab, nicht jedoch im Lateinischen. „Tau Gallicum“ (Ð) entspricht als Laut ts oder ß, sodass Sirona wie „Tsirona“ oder „ßirona“ geklungen haben muss. Ihre keltische Namensform führt auf den Spuren Sironas zu einer Verehrung der Göttin des heilenden Wassers weit vor römische Zeit zu alten gallischen Muttergöttinnen zurück.

Sirona, die Heilerin und das Wasser des Lebens

Die Natur in all ihren Erscheinungsformen galt den Kelten als beseelt. Die heilende Kraft der Pflanze wird durch die Pflanzenseele verkörpert. Fruchtbares Land, Berge und Gewässer sind heilige Orte, die von der jeweiligen Gottheit beseelt waren. Spürt man dem Naturverständnis und Weltbild der Kelten nach, so war Sirona nicht nur die Göttin der heilkräftigen Quellen, sondern sie selbst war Quelle und Heilung zugleich. Heilquellen speichern wertvolle Mineralstoffe und Sauerstoff, die Heilprozesse auf vielfache Weise unterstützen.

Die Quelle, als Schoß der Göttin, dem jedwedes Leben entspringt, ist als Urbild mit jeder Weihestätte Sironas verwoben.

Unsere Märchen erzählen vom „Wasser des Lebens“. Ein Schluck des Elixiers beschenkt den sterbenskranken König mit Gesundheit.

Die Schlange, die sich um den Arm der Quellgöttin schlingt, ist ein Attribut vieler Göttinnen. Als Symbol der Erneuerung verheißt sie Gesundheit und Verjüngung. Im Mai, wenn Sironas Kraft besonders spürbar ist, ruht der Segen der Göttin auch im frischen Maitau. Ein Gang frühmorgens durch den kühlen Tau ist als Schönheitselixier und Gesundheitsbad bekannt.

Heilsame Quellen mit göttlicher Energie finden sich auch unter bekannten Kathedralen wie York oder Aachen, die als Orte der Kraft bereits lange vor dem Christentum bekannt waren. Die Krypta der Kathedrale von Chatres birgt einen heiligen keltischen Brunnen mit einer Madonnenstatue, die vermutlich der kultischen Abbildung einer gallischen Muttergöttin folgte. Seit dem Mittelalter pilgern Menschen zu diesem sagenumwobenen Kraftort.

Der Segen der Fruchtbarkeit

Darstellungen der Göttin zeigen sie mitunter auch mit einem Ährenkranz. Ihr Segen erstreckt sich über das lebensspendende heilkräftige Wasser hinaus auch auf die Felder.

Die Votivgaben an Sironas Quellen zeugen von den Bitten um Gesundheit und Kindersegen. Der Brauch, in Seen zu baden, um fruchtbar zu werden, ist auch in der Geschichte der „Holleteiche" verankert. Aus dem fruchtbaren Schoß der Göttin finden die Seelen der Kinder in diese Welt. So wie Sironas Quellheiligtümer mit Terrakottafiguren geschmückt wurden, um die Göttin um den Segen der Fruchtbarkeit zu bitten, ist auch von anderen heiligen Brunnen und Quellen Schmuck in Form von Blumen und Bändern überliefert. Die Schlange am Arm der Göttin, die nach den Eiern züngelt, die Sirona in einem Becher hält, verheißt Heilung. Die Eier jedoch sind ein uraltes Symbol für Fruchtbarkeit, das sich in den Ostereiern im Nest erhalten hat.

Mond und Stern

Sirona bedeutet *Stern*, aber auch die Bedeutung von *Hindin* (Hirschkuh) oder *Färse* (Kuh, die noch nicht gekalbt hat) ist überliefert.

Die Verbindung von Stern und Wasser ist im Symbolgehalt der Tarotkarte „Der Stern" einfühlsam verkörpert. Diese Karte strahlt einen ganz besonderen Zauber aus. Eine nackte, junge Frau kniet mit einem Fuß auf sattem, grünem Gras, der andere Fuß steht in einer kleinen

Quelle. Aus den Krügen, die sie hält, ergießt sich das Wasser des Lebens, der unendliche Strom der Schöpfungsenergie, um die Quelle (das Unbewusste) und die Erde (das Wachbewusstsein, sichtbare Realität) zu befruchten. Diese Energie ergießt sich als immerwährende Gnade über alles, um allem Leben einzuhauchen.
Manchmal trägt Sirona eine Mondsichel auf dem Kopf. Als Göttin des Wassers ist sie mit den Rhythmen des Nachtgestirns verbunden. Über die mondhafte Seite Sironas erschließt sich die Welt der Träume, die Gabe der Intuition sowie das Geschenk von Visionen und kreativer Inspiration. So stellt die Göttin der heilenden Quelle auch eine Brücke in die Anderswelt und die Tiefen unseres Unbewussten dar.

Der Gefährte der Göttin

In den Inschriften auf den Weihesteinen, die Sironas Quellheiligtümer schmücken, wird die Göttin oft gemeinsam mit dem keltischen Heilgott Grannus genannt. Der gallische Name *Grannus* wird als *Sonne* gedeutet. Grannus entspricht dem griechischen Sonnengott Apollo. Im gesamten römischen Reich war er als Apollo-Grannus bekannt. Eine seiner heiligen Stätten sind die Aquae Granni bei Aachen. Dort, wo die heißen Quellen dem Schoß der Erde entspringen, erbaten Hilfesuchende seinen Segen und Heilung.
Über das Quellheiligtum bei Hochscheid wacht er gemeinsam mit Sirona.

Am Abend versinkt der Sonnengott im klaren Wasser der Quelle, um am Morgen verjüngt daraus emporzusteigen. Seine Sonnenkraft erfüllt die Quelle mit Licht. Sein Feuer bringt das Wasser zum Kochen. Wenn Feuer und Wasser sich verbinden, entsteht dampfende, sprudelnde

Lebenskraft, die das Geschenk von Gesundheit und Fruchtbarkeit in sich birgt.

Sirona im Spiegel der Natur

Die Frühlingsgöttin hat das winterstarre Land erweckt und die Flüsse und Seen vom Eis befreit.
Jetzt beginnt Sironas Kraft zu wachsen. Sie erfüllt das Osterwasser, das nach altem Brauch frühmorgens geschöpft wird, mit heilsamer Energie. Der Segen Sironas ruht im Maitau, der erfrischt, verjüngt und Gesundheit schenkt. Im Rauschen des Regens, der die Felder fruchtbar macht, klingt Sironas Stimme. Besonders im Mai und Juni füllen sich Quellen, Bäche und Seen mit Sironas lebensspendender Kraft.
Wenn die Erde rund um die Sommersonnenwende einen energetischen Umschwung einleitet, tritt das Tierkreiszeichen Krebs auf die kosmische Bühne. In diesem Wasserzeichen herrscht der Mond, mit dem die Göttin verbunden ist. In diesem Zeichen schüttet Sirona noch einmal ihr Füllhorn der Fruchtbarkeit aus, um Korn und Früchte der kommenden Vollendung entgegenzudrängen.

Die Pflanzen der Göttin Sirona

In ihrem Umfeld erfüllt die Göttin alles mit ihrer Kraft.
In den Pflanzen, die die Nähe ihrer Quellen suchen, verbirgt sich Sironas Segen und offenbart sich ihre heilsame Kraft. Selbst dann, wenn sie in pflanzenkundlichen Überlieferungen nicht als Schirmherrin dieser Pflanze erwähnt wird.

Bachehrenpreis/Bachbunge

Bachehrenpreis ist ein Frühlingselixier für den Körper. Er zählt zur Riege der „Neun- Kräuter-Kraftsuppe“. Zusammen mit anderen Kraftpflanzen wanderte er in den Suppentopf, um Körper und Seele nach der kalten, kargen Winterszeit wieder Lebensenergie einzuhauchen. Neun ist eine heilige Zahl, die in der keltischen Tradition in Verbindung mit den weiblichen Gottheiten steht. Der Schützling der Göttin der heilenden Quellen fügt sich mit seinen blutreinigenden und entgiftenden Inhaltsstoffen sehr gut in diesen Verband ein. Als Frühlingskur werden die jungen Triebe auch gerne in den Salat gemischt. Sein Cocktail aus Bitterstoffen, Vitaminen und Gerbstoffen wird in der traditionellen Volksheilkunde in Hustentees, aber auch zur Senkung von Cholesterinwerten geschätzt. Er siedelt sich bevorzugt an Bächen und Quellen an, ganz so, wie es sich für einen Schützling Sironas gehört.

Die vielen volkstümlichen Namen der Pflanze werfen ein Licht auf die Wichtigkeit und lange Heiltradition. Im Mittelalter vertraute man auf die Kraft des Ehrenpreises, um gegen die Pest zu Felde zu ziehen. Kräuterfrauen der Neuzeit, wie Maria Treben oder Mellie Uylert, sahen neben den zahlreichen körperlichen Heilwirkungen auch die Fähigkeit, den überforderten Geist und die geschundene Seele wieder ins Gleichgewicht zu bringen.

Moderne Seuchen wie Nervosität, geistige Überanstrengung und Schwermut erfahren ebenso Linderung wie ein durch Liebeskummer gebrochenes Herz.

Blutweiderich

Diese ganz besondere Heilpflanze wächst leider immer seltener an feuchten Standorten wie sumpfigen Wiesen oder Ufern von Bächen, Weihern und Seen. Der feuchte, wassernahe Standort mag den Blutweiderich unter den Schutz der Quellgöttin Sirona stellen. Von Juni bis September sind die purpurroten Blüten eine Freude für das Auge und vor allem ein wichtiger Nektarspender für Bienen und Schmetterlinge. Das hübsche Rot der Blüten hat ihm den Volksnamen „Rosen-Weiderich" eingetragen. Als Heilmittel werden sowohl die Blüten als auch die Wurzel verwendet.
Der Blutweiderich wird bereits in der Antike als Heilpflanze erwähnt. Plinius berichtet von den heilenden Kräften der Pflanze bei Ekzemen, Dioskurides erwähnt sie als Mittel gegen die Ruhr. Noch während der Choleraepidemie im 19. Jahrhundert griff man auf diese alte Heilpflanze zurück. In der Volksheilkunde macht man sich die blutstillenden, bakteriziden, harntreibenden und adstringierenden Eigenschaften der Pflanze in Form von Tinkturen, Sitzbädern, Umschlägen, aber auch als Tee zunutze.
Der hohe Gerbstoffgehalt kam auch der Lederindustrie zugute. Blutweiderich war für das Gerben von Leder hoch begehrt.
Räuchert man die getrocknete Wurzel, so zieht mit dem duftenden Rauch eine friedvolle Stimmung in die Räume ein. Stressgeplagte Menschen empfinden diese Duftimpulse als sehr wohltuend.

Mädesüß

Die „Wiesenkönigin" fühlt sich in feuchten Wiesen wohl.
Im Juni und Juli erfüllen ihre flauschigen weißen Blüten die Luft mit ihrem süßen Duft. Mädesüß ist ein uraltes Ritualkraut der Druiden.

Zusammen mit Eisenkraut, Mistel und Wasserminze war Mädesüß eine mystische Pflanze der keltischen Kultur. Brautpaaren wurden die Blüten auf den Weg gestreut, um ihren Weg in einen neuen Lebensabschnitt mit süßem Duft und vielleicht auch Fruchtbarkeit zu erfüllen. Als Beigabe im Met verlieh er dem Getränk mehr Geschmack und Pep. Lange Zeit leistete die Wiesenkönigin auch als Streublume wertvolle Dienste. Man bedeckte die Fußböden mit den süß duftenden Blüten, um eine frische und angenehme Atmosphäre in den Räumen zu gewährleisten. Der Name *Mädesüß* leitet sich vermutlich von *Mahdsüße*, dem süßen Duft des frisch gemähten Grases, her. Auch der englische Name *„meadow sweet"* scheint diese Herleitung zu bekräftigen. Das „Immenkraut" wird vom Bienenvolk sehr geschätzt.

Findige Imker rieben die Bienenstöcke mit Mädesüß aus, um sie für die Bienen attraktiv zu machen.

Die feuchten Standorte, die sich Mädesüß oftmals mit Beinwell und Baldrian teilt, machen den Bezug zum Wasserreich und den Mondkräften, mit denen sie verbunden ist, deutlich. Das Tor zum Unbewussten und Intuitiven kann mithilfe dieser Pflanze geöffnet werden.

Die schmerzstillende Wirkung der Pflanze ist der traditionellen Volksheilkunde schon lange bekannt. Sie enthält natürliches Aspirin in Form von Salicylsäure. Der Schützling der Heilgöttin Sirona lindert Kopfschmerzen.

Verräuchert man die getrockneten Blüten schonend auf dem Sieb eines Räucherstövchens, kann man binnen kurzer Zeit in eine träumerische, magische Atmosphäre eintauchen. Der süße Duft entspannt nach einem anstrengenden Arbeitstag und beruhigt überreizte Nerven. In der keltischen Tradition schätzte man die Förderung der Intuition und des Traumbewusstseins.

Wasserdost

Wie sein Name es schon andeutet, fühlt sich der Wasserdost dort wohl, wo es feucht ist. In flächendeckenden Beständen besiedelt die Pflanze nasse Bereiche im Wald sowie am Ufer von Teichen und Bächen. Die Affinität des Wasserdosts zum Element Wasser nutzen Rutengeher für das Aufspüren von Quellen. Dort, wo die Pflanze wächst, lohnt es sich, nach einer Quelle unter der Erde zu suchen.

Der Volksname „Leberkraut" verweist auf die heilsame Wirkung auf das große Entgiftungsorgan des Körpers. Andere Heilwirkungen beziehen sich auf die Galle, die Milz und die Stärkung des Immunsystems.

Der Name Wasserdost legt eine Verwandtschaft mit dem Dost (Oregano), den wir als Gewürz schätzen, nahe. Die beiden gehören allerdings unterschiedlichen Pflanzenfamilien an. Während Dost ein aromatischer Lippenblütler ist, zählt der Wasserdost zur Familie der Korbblütengewächse.

Als Sironas Schützling fühlt sich Wasserdost nicht nur an Standorten wohl, an denen ihm das Element Wasser ausreichend zur Verfügung steht, er unterstützt auch die Reduktion von übermäßigen Wasseransammlungen im Körper.

Wasserminze

So wie andere Minzen auch, zählt die Wasserminze zur Familie der Lippenblütler. Mittlerweile gibt es sehr viele Minzesorten. Im Garten kultiviert, kreuzen sich nebeneinanderstehende Minzearten gerne zu neuen Variationen.
Die Wasserminze ist eine Ahnin unserer beliebten Pfefferminze. Sie verfügt jedoch über einen geringeren Mentholgehalt als ihre Nachkommin und ist daher insgesamt milder und bekömmlicher.
Der Volksname „Bachminze“ belegt den bevorzugten Standort der Pflanze.
Zusammen mit Eisenkraut und Mädesüß wird die Wasserminze als heilige Pflanze der Druiden überliefert.
Minzen werden traditionell als belebende Pflanzenkraft eingesetzt. Sie gelten als nervenstärkend, schleimlösend, schmerzlindernd und keimtötend. Die verdauungsfördernde und krampflösende Wirkung wussten bereits die Kelten zu schätzen. Die ätherischen Öle der Pflanze sind für den angenehmen frischen Duft verantwortlich.
Die Wasserminze duftet frisch, mild und fruchtig.
Verräuchert man getrocknete Blätter auf dem Sieb eines Stövchens, so belebt und erfrischt der Duft, aktiviert die Energiereserven und sorgt für einen klaren Geist. Bei Kopfschmerzen wirkt eine Minze-Räucherung ebenso lindernd wie bei Übelkeit.
Die Wasserminze eignet sich auch gut zur Reinigung der Raumluft.
Bei Stressbelastung lohnt sich eine Verräucherung ebenfalls, denn die Wasserminze ist nervenstärkend.

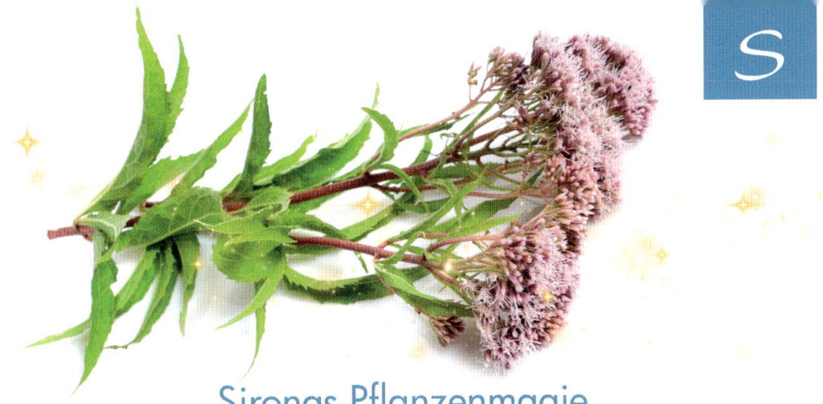

Sironas Pflanzenmagie

Die Göttin der heilenden Quellen schenkt Fruchtbarkeit und Heilung. Ihre Pflanzen sind voller Liebesmagie und Heilkraft. Sie sind Begleiter für den Übergang in eine neue Lebensphase und uralte Wetterkräuter der keltisch-schamanischen Tradition.

Der Blutweiderich zählt als Kultkraut zu den Riten der Sommersonnenwende. Er soll aus dem Blut von Johannes dem Täufer entstanden sein, der auf Wunsch der schönen Salome enthauptet wurde. Als „Greinkraut" (greinen bedeutet weinen) soll die Pflanze Streit innerhalb der Familie ins Haus bringen, der mit Kummer und Tränen einhergeht. Kobolde, die sich in der Pflanze verstecken, sind die Übeltäter, die nach altem Volksglauben Schuld daran tragen. Als magischer Abwehrzauber diente für diesen Fall die Verräucherung der Wurzel. Gemeinsam mit dem Rauch sollen auch Streit und Stress das Haus verlassen.

Bei ungebärdigen Ochsen war die Wirkung des Blutweiderichs allerdings eine gänzlich andere. Hängte man den Tieren einen Kranz aus Blutweiderich um den Hals, so wurden sie willig und friedfertig.

Ehrenpreis hat in der Steiermark mit dem volkstümlichen Namen „Nebenauf" im Reigen der Wetterpflanzen eine wichtige Funktion. Traditionellerweise wurde am 3. Februar, dem Blasitag, den Luftgeistern geopfert, indem man ein Schüsselchen mit Mehl vor das Haus stellte. Bei aufziehendem Gewitter wurde der „burrende“ (brausende) Wind mit Ehrenpreis versöhnt. Man legte das Kraut auf einen Tisch und stülpte die Milchschüssel darüber, damit sich die aufgebrachten Luftgeister beruhigten.

Mädesüß wurde in der Sonnwendnacht gepflückt, einer magischen Nacht, in der die Andersweltlichen uns näher sind als sonst. In Haus und Hof aufgehängt, diente die Magie der Pflanze der Abwehr von dämonischen Kräften.

In der schamanischen Tradition der Kelten spielte der Wetterzauber eine wichtige Rolle.
Der Wasserdost trägt im Volksmund die Namen „Donnerkraut“, „Wetterkraut“ und „Blauwetterkühl“. So wie die Esche war auch der Wasserdost mit der Magie des Wassers verbunden. Die Macht des Wasserdosts ruft das Wasser herbei. Der Regenzauber wird von Frauen oder Mädchen ausgeübt. Für die heilige Handlung der Regenbeschwörung war Nacktheit von Nöten. Um die Magie des Regenzaubers zu aktivieren, geht ein junges Mädchen nackt zum Wasserdost, reißt ihn samt der Wurzel mit dem kleinen Finger der rechten Hand aus und bindet die Pflanze an den kleinen Zeh des rechten Fußes. Hernach steigt sie in einen Bach und lässt den Wasserdost vom Wasser davontragen. Damit der Regenzauber wirkt, darf sie nur von Frauen begleitet werden, die sich am Bach mit Wasser besprengen, beten und den Regen herbeisingen.

Auch keltische Priesterinnen führten die Beschwörung des Regens in heiliger Nacktheit aus. An Wasserstellen, die noch Wasser führten, wurde dieses mit Ruten gepeitscht und dabei Regen beschworen.
Der Minze maß man im Liebeszauber als aphrodisierendes Kraut Bedeutung zu.

Sirona als Urbild der Seele

In Sirona wird das Urbild der Heilerin offenbar. An ihren Kultstätten werden der Göttin Opfergaben mit der Bitte um Heilung, Gesundheit und Fruchtbarkeit dargebracht. Sirona lebt in jedem, der ein offenes Ohr für den Kummer anderer hat. Mitgefühl und der Wunsch zu helfen prägen diesen Archetypus. Das Helfersyndrom und Mitleid sind hier fehl am Platz. Vielmehr geht es darum, medizinische Wege zu finden und darüber hinaus Impulse zu vermitteln, den inneren Heiler zu aktivieren. Heiler helfen denen, die in Not sind, Verletzungen auf allen Ebenen zu heilen und inneren Frieden zu finden. Diesen Archetyp leben alle, die in medizinischen Bereichen tätig sind, ein Freund, der sich Zeit nimmt, um zuzuhören und Menschen, die bei der Lösung von Konflikten helfen.

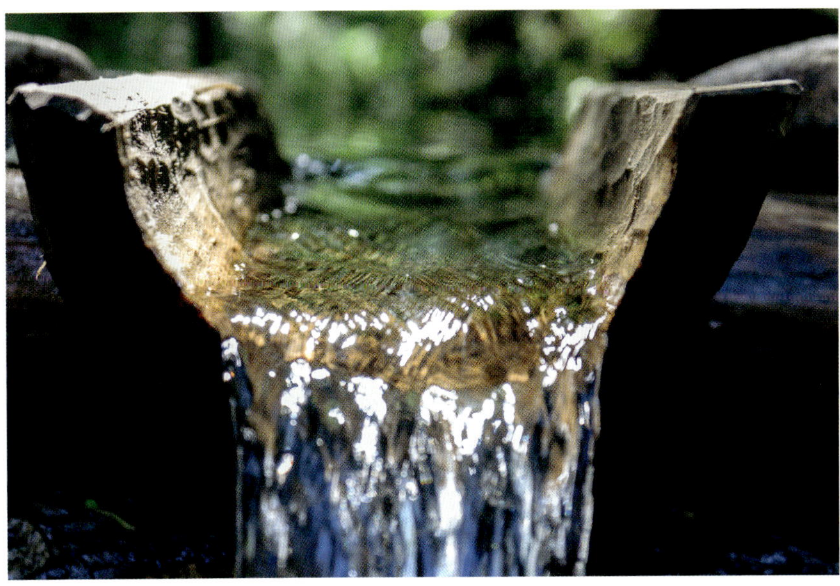

Mit Ritualen die Verbindung zur Kraft der Göttin Sirona knüpfen

Ritual: Ein Bad in einer heiligen Quelle

Die liebevolle, heilsame Energie der Göttin Sirona erfährst du während eines Bades in einer der überlieferten heiligen Quellen, die es im Wirkungsbereich der vorchristlichen Göttinnen gab. Diese Quellen sind Weihestätten, deren regenerative Kraft uns mit der heilsamen Energie des Wassers auflädt.
Rituelle Waschungen zählen zu den ältesten sakralen Handlungen. Das Wasser der heiligen Quellen war und ist nicht nur ein Gesundheitselixier für den Körper, sondern webt auch das Band zu kosmischen Energieströmen.

- Tauche ein in das Wasser, schließe die Augen, atme tief ein und aus. Lasse dich vom Wasser wiegen, tragen und einhüllen.
- Wenn du dich vom Wasser umfangen lässt, bitte darum, dass es Kummer, Groll und Bitterkeit fortträgt, um der heilenden Kraft der Vergebung den Weg zu ebnen.
- Stelle dir vor, wie das Wasser Bürden und Lasten wegspült und dich mit neuer Kraft versorgt.
- Bitte Sirona, die Göttin des Wassers, um kreative Inspiration für deinen Weg.

  Halte Zwiesprache mit Sirona und nimm ihre Stimme im Rauschen und Wispern des Wassers wahr. Du darfst jeden Kummer, der dich bedrückt und jede Bitte an sie herantragen.
- Genieße die Energie des Wassers, so lange du möchtest.
- Bedanke dich bei der Göttin der heilenden Quellen und verabschiede dich von ihr.

- Halte deine Eindrücke auf einem Blatt Papier fest und lies deine Aufzeichnungen in den kommenden Wochen immer wieder durch.

Ritual: Tauschöpfen

Der Segen der Göttin ruht auch im Maitau, der nach alter Überlieferung gesund und schön macht.

Ein Spaziergang frühmorgens durch die taufeuchten Maiwiesen erfrischt Körper und Geist. Die bloßen Fußsohlen verbinden mit der frühlingshaften Wachstumsenergie, die man bei diesem Tauschöpfen ganz bewusst wahrnehmen darf.

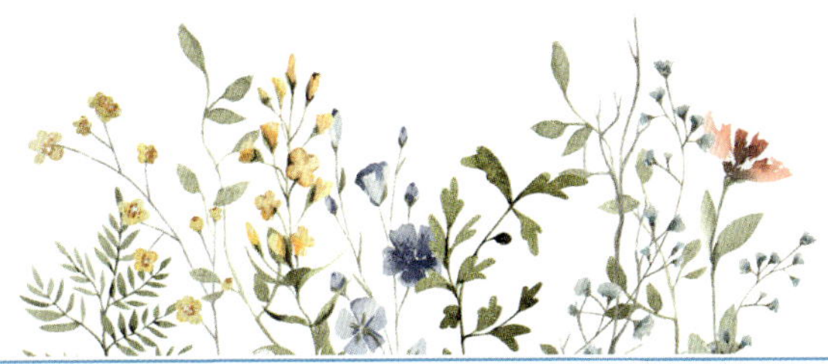

Meditatives Gedankenspinnen

- Schenke ich mir oft genug einen Tag, an dem ich ausruhen und Kraft tanken darf?
- Welche destruktiven geistigen Muster und Gefühle sollte ich loslassen, um meinen Weg befreit weitergehen zu können?
- Schenke ich auch meiner intuitiven Seite Gehör oder unterdrücke ich mein Bauchgefühl permanent?

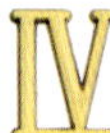

Quellenverzeichnis

Appel, Jennie & Grosser, Dirk: Brigid, Darmstadt: Schirner 2016

Bellinger, Gerhard J.: Knaurs Lexikon der Mythologie, Augsburg: Weltbild Verlag GmbH 2001

Beuchert, Marianne: Symbolik der Pflanzen, Frankfurt a. M. und Leipzig: Insel 2004

Blackwell, Christopfer W. u. Hackney Blackwell, Amy: Mythologie für Dummies, Weinheim: Wiley – VCH 2015

Botheroyd, S. u. P. F.: Lexikon der keltischen Mythologie, 3. Aufl., München: Diederichs 1995

Carr-Gomm, Philipp u. Stephanie: Das keltische Pflanzenorakel, 2. Aufl., Bielefeld: Aurum 2009

Clarus, Ingeborg: Die keltischen Mythen, Düsseldorf und Zürich: Patmos 2000

Cotterell, Arthur: Die Enzyklopädie der Mythologie, Reichelsheim: Edition XXL GmbH 2000

Derolz, R.L.M.: Götter und Mythen der Germanen, Wiesbaden: F. Englisch 1976

Diederichs: Germanische Götterlehre, Köln: Diederichs 1984

Elsbeth, Marguerite u. Johnson, Kenneth: Kriegerin, Königin, Zauberin, Bern, München, Wien: Ansata 1997

Foucher, Joanne: Unsere heimischen Göttinnen neu entdecken, 2. Aufl., Saarbrücken: Neue Erde 2021

Francia, Luisa: Mit Göttinnen durch die Raunächte, München: Droemer Knaur GmbH & Co KG 2021

Garden Stone: Göttin Holle, Norderstedt: Books on Demand 2002

Gimbutas, Marija: Göttinnen und Götter im Alten Europa, Uhlstädt – Kirchhasel: Arun 2010

Golther, Wolfgang: Germanische Mythologie, 4. Aufl., Wiesbaden: marix 2011

Göttner-Abendroth, Heide: Die Göttin und ihr Heros, München: Verlag Frauenoffensive 1990

Göttner-Abendroth, Heide: Fee Morgane. Der heilige Gral, Königstein/Taunus: Ulrike Helmer Verlag 2005

Hansen, Walter: Asgard, Köln: Anaconda 2009

Hasenfratz, Hans Peter: Barbarian Rites: The spiritual world of the Vikings and the Germanic tribes, Rochester, Vermont, Toronto, Canada: Inner Traditions 2011

Herrmann, Paul: Nordische Mythologie, Berlin: Aufbau 1991

Hetmann, Frederik: Märchen von der Anderswelt, 3. Aufl., Krummwisch bei Kiel: Königsfurt-Urania Verlag GmbH 2019

Hirsch, S., Grüneberger, F.: Die Kräuter in meinem Garten, Linz: Freya 2011

Holmberg, Uno: Das Wasser des Lebens, Bern: edition amalia 1997

Hutzl-Ronge, Barbara: Feuergöttinnen, Sonnenheilige, Lichtfrauen, München: Verlag Frauenoffensive 2000

Kauderer, Renate: Aromatherapie mit Räucherpflanzen: Das Handbuch für die Praxis, Graz: print-verlag 2017

Kauderer, Renate: Bäume aus aller Welt: Kraft und Inspiration aus der Natur, Graz: print-verlag 2014

Kauderer, Renate: Blumengeheimnisse: Blumensprache und Orakel als Botschaft und Inspiration, Graz: print-verlag 2014

Kauderer, Renate: Der rituelle Jahreskreis: Feste, Bräuche und Rituale im Jahreskreis, 3. Aufl., Graz: print-verlag 2021

Kauderer, Renate: Faszination Räuchern: Kulturgeschichte der Räucherpflanzen, Graz: print-verlag 2015

Kauderer, Renate: Handbuch der heimischen Räucherpflanzen, 3. Aufl., Graz: print-verlag 2023

Kauderer, Renate: Heimische Bäume: Ihr Wesen erkennen und ihre Botschaft verstehen, 2. Aufl., Graz: print-verlag 2020

Kauderer, Renate: Mystische Raunächte: Verbunden mit unseren Wurzeln, 2. Aufl., Graz: print-verlag 2023

Kauderer, Renate: Riten und Feste im Kreis des Lebens: Archaische und zeitgemäße Rituale für die Wendepunkte im Lebenskreis, Graz: print-verlag 2020

Kauderer, Renate: Was Bäume raunen: Baumorakel als Brücke zur inneren Weisheit, 2. Aufl., Graz: print-verlag 2016

Kluge, Friedrich: Ethymologisches Wörterbuch der deutschen Sprache, 21. unv. Aufl., Berlin – New York: Walter de Gryter 1975

Lundt, Holger: Im Garten der Nymphen: Kleine Mythologie der Pflanzen, Mannheim: Artemis & Winkler 2012

Madjesky, Margret: Lexikon der Frauenkräuter, 2. Aufl., Baden und München: AT 2009

Madjesky, M., Rippe, O.: Heilmittel der Sonne, Aarau und München: AT 2013

Metzner, Ralph: Der Brunnen der Erinnerung, 2. erw. Aufl., Uhlstädt-Kirchhasel: Arun 2012

Monaghan, Patricia: Lexikon der Göttinnen, Bern, München, Wien: O.W. Barth Verlag 1999

Müller-Ebeling, C. u. Rätsch, C.: Zauberpflanze Alraune: Die magische Mandragora, Solothurn: Nachtschatten Verlag AG 2004

Müller-Ebelin, C. u. Rätsch, C. u. Storl. W.D.: Hexenmedizin: Die Wiederentdeckung einer verbotenen Heilkunst – schamanische Traditionen in Europa, 7. Aufl., Aarau: AT 2009

Jones, P. u. Pennick, N.: Heidnisches Europa: Geschichte, Kult & Wiederbelebung, 3. Aufl., Uhlstädt. Kirchhasel: Arun 2008

Perger, Anton von: Deutsche Pflanzensagen, Stuttgart und Oehringen: Verlag von August Schaber 1864

Rätsch, Christian: Walpurgisnacht: Von fliegenden Hexen und ekstatischen Tänzen, Baden und München: AT 2007

Rätsch, Christian: Der Heilige Hain: Germanische Zauberpflanzen, heilige Bäume und schamanische Rituale, 4. Aufl., Aarau und München: AT 2005

Rätsch, Ch. u. Müller-Ebeling, C.: Lexikon der Liebesmittel, Aarau: AT 2003

Stewart, R.J.: Celtic Gods, Celtic Goddesses, London: Blandford 1990

Storl, Wolf-Dieter: Götterpflanze Bilsenkraut, 3. Aufl., Solothurn: Nachtschatten Verlag 2010

Storl, Wolf-Dieter: Die alte Göttin und ihre Pflanzen, 9. Aufl., München: Kailash 2014

Storl, Wolf-Dieter: Pflanzen der Kelten, 6. Aufl., Aarau: AT 2000

Treben, Maria: Gesundheit aus der Apotheke Gottes, 90. Aufl., Steyr: Ennsthaler Verlag 1980

Voenix: Weltenesche Eschenwelten, 5. Aufl., Hanfeld: Edition Roter Drache 2016

Walker, Barbara: Das geheime Wissen der Frauen, Uhlstädt-Kirchhasel: Arun 2003

Wissen Visuell: Mythen der Welt: Helden/Sagen und Symbole, München: Knesebeck 2010

Zingsem, Vera: Göttinnen großer Kulturen, Köln: Anacona 2008

Bilder: Quellenverzeichnis

Titelbild: © MH – Fotolia.com
Bilder Innenteil: Alle adobe.stock.com - S3 ©tomertu; S4-5 ©January Bloom; S7 ©lisima; S8 ©haiderose; S9 ©pixelrobot; S12-13 ©tashechka – KI gen.; S15 ©anitapol; S16 ©pixelrobot; S19 ©behewa – KI gen.; S20 ©pixelrobot; S20-21 ©60seconds; S31 ©Artwork Vector – KI gen.; S32 ©Roman Samokhin; S33 ©Scisetti Alfio; S34 ©Ruckszio; S36 ©Antonel; S37 ©K.Jagielski; S38 ©janaph; S39 vorne: ©Orange Sky, S39 ©ekim; S42 ©ZoomTeam; S45 ©60seconds; S54 ©makikazama1; S55 ©lucaar; S56 ©zhikun sun; S57 ©alexmak; S57 ©Martina; S58 ©Scisetti Alfio; S59 ©Vladimir Liverts; S60 vorne: ©Orange Sky, S60 ©ExQuisine; S64-65 60seconds; S66 ©Biewer_Jürgen; S67 ©60seconds; S75 ©nadezhda F; S76 ©Volodymyr; S78 ©Marina Lohrbach; S79 ©REDMASON; S80 ©tanya78 – KI gen.; S80 ©Mai; S81 vorne: ©Orange Sky, S81 ©Scisetti Alfio; S87 ©60seconds; S96 © LP Design; S97 ©Milan; S98 ©LianeM; S100 ©Igor Dmitriev; S101 ©emilio100; S103 ©montypeter; S106 ©Dagmar Gärtner; S108 ©Jameel – KI gen.; S117 ©60seconds; S124 ©Björn Wylezich; S125 ©Daniil; S126 ©simba kim – KI gen.; S127 ©Peter Oetelshofen; S128 ©M. Schuppich; S129 ©Francesco – KI gen.; S130 ©Morphart; S131 vorne: ©Orange Sky, S131 ©unpict; S133 ©New Africa; S137 ©60seconds; S147 ©kbel; S149 ©Irina; S150 ©meisam; S153 ©Bohdan; S155 ©efoArt; S156 vorne: ©Orange Sky, S156 ©cwiela_CH - KI; S158 ©luuuusa; S161 ©Lansk – KI gen.; S163 ©60seconds; S172 ©David Ross; S173 ©Igor Strukov; S174 ©GOL-Olivera; S176 ©bildlove; S177 ©Unkas Photo; S178 ©Iryna; S179 ©bennytrapp; S181 vorne: ©Orange Sky, S181 ©dule964; S189 ©Polina

Elyutina; S190 ©Vera Kuttelvaserova; S191 ©60seconds; S196 ©anatolir; S198 ©willyam; S199 ©The Nature Guy; S200 ©Fineblick; S202 ©Vladimir Melnik; S204 ©Aphisith; S205 vorne: ©Orange Sky, S205 ©kolesnikovserg; S209 ©60seconds; S215 ©Joshua; S216 ©maria; S217 ©imamchits; S218 ©Julia Jones – KI gen.; S219 ©Cybonix – KI gen.; S220 ©NE97 – KI gen.; S221 vorne: ©Orange Sky, S221 ©andersphoto; S225 ©60seconds; S231 ©cac_tus– KI gen.; S233 ©kranidi; S234 ©M. Schuppich; S235 ©Flower_Garden; S236 ©Amalia Gruber; S237 ©Mariusz Blach; S237 ©thomaseder; S239 ©Avalepsap; S241 ©Sundry Photography; S242 vorne: ©Orange Sky, S242 ©Soyka; S247 ©Diana Taliun; S249 ©60seconds; S257 ©emilio100; S258 ©Rhönbergfoto; S260 ©federherz; S261 ©Otto Durst; S262 ©Pixelmixel; S263 ©Artur; S264 vorne: ©Orange Sky, S264 © spline_x; S 267 © New Africa; S269 ©60seconds; S276 ©mutai; S276 ©Swetlana Wall; S277 ©Florian Rink; S278 ©Mike Mareen; S279 ©Анна Маршалко; S280 ©Li Ding; S281 vorne: ©Orange Sky, S281 ©Nik_Merkulov; S85 ©60seconds; S292 ©longtaildog; S293 ©Oleh Marchak; S294 ©Martina; S295 ©dutchlight; S296 ©bigemrg; S297 vorne: ©Orange Sky, S297 ©spline_x; S299 ©Chabanenko Maksim; S301 ©60seconds; S302 ©pixelrobot.

Illustrationen: © Alexander Stamenov - Seiten: S 22, 46, 69, 88, 119, 138, 164, 193, 211, 227, 251, 270, 287

Bezugsquellen für Räucherstoffe und Bücher:

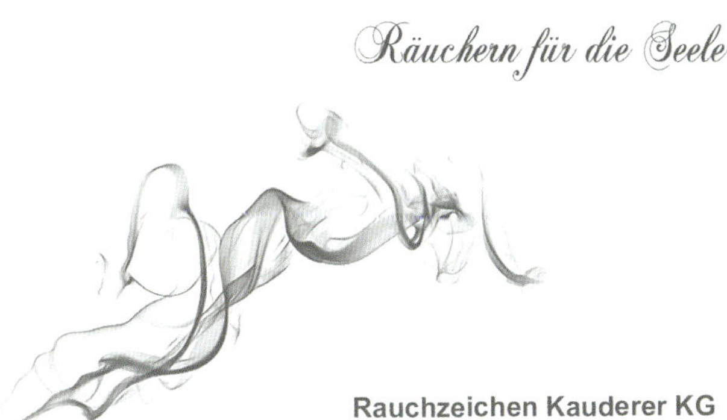

RK Kräuter College Kauderer KG | Rauchzeichen Kauderer KG
Schanzelgasse 15 | 8010 Graz | Tel.: +43 664 52 49 700
E-Mail: office@rauch-zeichen.at | www.rauch-zeichen.at

Die Autorin

Mag. phil. Renate Kauderer studierte Germanistik und Anglistik in Graz, wo sie heute auch lebt und als Autorin und Leiterin eines Seminarzentrums tätig ist. Vor über 30 Jahren kam sie über ein Projekt der Sprachforschung in der Steiermark mit der Kräutertradition und dem Kräuterwissen unserer Ahnen in Berührung. Weitere Nachforschungen über die „magischen Zauberpflanzen" führten zu Ausbildungen über Aromatologie und Osmologie mit besonderem Fokus auf die prozessorientierte aromatherapeutische Duftarbeit. Aus der Freude an der Arbeit mit den Pflanzenkräften und aufgrund der Resonanz, die das Unbewusste auf Düfte zeigt, haben sich Seminare für interessierte Menschen entwickelt. Der Brückenschlag zu den Kräften der Pflanzensphäre hat sich als inspirierende Erfahrung für viele Menschen erwiesen.

Informationen zu Büchern, Ausbildungslehrgängen, Seminaren und Workshops sind auf www.rauch-zeichen.at angeführt. Individuelle Beratungstermine erhalten Sie nach Vereinbarung.
Alle Produkte, die in diesem Buch angeführt sind, sowie eine Auswahl an sorgfältig und fachkundig erstellten Räuchermischungen zu verschiedenen Themenbereichen sind unter
www.rauch-zeichen.at
erhältlich.

Handbuch der heimischen Räucherpflanzen

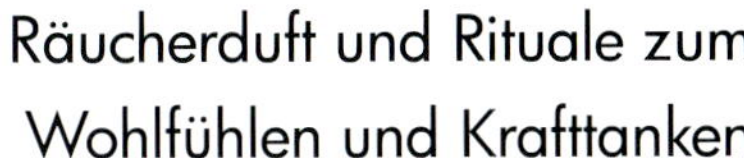

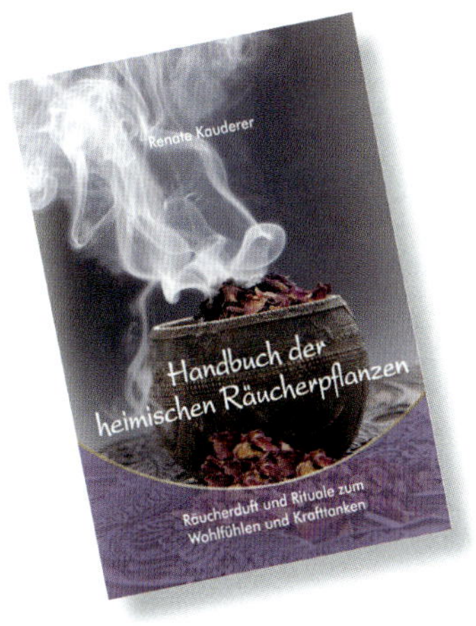

Von Renate Kauderer

3. erweiterte Auflage 2023
268 S., Softcover, in Farbe
mit zahlreichen Abbildungen
ISBN: 978-3-9503758-7-9
EUR 19,–

Räucherrituale sind ein sinnlicher Genuss. Sie steigern das Wohlbefinden und wecken die Lebensgeister. Sie erlauben uns, in unserer Mitte zu ruhen, um Kraft für die vielfältigen Herausforderungen des Alltags zu schöpfen.

Mit 69 heimischen Räucherpflanzen im Porträt, die mit ausführlichen Erläuterungen ihrer Wirkungsweise, traditioneller und magischer Verwendung, Signaturen und zeitgemäßen Anwendungsmöglichkeiten vorgestellt werden.

Anschauliches Bildmaterial sowie Anleitungen zum Sammeln, Trocknen und Herstellen von Räuchermischungen machen die Arbeit mit den Pflanzen zum Vergnügen. Inspirierende Rituale mit duftendem Rauch heben uns auf magische Weise aus dem Alltag heraus, um uns Zeit und Raum für Entfaltung zu geben.

Faszination Räuchern

Kulturgeschichte der Räucherpflanzen
90 Pflanzenporträts
Rituale und praktische Anwendungen

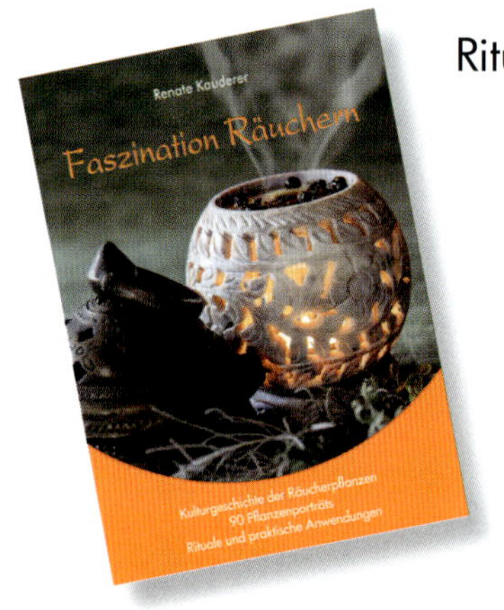

Von Renate Kauderer

1. Auflage Oktober 2015
272 S., Softcover, in Farbe
mit zahlreichen Abbildungen
ISBN: 978-3-9503758-8-6
EUR 24,50

Räucherwerk zählt zum Fundament menschlicher Entwicklungsgeschichte und das Eintauchen in duftenden Rauch zu den ältesten rituellen Praktiken. Die Verbindung mit der Welt des Göttlich-Unfassbaren, Magie und Heilwege werden seit dem Morgenlicht der Zeit von verglimmenden Aromapflanzen begleitet. Ein Streifzug durch die Kulturgeschichte des Räucherns führt Sie in versunkene Epochen und macht Sie mit zeitgenössischen Räuchertraditionen rund um den Erdball bekannt.

Von Adlerholz bis Zirbelkiefer werden 90 Räucherpflanzen in ihrer Wirkungsweise hinsichtlich ihrer traditionellen, magischen und medizinischen Verwendung sowie mit ihren praktischen Anwendungsmöglichkeiten vorgestellt. Anschauliches Bildmaterial und thematische Zuordnungen führen Sie auf einfache und vergnügliche Weise in die magische Kraft des Räucherns ein.

Das Buch ist eine Brücke zu den Kräften der Natur und Begleiter zum kreativen, inspirierenden Umgang mit Pflanzenenergien.

Heimische Bäume

Ihr Wesen erkennen und ihre Botschaft verstehen

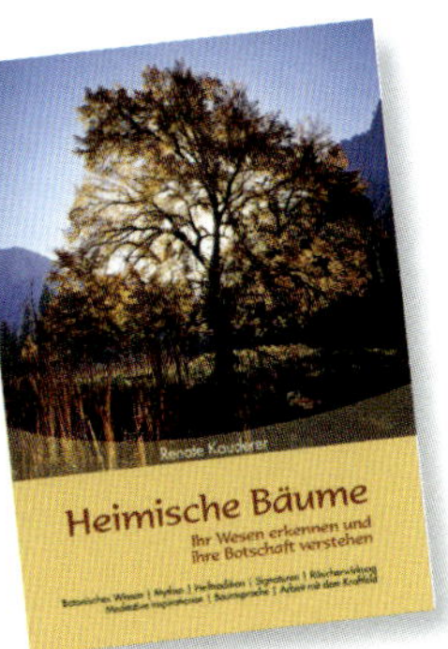

Botanisches Wissen | Mythen | Heiltradition | Signaturen
Räucherwirkung | meditative Inspirationen
Baumsprache | Arbeit mit dem Kraftfeld

Von Renate Kauderer

2. Auflage September 2020
276 S, in Farbe mit zahlreichen Illustrationen
ISBN: 978-3-9503758-0-0
Euro 19,–

Ein stimmungsvolles Buch mit einer Fülle an Informationen, das Sie auf eine spannende Reise in die Welt unserer heimischen Bäume führt. Seit Urzeiten sind Menschen von Bäumen fasziniert. In vielen Kulturen sind sie als Weltenbaum ein Spiegel der kosmischen Ordnung. In alter Zeit waren sie Symbole für die Anwesenheit göttlicher Weisheit, repräsentierten Kraft, boten Schutz und schenkten heilende, medizinische Substanzen.

33 heimische Bäume werden mit botanischen Daten, forstwirtschaftlichen Aspekten, Signaturen, Legenden, Mythen sowie ihrer volksmedizinischen und magischen Verwendung vorgestellt. Der Bogen spannt sich vom vergessenen Wissen unserer Ahnen bis zum praktischen Nutzen in der Gegenwart.

Forschungsergebnisse belegen die erstaunliche Kommunikation der Bäume mit ihrer Umwelt. Ihre Mythen verbinden uns mit versunkenen Kulturen und erzählen von der tiefen Verbindung zwischen Baum und Mensch. Blüten, Blätter, Rinden, Harze und Hölzer sind Räucherstoffe, die das Wesen des jeweiligen Baumes über ihre Duftbotschaft auf eindrucksvolle Weise erfahrbar machen. Meditative Inspirationen und die Arbeit mit dem Schwingungsfeld des Baumes lassen Sie an der kraftvollen Wesenheit der Bäume teilhaben.

Was Bäume raunen

Baumorakel als Brücke zur inneren Weisheit

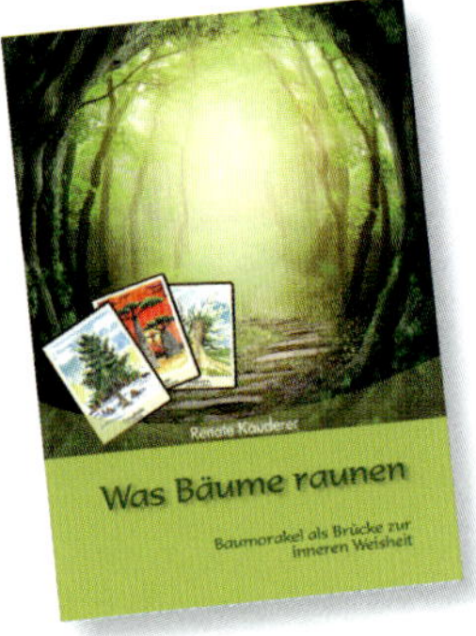

54 Orakelkarten & Begleitbuch

Von Renate Kauderer

2. Auflage August 2016
54 Orakelkarten, in Farbe
mit einem umfangreichen
Begleitbuch mit 134 Seiten
ISBN: 978-3-9503758-1-7
Euro 24,–

Seit Urzeiten existiert ein geheimnisvolles Band zwischen Baum und Mensch. Bäume repräsentierten Kraft und Weisheit. Sie waren Symbole für Schutz, Magie und Liebe über den Tod hinaus. Weltweit begegnen sie uns als Hüter heiliger Stätten. Im Flüstern und Rauschen alter, mächtiger Bäume vernahmen die Seherinnen und Priesterinnen versunkener Kulturen Botschaften aus der geistigen Welt.
Vor allem aber sind Bäume gütige Lehrer, die uns in den Rhythmus der Natur eingliedern, mit ihrer Kraft inspirieren und dem Wissen des Herzens erfüllen.

54 ausdrucksstarke Karten und ihre begleitenden Botschaften verbinden Sie mit der Weisheit der Bäume. Als Baumorakel oder inspirierender Hinweis für den Alltag schenken Ihnen die Botschaften Einblick in Ihre gegenwärtige Lebenssituation.

54 Karten mit Begleitbuch.

Bäume aus aller Welt

Kraft und Inspiration aus der Natur

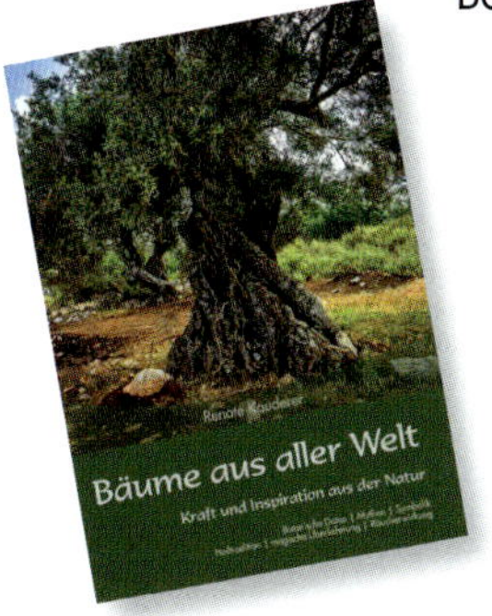

Botanische Daten | Mythen | Symbolik | Heiltradition
magische Überlieferung | Räucherwirkung

Von Renate Kauderer

1. Auflage 2014
23 Bäume in Farbe mit
zahlreichen Illustrationen
168 Seiten
ISBN: 978-3-9503758-6-2
Euro 13,50

Ein faszinierendes Buch, das Sie auf eine inspirierende Entdeckungsreise zu Baumpersönlichkeiten auf allen Kontinenten führt. Im Laufe der Zeitalter wandelten die Giganten der Pflanzenwelt das Antlitz der Erde nachhaltiger als jedes andere Lebewesen. Viele Völker überliefern sie als archaisches Sinnbild der Schöpfung, als Wächter sakraler Orte, Symbol göttlicher Kraft und Tor zur geistigen Welt.
Ihre heilenden Substanzen haben seit Jahrtausenden nichts an Aktualität verloren.
Im zweiten Teil der Baumreihe werden 23 Bäume aus aller Welt mit botanischen Daten, forstwirtschaftlichen Informationen, Legenden, Mythen, kosmischen Einflüssen sowie volksmedizinischer und magischer Überlieferung in ihrem kulturellen Kontext vorgestellt.
Ihre Blüten, Blätter, Rinden, Harze und Hölzer unterstützen als heilsame Räuchersubstanzen seit Jahrtausenden unser Wohlbefinden.
Tauchen Sie ein in die Welt der Bäume, um Ruhe, Kraft und Inspiration aus dem Reich der Natur zu erfahren.

Blumengeheimnisse

Blumensprache und Orakel als Botschaft und Inspiration

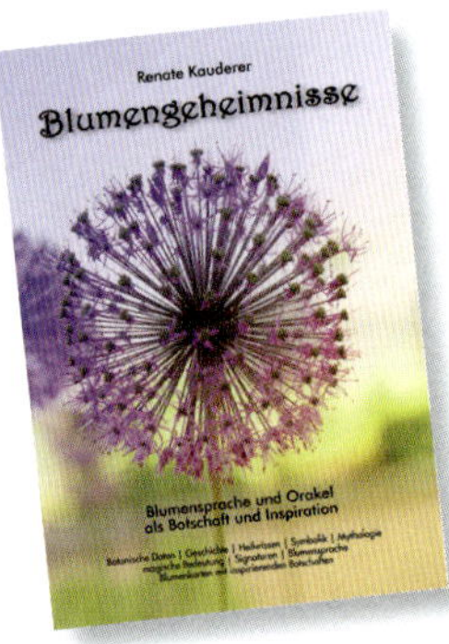

Botanische Daten | Geschichte | Heilwissen | Symbolik Mythologie | magische Bedeutung | Signaturen | Blumensprache | Blumenkarten mit inspirierenden Botschaften

54 Orakelkarten & Begleitbuch

Von Renate Kauderer

1. Auflage Mai 2014
54 Orakelkarten, in Farbe mit einem umfangreichen Begleitbuch mit 209 Seiten
ISBN: 978-3-9503758-2-4
Euro 24,–

Über Jahrtausende waren Blumen Boten für unsere Gefühle, die sie besser zu übermitteln wissen als so manches Wort. Sie sprechen von Liebe, glühender Leidenschaft, Treue, Freundschaft, Wertschätzung und Trauer. Viele von ihnen unterstützen als Heilpflanzen unsere Gesundheit und unser Wohlbefinden. Andere repräsentieren schutzmagische Kräfte, Liebeszauber oder die Weisheit des Orakels.
Dieses Buch weiht Sie in die Geheimnisse der Blumensprache ein, damit Sie jemandem durch die Blume sagen können, was in Worten schwerfällt. Lassen Sie sich von dieser fantasievollen Sprache verzaubern und brechen Sie mit den Blumen auf eine Reise in versunkene Kulturen und exotische Länder auf.
Mit 54 Blumen im Porträt, die mit botanischem Wissen, ihrer Geschichte, Heilwissen, Symbolik, Mythologie, magischer Bedeutung, Signaturen und thematischer Zuordnung vorgestellt werden.
54 liebevoll gestaltete Karten und ihre Begleittexte verbinden Sie mit den inspirierenden Botschaften der Blumen. Als Blumenorakel in einem Ritual oder als kreativer Hinweis für den Alltag helfen Ihnen diese Botschaften, die verborgenen Strömungen in Ihrem Leben und die innere Weisheit wahrzunehmen.

Begegnung mit PflanzenSpirits

Die Botschaft der Pflanzenseele als Schlüssel zum Unbewussten

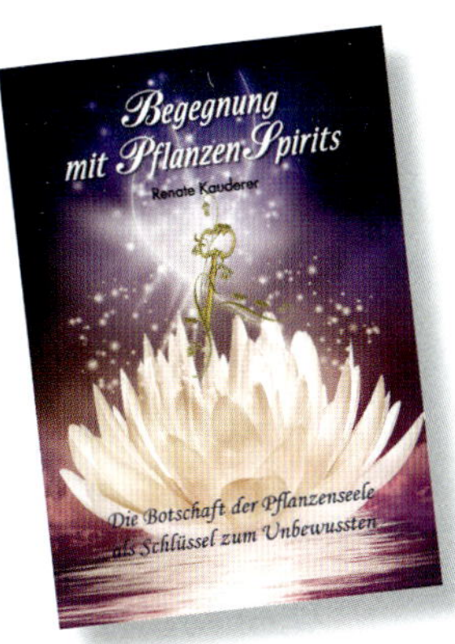

63 Pflanzenkarten
9 Pfadkarten & Begleitbuch

Von Renate Kauderer

2. Auflage April 2015
63 Pflanzen- und 9 Pfadkarten, in Farbe
mit einem umfangreichen
Begleitbuch mit 160 Seiten
ISBN: 978-3-9503758-4-8
EUR 24,–

In 63 liebevoll gestalteten Pflanzenporträts erkennen wir in der Botschaft der Pflanzenseele die tiefen Zusammenhänge unserer gegenwärtigen Lebenssituation. Der Kontakt mit diesen Naturwesen aus dem Pflanzenreich schenkt uns schöpferische Impulse, um unbewusste Denk- und Verhaltensmuster, die Hindernisse auf unserem Weg sind, zu erkennen. Wir erhalten durch diese Begegnung wertvolle Hinweise für unsere nächsten Entwicklungsschritte.

Als Pflanzenorakel in einem Ritual oder als kreativer Hinweis für den Alltag helfen diese Botschaften, uns selbst besser kennenzulernen und unsere verborgene Weisheit wahrzunehmen.
Sowohl das botanische Wissen über die Pflanzen als auch die Geschichte ihrer volksmedizinischen und magischen Verwendung werden dieses Handbuch zu einem nützlichen Nachschlagewerk machen, wenn Sie sich mit den Pflanzen näher befreunden möchten.

Mystische Raunächte

Verbunden mit unseren Wurzeln

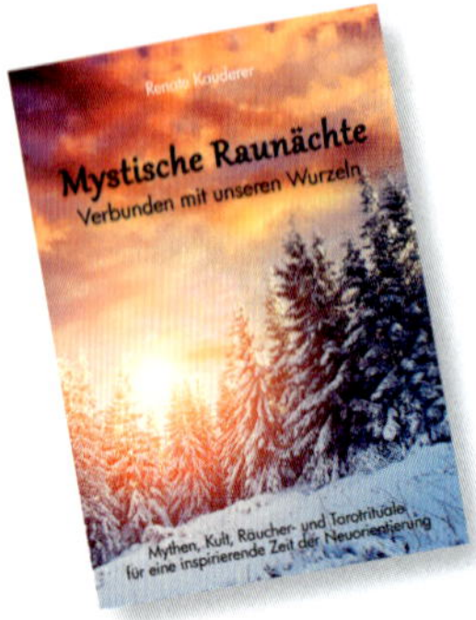

Mythen, Kult, Räucher- und Tarotrituale für eine inspirierende Zeit der Neuorientierung

Von Renate Kauderer

2. Auflage Mai 2023
Mit zahlreichen Illustrationen
196 Seiten
ISBN: 978-3-9503758-9-3
Euro 19,–

Die Zeit rund um die Sonnenwende und den Wechsel der Jahre hat die Menschen seit grauer Vorzeit fasziniert. In dieser mystischen „Zeit zwischen den Zeiten" sind wir über Mythen und archaische Rituale besonders intensiv mit unseren Wurzeln verbunden und mit der gütigen Führung aus der geistigen Welt gesegnet.

Mit Mythen, Legenden sowie einer Fülle an Informationen begleitet die Autorin Sie durch den Zauber dieser Tage und Nächte, um Sie mit den archaischen Wurzeln unseres Raunachts-Brauchtums bekannt zu machen. Eine Ritualreise durch diese schöpferische Zeit der Neuorientierung unterstützt Sie dabei, die Fäden des Schicksals zu einer glücklichen Zukunft zu verweben. Räucherrituale verbinden Sie mit der Kraft der Winter-Mysterienpflanzen und ihren Botschaften. Mediationen zur zeitlosen Weisheit der Tarot-Schlüssel sowie Tarotrituale erweisen sich auf dieser Reise als Quelle der Inspiration für die Umsetzung Ihrer Visionen.

Tauchen Sie in den Zauber dieser geheimnisvollen Tage und Nächte ein, um im Einklang mit den Kräften der Natur Ruhe, Freude, Weisheit und kraftvolle Neuorientierung zu erfahren.

Raumklärung

Gute Energie schaffen und erhalten

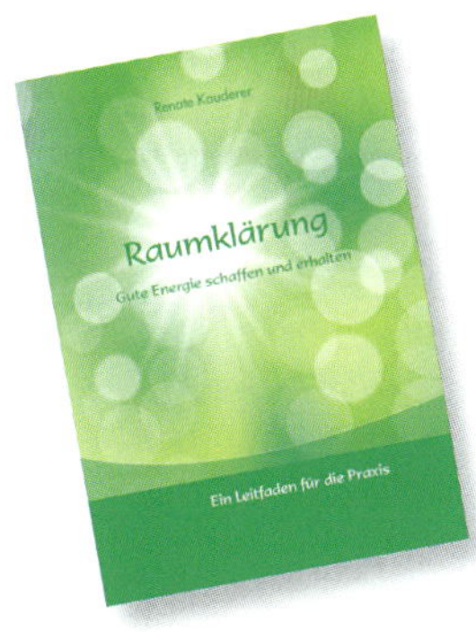

Ein Leitfaden für die Praxis

Von Renate Kauderer

1. Auflage September 2016
130 Seiten, mit zahlreichen Illustrationen in Farbe
ISBN: 978-3-903163-01-0
Euro 9,90

Wohlbefinden und Gesundheit werden von einem harmonischen Wohnumfeld maßgeblich beeinflusst.
Die Neutralisierung von Störfeldern und Energien, die wir als bedrückend und unbehaglich empfinden, trägt entscheidend dazu bei.

In diesem praxisorientierten Leitfaden zeigt die Autorin, wie Sie belastende Energie ganz einfach aufspüren. In leicht verständlichen Schritten werden Sie durch eine energetische Hausreinigung geführt.
Viele Anregungen für individuelle Situationen sowie ausführliche Anleitungen zum dauerhaften Erhalt guter Wohnenergie verwandeln Ihr Zuhause im Nu in eine Wohlfühl-Oase.
Anschauliches Bildmaterial, verschiedene Methoden der Raumklärung und Räucherrituale zeigen Ihnen, wie Sie unerwünschte Energie rasch und effektiv auflösen.
Mit 63 bewährten traditionellen Reinigungs- und Schutzpflanzen, die mit thematischer Zuordnung vorgestellt werden.
Ein grundlegendes Buch für die Schaffung einer harmonischen Raumatmosphäre.

Aromatherapie mit Räucherpflanzen

Das Praxisbuch für die aromatherapeutische
Anwendung von Räucherpflanzen

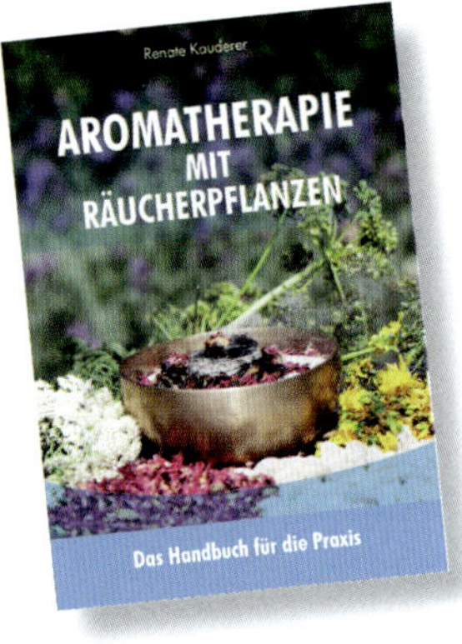

Von Renate Kauderer

1. Auflage September 2017
242 Seiten, Softcover, in Farbe
mit zahlreichen Abbildungen
ISBN: 978-3-903163-07-2
Euro 19,–

In allen Kulturen findet sich ein vielfältiges Wissen über die medizinische, aromatherapeutische Verwendung von Räucherpflanzen.

In diesem Handbuch für die Praxis stellt die Autorin 63 Räucherpflanzen mit ihrer Tradition in der Räucherheilkunde, ihren Inhaltsstoffen und deren Wirkung sowie praktischen Anwendungsmöglichkeiten umfassend vor.

Das Vermächtnis der alten Kräuterärzte über die Elementar- und Planetenkräfte in den Pflanzen gibt einen weiteren Einblick in die Wirkkräfte der Räucherstoffe.
Anschauliches Bildmaterial, thematische Zuordnungen sowie eine Fülle von Anregungen und Rezepten führen Sie auf einfache und leicht verständliche Weise in die Arbeit mit den Pflanzenkräften ein.

Mythen als Spiegel der Seele

Mythenorakel als Tor zur inneren Weisheit

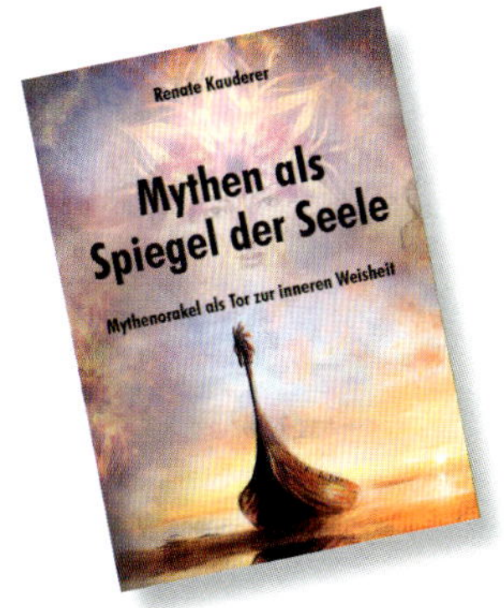

Kartenset mit 45 Karten

Von Renate Kauderer

1. Auflage November 2017
45 Karten mit Begleitbuch mit
212 Seiten, Softcover
ISBN: 978-3-903163-09-6
Euro 24,–

Mythen entführen uns in eine Welt voller Zauber und Weisheit.
Sie erzählen von der Schöpfung der Welt, der kosmischen Ordnung, dem Kampf zwischen Gut und Böse, der beseelten Natur und vielem mehr, was der Mensch seit Anbeginn der Zeit zu verstehen versucht.
In diesem Buch sind die Mythen mit ihren archetypischen Kräften ein Tor zur inneren Weisheit.
45 zauberhafte Karten und ihre Begleittexte verbinden Sie mit der Botschaft der Mythen. Als inspirierender Hinweis für den Alltag helfen Ihnen diese Botschaften dabei, Verborgenes aus der Welt des Unbewussten oder der höheren Sicht der Seele wahrzunehmen.
Verschiedene Legemethoden, innere Reisen und viele kreative Anregungen ermöglichen die Verbindung mit der jeweiligen Kraft der Mythen und ihrer archaischen Magie.

45 Karten mit Begleitbuch

Der rituelle Jahreskreis

Feste, Bräuche und Rituale im Jahreskreis

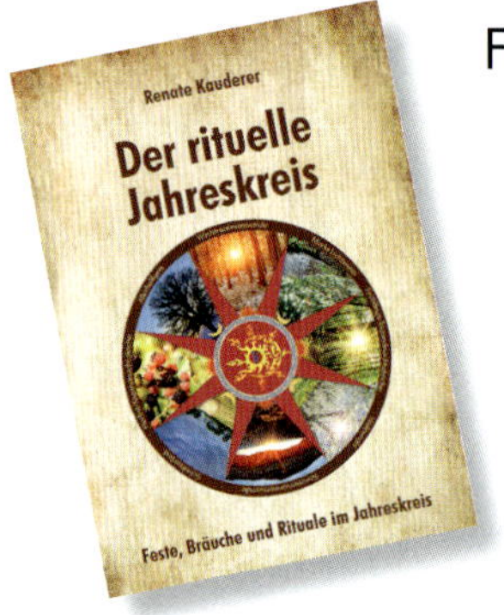

Von Renate Kauderer

3. Auflage November 2021
244 Seiten, Softcover, in Farbe
mit zahlreichen Abbildungen
ISBN: 978-3-903163-12-6
Euro 19,–

Im Einklang mit der Natur leben

Seit Jahrtausenden feiern Menschen Feste im Jahreskreis, die jeweils bestimmte existenzielle Lebensthemen widerspiegeln.
In vorchristlicher Zeit regierte die Göttin mit dem Lichtgott an ihrer Seite über das Jahr und seine besonderen Wendepunkte, die man als Feste feierte.
In diesem liebevoll gestalteten Buch führt die Autorin Sie auf einer spannenden Reise durch das Brauchtumsjahr zu seinen archaischen Wurzeln in grauer Vorzeit.
Von Maria Lichtmess über Walpurgis und die Sonnenwende bis hin zur Ruhezeit der Raunächte treffen wir auf den Spuren alter Götter und in Begleitung christlicher Heiliger magische Pflanzen, uralte Symbolik und Naturweisheit.
Zahlreiche Rituale ermöglichen es Ihnen, in die jahreszeitliche Energie einzutauchen, um neue Erfahrungen und Sichtweisen zu erleben. In den Ritualen und praktischen Übungen begleiten Sie Runen, Bäume, mythische Archetypen und Pflanzenzauber aus vorchristlicher Zeit. Andere Vorschläge führen das wertvolle Wissen vergangener Generationen in einen modernen Kontext über.

Riten und Feste im Kreis des Lebens

Archaische und zeitgemäße Rituale und Inspirationen für die Wendepunkte im Lebenskreis

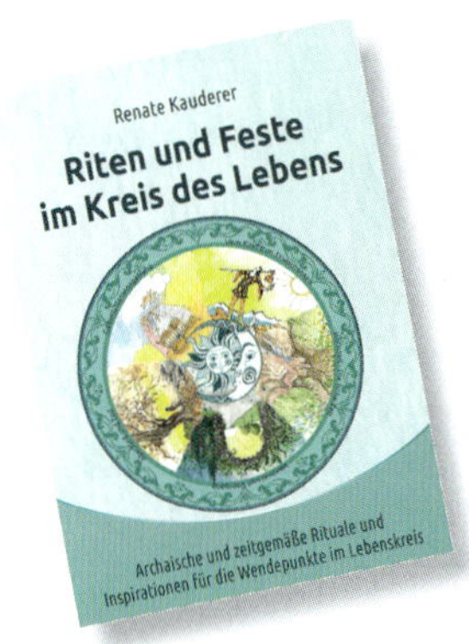

Von Renate Kauderer

1. Auflage August 2020
244 Seiten, Softcover, Farbe, zahlreiche Abbildungen
ISBN: 978-3-903163-12-6
Euro 19,–

Über alle Zeiten hinweg unterlagen die Feste im Lebenskreis bestimmten Riten und kultischen Handlungen.
Rituale beim Übertritt in einen neuen Lebensabschnitt heben existenzielle Themen aus dem Alltag heraus und helfen dabei, die Herausforderungen unterschiedlicher Lebensphasen bewusst anzunehmen.
Auf den Spuren der Wendepunkte im Rad des Lebens begegnen wir in den Schwellenritualen der Kelten und Germanen alten Göttern, segensreichen Symbolen und vorchristlichem Pflanzenzauber.
Schritt für Schritt führt die Autorin Sie durch zeitgemäße Rituale für die Geburt, die Namensgebung, den Übergang vom Kind zum Erwachsenen, die Hochzeit, die Schwangerschaft, die Erntezeit des Lebens und den Abschied von geliebten Menschen.
Zahlreiche Inspirationen für die Riten des Übergangs ermöglichen es Ihnen, diese besonderen Zeiten im Lebenskreis mit der Familie oder im Freundeskreis individuell zu gestalten.
In den Ritualen und praktischen Übungen begleiten Sie zeitlose Symbole, Runen, Bäume, astrologische Aspekte, mythische Archetypen und Pflanzenzauber versunkener Zeiten.

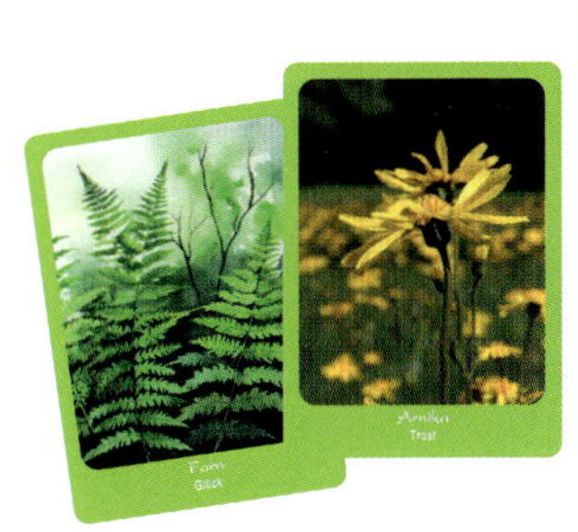

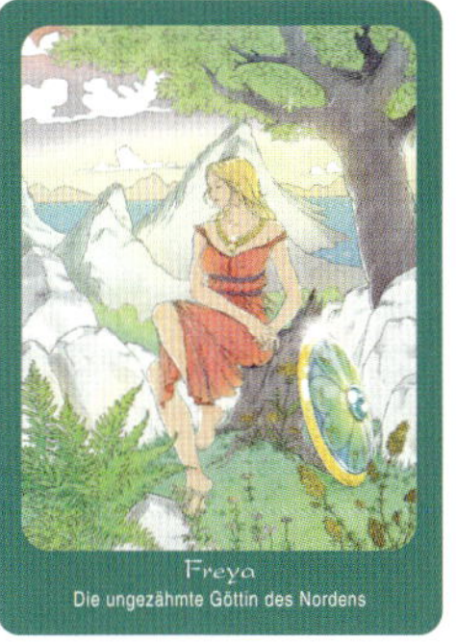

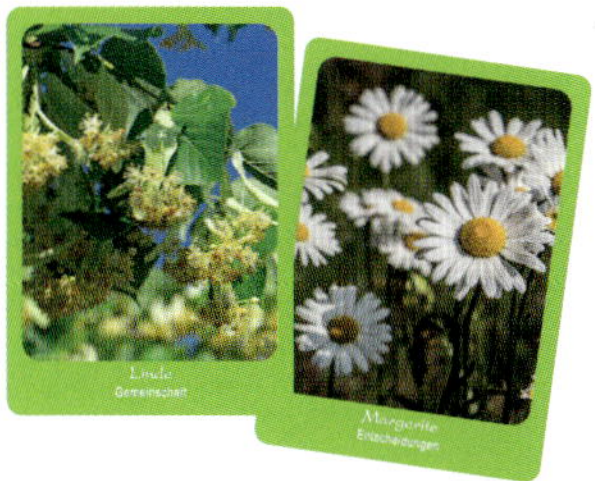

„Orakelbuch – Im Zaubergarten der Pflanzengöttinnen"

Das archaische Wissen über die Göttinnen des vorchristlichen Europas ist eine inspirierende Quelle, um mit diesen kraftvollen weiblichen Archetypen in Resonanz zu gehen.

Die Pflanzen unter der Schirmherrschaft der Göttinnen sind sowohl Facetten ihrer Wesenszüge als auch Boten der Natur. Über die Arbeit mit diesen Pflanzen, ist man auf ganz besondere Weise mit der jeweiligen Göttin verbunden.

13 Göttinnenkarten, denen je 5 Pflanzenkarten zugeordnet sind, führen in die magische Welt der Gärten der Göttinnen. Mit diesen insgesamt 78 Karten erhalten Sie einen spielerischen, wenngleich tiefen Zugang zu den Kräften der Göttinnen und ihrer Pflanzen.

Die Karten bieten die Möglichkeit, über die Symbole ihrer Bilderwelt eine Brücke ins Unbewusste zu schlagen. Sie schaffen Klarheit in herausfordernden Lebensphasen, indem sie den Blick hinter das Offensichtliche gewähren. Sie richten die Aufmerksamkeit auf einen bestimmten Aspekt, den es zu stärken gilt. Als liebevoller und aufmunternder Impuls begleiten sie uns jeden Tag.

ISBN: 978-3-903163-22-5